Seit drei Jahren ist nichts mehr wie es war: Während seines Urlaubs in Kambodscha trifft der dreiundzwanzigjährige Benjamin Prüfer auf eine Frau, die ihren Körper verkauft, um finanziell über die Runden zu kommen. Sie verlieben sich ineinander. Als er erfährt, dass sie HIV hat, muss er sich entscheiden: für oder gegen ein Leben mit Sreykeo. Trotz schier unüberwindbarer Hindernisse entscheidet er sich schließlich – und heiratet seine große Liebe.

Ergreifend, ungeschönt und subjektiv wird die wahre Geschichte zweier junger Menschen erzählt, die sich Tag für Tag dem Kampf des (Über-)Lebens stellen – und damit ihre Liebe beweisen.

Benjamin Prüfer, Jahrgang 1979, arbeitete als Redakteur bei der Financial Times Deutschland, bevor er 2006 Buchautor und freier Journalist wurde. Sein erstes Buch »Wohin Du auch gehst« hat Detlev Buck unter dem Titel »Same Same But Different« verfilmt. 2009 veröffentlichte er gemeinsam mit seinem Bruder Tillmann das Buch »Mein Bruder. Idol – Rivale – Verbündeter«. Benjamin Prüfer lebt mit seiner Familie in Hamburg und Kambodscha.

www.fischerverlage.de und http://samesame-themovie.com

Benjamin Prüfer

Same Same But Different

Fischer Taschenbuch Verlag

Das Buch erschien erstmals 2007 unter dem Titel »Wohin Du auch gehst. Die Geschichte einer fast unmöglichen Liebe.«

Veröffentlicht im Fischer Taschenbuch Verlag,
einem Unternehmen der S. Fischer Verlag GmbH,
Frankfurt am Main, Januar 2010

Satz: CPI – Ebner & Spiegel, Ulm
Druck und Bindung: Druckerei C. H. Beck, Nördlingen
Printed in Germany
ISBN 978-3-596-18760-7

Heart of Darkness

Ich traf sie am 8. September 2003. Es war neben der Tanzfläche des Heart of Darkness in Phnom Penh, einem Club, über den mein Reiseführer schrieb: *»It's packed from midnight and the music can be great.«* Und das klang noch von allem am besten. Ein Khmer hatte mir an diesem Abend für fünf Dollar ein Pulver verkauft, von dem er behauptete, es sei Kokain. Die Euphorie, die es ausgelöst hatte, war rasch vorbei gewesen, und mit ihr auch die Lust auf Alkohol und Abenteuer. Danach hatte ich nur noch Wasser getrunken. Dieser Abend ist nun drei Jahre her, daher kann ich mich nicht mehr daran erinnern, welchen Gedanken ich nachhing. Wahrscheinlich saß ich nur einfach da und wunderte mich – wie so oft auf dieser Reise –, welche Kraft mich hierher nach Asien gebracht hatte.

Aus den Boxen dröhnte eine unbeholfene Mischung aus 80er-Jahre-Rock und HipHop, die mich an meine Abiturfeier erinnerte. Im Dämmerlicht sah ich, wie sich kambodschanische und vietnamesische Mädchen an junge westliche Backpacker schmiegten. Die vietnamesischen waren quirlig und zierlich, die kambodschanischen dunkel und geheimnisvoll. Am Rand des Raumes standen die Söhne der Neureichen von Phnom Penh mit verschränkten Armen und arrogantem Blick. Jemand löste sich aus der Menge. Es war Ed, ein Medizinstudent aus München, den ich einige Tage zuvor auf der Ladefläche eines Toyota-Pick-ups kennengelernt hatte. Wir waren gemeinsam mit einer Ladung Mais und zwei kambodschanischen Familien über eine Dschungelpiste der Provinz Mondulkiri gebrettert. Seine Pupillen waren auf die Größe von Murmeln gewachsen. »Das ist so abgefahren. Wir sind in diesem Club in Kambodscha und haben uns dieses weiße Zeug in die Nase gezogen. Ich meine – es ist Kambodscha!« Dann verschwand er wieder in der Menge.

Plötzlich tauchte das Mädchen aus dem Dunkeln auf und fragte in gebrochenem Englisch, ob sie sich neben mich setzen dürfte. »Sure«, sagte ich. Eine Weile saßen wir schweigend nebeneinander. Dann versucht sie, ein Gespräch anzufangen. Sie zeigte mir ihre Hände: »Look, I do my fingernails today. You know? Cost two Dollar.«

Ich schaute auf ihre Fingernägel. Sie waren die eines Mädchens aus der Stadt: lang, rot und auf jedem war noch ein Querstreifen aus silbernem Glitzerlack gepinselt, wie ein Blitz. Sie standen in einem eigenartigen Gegensatz zu der Haut ihrer Hände. Diese war rau und faltig, mit vielen kleinen Narben von Kratzern und Stichen. Es waren die Hände von jemandem, der auf dem Land arbeitete. Für einen Moment sah ich sie Reis pflanzen, den Kopf zum Schutz vor der Tropensonne in ein vergilbtes Baumwolltuch gehüllt, die nackten Beine bis zu den Knien in warmem Schlamm versunken.

»Two Dollars is pretty much for doing your fingernails«, sagte ich.

Ich war mir nicht sicher, was sie von mir wollte. Sie war nicht geschminkt wie die anderen Mädchen im Club. Und sie wirkte nicht, als wollte sie den Eindruck vermitteln, dass ich mit ihr ein Abenteuer erleben könnte. Sie war auch nicht sexy angezogen. Vielleicht war sie gar keine Prostituierte.

»What is your name?«, fragte ich sie.

»Rose.«

Das war kein kambodschanischer Name.

»That is not your real name«, sagte ich.

»Sreykeo«, sagte sie.

Das konnte ich nicht aussprechen, ich vergaß den Namen gleich. Wir schwiegen wieder.

Dann legte sie den Kopf auf meine Schulter. Es war eine subtile und intime Geste, die mich überrumpelte. Ich saß eine Weile verkrampft da und fragte mich, ob sie vielleicht eingeschlafen sei. Kurz darauf gingen wir auf die Tanzfläche. Ich versuchte sie zu küssen, da ich dachte, das sei es, was sie von mir erwarte. Aber das machte sie nur verlegen. Irgendwann sagte sie, sie sei müde.

So lernte ich Sreykeo kennen.

Living on dreams

Etwa drei Jahre später fragte mich jemand, ob ich mir vorstellen könnte, die Geschichte von mir und Sreykeo in einem Buch zu erzählen. Bevor ich antwortete, fragte ich sie.

»Yes, of course!«, sagte sie.

»But I will have to write about everything. About all the bad things too.«

»I trust you«, antwortete sie nur.

Für sie war es keine Frage, dass man unsere Geschichte erzählen soll. Ich dagegen war nachdenklich. Es ist heilsam, vergessen zu können. Lasst die alten Geschichten in ihren Gräbern, exhumiert sie nicht. Und Schreiben ist das Gegenteil von Vergessen. Es bedeutet, die Vergangenheit festhalten. Auch die ganzen schlechten Dinge. Andererseits: Unsere Geschichte ist ja lebendig. Und wenn es ein Buch über uns gibt, muss ich nie wieder auf die Frage antworten, wie wir uns kennengelernt hätten. Deshalb werde ich sie erzählen.

Begonnen hatte alles nicht in Phnom Penh, sondern in Hamburg. Als ich Sebastian kennenlernte: Ich war damals 22 Jahre alt und hatte gerade meine erste Stelle bei einer Zeitung angetreten. Ich kannte noch nicht viele Menschen in Hamburg. Zu dieser Zeit kam ich mir noch wichtig vor, wenn ich die Redaktion durch den Nachtausgang verließ oder mir am Wochenende Pizza an den Schreibtisch bestellte. Doch dann sah ich Redakteure, die Ende dreißig und frisch geschieden waren und immer noch die Redaktion durch den Nachtausgang verließen. Und ich fragte mich: Wofür?

Eines Tages stand Sebastian in meinem Büro und wollte sich als freier Mitarbeiter bewerben. Wahrscheinlich führten wir eine Weile Journalistengespräche; an Details kann ich mich nicht mehr erinnern. Nur daran, dass er schließlich den Raum verließ und etwas von ihm zurückblieb. Ein Dunst von Zigaretten und Alkohol. Es war nicht der Geruch von jemandem, der sich hastig auf dem Flur noch eine Zigarette angezündet hatte, sondern von jemandem, der bis Sonnenaufgang Wodka Red Bull in einem Club auf der Reeperbahn getrunken und dann zwei Stunden geschlafen hatte, um im Anschluss bei einem Vorstellungsgespräch zu erscheinen. Dieser Geruch passte nicht hierher. Nicht in diesen Flur mit grauem, dezentem Teppichboden, der jeden Morgen von einer afrikanischen Putzfrau gesaugt wurde. Und dieser Geruch war genau das, wonach mir der Sinn stand.

Wir wurden Freunde. Ich bewunderte ihn sehr. Er schien jeden in dieser Stadt zu kennen, oder zumindest schien jeder ihn zu kennen. Auf jeder Gästeliste schien sein Name zu stehen. Mich beeindruckte vor allem sein weltmännisches Auftreten, in seiner Nähe kam ich mir provinziell vor. Deshalb brachte Sebastian mich auch zum Reisen. Für ihn hatte es nichts mit Erholung zu tun, Reisen war eine Lebenseinstellung. Es bedeutete für ihn nicht, in ein Ferienhaus nach Schweden oder in einen Robinson-Club nach Griechenland zu fahren. Manchmal saß er einfach vor seinem Computer und verglich die Preise für Flugtickets, nur um sich die Zeit zu vertreiben. In seinem Regal standen Reiseführer der Reihe Lonely Planet, auch von Ländern, in deren Nähe er noch nie gekommen war.

Wer von einer Reise zurückkehrte und nichts zu erzählen hatte außer »wundervolle Menschen dort und das Essen war toll«, konnte sich seines Mitleids sicher sein. Von Reisen musste man seiner Ansicht nach mit haarsträubenden Geschichten und neuen Erkenntnissen zurückkehren. Einmal überfallen werden. Sich in den Slums verirren. Wenigstens eine furchtbare Durchfallerkrankung sollte man gehabt haben. Er redete auch nie vom Reisen, sondern vom »travelln«, und nannte sich selbst nicht Tourist, sondern »Traveller«.

Er musste noch nicht mal das Haus verlassen, um zu verreisen. Einmal wohnten zwei Austauschschülerinnen aus Moskau bei ihm. Dann ein junger indischer Student, den er mal auf einer Reise getroffen hatte. Und einmal sah ich ihn mit einem Mädchen, das er als Bettlerin in Bombay kennengelernt hatte. Er hatte ihr Geld für die Schule geschickt. Dann durfte sie überraschend nach Deutschland einreisen, um zu Verwandten nach Herne zu ziehen, und sie rief ihn sofort an.

Er war überzeugt, Reisen mache einen zu einem besseren, glücklicheren Menschen. Im Rückblick muss ich ihm recht geben. Man wird nicht automatisch weiser, wenn man das Visum eines fremden Landes im Pass hat. Aber es ist ein Anfang. Wenn er von einer Reise zurückkehrte, versammelte sich unser Freundeskreis in seiner Küche. Er nippte dann an einem Rotwein, und wir hörten seinen Geschichten, Anekdoten und Pointen zu. Allerdings kam ich nie auf die Idee, mir selbst ein Ticket zu kaufen. Ich hatte doch meinen Job und nur ein paar Wochen Urlaub.

Dann kam dieser Adventabend im Jahr 2002. Ich hatte mich

mit Sebastian auf dem Weihnachtsmarkt getroffen, und wir tranken Glühwein, bis wir lallten. Anschließend saßen wir in seiner Küche. Ich beklagte mich über meinen Job, wie festgefahren alles sei, dass ich nicht wüsste, wie ich weitermachen sollte. Sebastian wusste, dass ich auf der Suche war, ohne zu wissen, was ich suchte. Und er wusste, dass ich es nicht in Hamburg finden würde.

Er lenkte das Gespräch auf Reisen. »Laos muss so geil sein«, sagte er. Laos? Vor meinem inneren Auge tauchten schwarze Kinder vor Lehmhütten in der Wüste auf. »Ich war sowieso schon lange nicht mehr in Asien«, fügte er hinzu. Hoppla. Ich korrigierte das Bild in meinem Kopf und schaltete auf Frauen mit kegelförmigen Hüten auf Reisfeldern um. Zufällig hatte er den Lonely Planet Vietnam im Regal stehen. Dann lenkte er das Gespräch auf Onlinebuchungen, und irgendwann hatte er den Computer eingeschaltet und dann war da ein Button mit der Aufschrift »Buchen«.

»Willst du das wirklich machen?«, fragte er. Ich drückte kommentarlos die Maustaste, weil ich ihn beeindrucken und spontan erscheinen wollte, und vor allem, weil ich reichlich Glühwein getrunken hatte. Eine Woche später hatte ich das Ticket im Briefkasten und fragte mich: »Scheiße, wie erkläre ich das meinem Chef?«

Sebastian sah meine Reise als seinen Beitrag zur Vervollständigung meiner Persönlichkeit an. Er versuchte mit Ehrgeiz zu verhindern, dass ich einen Rückzieher machte. Und das war keine leichte Aufgabe. Zwei Monate vor dem Abflug lernte ich eine Frau kennen, die wilde schwarze Locken hatte, eine ansteckende Fröhlichkeit und verwirrend schön war. Für einen Sommer lang war sie die Antwort auf alle Fragen des Lebens. Nur eine Woche vor dem Abflug erzählte ich Sebastian, dass ich den Flug stornieren wolle, »wegen dem Job, das ist gerade echt ungünstig«.

Natürlich war sie der Grund. Er antwortete: »Mach das bloß nicht, du würdest es dein Leben lang bereuen.« Ich wusste, er würde mich nie wieder ernst nehmen, wenn ich den Flug stornierte.

Ich fand einen anderen Ausweg: Ich kaufte ein zweites Flugticket, die 500 Euro dafür hatte ich mir von meinem Bruder geliehen. Sebastian sagte: »Das ist ja ein krasses Geschenk.« Doch in seinen Augen sah ich, was er dachte: »Großer Fehler.« Er hatte natürlich recht. Sie wollte zwei Wochen nach mir nach Thailand kommen. Ich saß in einem Internetcafé in Chiang Mai, als ich ihre E-Mail öffnete, die mit den Worten »Ich weiß gar nicht, wie ich es sagen soll« begann. Für mich klang es wie die höfliche Absage auf ein Bewerbungsschreiben. Sebastian schrieb mir daraufhin folgende Nachricht:

»Ich weiß nichts zu schreiben. Dass es mir leid tut, weißt Du. Dass es Dir bald wieder besser gehen wird, das weißt Du auch. Und dass Du jetzt endlich Deine Reise beginnen kannst, darauf hatte ich die ganze Zeit gehofft. Alter, blick nach vorne. Führ Dir nochmal vor Augen, was vor Dir liegt, und schau Dich nicht mehr um. Jetzt kannst Du wie verrückt Mädels kennenlernen, feiern, reisen ... In gewisser Hinsicht ist damit Deine Nabelschnur nach Hause durchgeschnitten. Emotional gesehen, meine ich. Und das hat auch Vorteile ... Mach irgendwas, was Dir gerade so in den Sinn kommt. 'Ne Rikscha kaufen und damit zurück nach Bangkok, ein paar Tage abgeschieden von der Zivilisation bei der Reisernte helfen (ist total geil und dabei kommste wirklich auf andere Gedanken – hab ich auch mal gemacht) und und und.«

Es fiel mir schwer, denn am liebsten hätte ich den nächsten Flug zurück genommen. Ich saß in Überlandbussen, fuhr von Thailand nach Laos, von Laos nach Kambodscha, in den sanften Monsunregen blickend, ohne genau zu wissen, wo ich hinwollte. Ich checkte abends in Gästehäusern ein, legte mich aufs Bett und schaute dem Deckenventilator beim Kreisen zu, eine Zigarette nach der anderen rauchend. Um am nächsten Morgen einen neuen Bus nach Nirgendwo zu nehmen.

Same, same, but different

Sreykeo wachte in dieser ersten Nacht mit einem Schrei auf, panisch und gellend, wie ein Pfiff. Ich drehte mich hastig zu ihr um. Sie saß senkrecht im Bett. Dann fing sie zu husten an, bis sie kaum noch Luft bekam. Ich versuchte, sie zu beruhigen. Fast hätte ich gesagt »Ich bin ja bei dir«. Doch ich verkniff es mir. Warum sollte diese Tatsache sie beruhigen?

»Dream«, murmelte sie. Sie beugt sich über den Rand des Bettes, spuckte aus, rollte sich zusammen und schlief wieder ein. Ich blieb wach.

Ich betrachtete sie. Ihre langen schwarzen Haare breiteten sich auf dem Laken aus wie Wasser. Sie hatte lange Wimpern, die hohen Wangenknochen der Khmer und volle Lippen, die im Schlaf etwas trotzig aussahen. Ich griff vorsichtig in ihre Haare und ließ sie durch meine Finger gleiten. Sie fühlten sich kühl an und rochen nach Erde. Ich bemerkte, dass sie mich beobachtete. Sie richtete sich auf und beugte sich über mich, sodass ihre Haare über meinen Hals strichen und mich in der Nase kitzelten. Sie lächelte. Dann drehte sie sich auf den Rücken und blickte an die Decke.

»What are you thinking?«, fragte ich sie. Sie zögerte mit der Antwort.

»About you and me. I ask you for money or not«, sagte sie.

Ich setzte mich auf die Bettkante. Das Moskitonetz hing vor meinem Gesicht. Meine Enttäuschung überraschte mich. Ich kam mir nackt und blöd vor. Es war mir klar, dass sie nicht zum Spaß im Heart of Darkness war, doch ich hatte geglaubt, etwas von ihrer Zuneigung sei echt. Zudem hatte ich keine Ahnung, wie viel ich ihr bezahlen sollte. Ich gab ihr eine 20-Dollar-Note. Sie nahm sie und fragte, ob sie sich mein Hemd ausleihen könne. Es sei schon hell, und am Tag könnte sie nicht schulterfrei auf die Straße gehen. Kambodscha ist ein prüdes Land. Es war mein Lieblingshemd. Ich gab es ihr, und sie streifte es über. Sie bemerkte meine Enttäuschung und lächelte. An der Tür drehte sie sich um, gab mir durch das Moskitonetz einen Kuss auf den Mund und sagte, dass sie abends um acht wiederkommen werde. Dann war sie weg. Ich erwartete nicht, mein Hemd nochmal wiederzusehen.

Prostituierte. Es fällt mir schwer, dieses Wort für sie zu benutzen. Zudem ist es eines, das an einem Menschen kleben bleibt. Ich habe Angst, dass es für immer an ihr hängen bleibt, wenn ich es einmal in den Mund nehme. Und Ex-Prostituierte ist kein bisschen besser. Doch es gibt keinen Ausdruck für diese Tätigkeit, der nicht abwertend oder verharmlosend wäre. Von allen ist dieser noch der sachlichste.

Eine Weile saß ich noch auf der Bettkante und starrte ins Leere. Dann zog ich mich an und ging auf die Terrasse des Gästehauses. Es war auf Stelzen über einem See gebaut, auf dem Teppiche aus hellgrünen Pflanzen trieben. Jede große Stadt in Asien hat ihr Backpackerviertel. Bangkok die Khao Sun Road, Jakarta das Jalan Jaksa, Saigon das Pham Ngu Lao. Aber das Boeng-Kak-Viertel in Phnom Penh ist einmalig. Es liegt inmitten der Slums, die den See umgeben. Ein Armenviertel mit engen Gassen, das hastig renoviert und mit Bob-Marley-Postern und Lichterketten auf den Touristenansturm vorbereitet wurde. Die Reflektionen des Sonnenlichts auf dem Wasser blendeten mich und ließen den Kater einsetzen, der sich zu einem stechenden Schmerz in der Stirn zusammenzog. Ich bestellte mir einen Kaffee und ein Omelette. Zwei Schweizerinnen warfen mir über den Rand ihrer Reiseführer abschätzige Blicke zu. Wahrscheinlich hatten sie Sreykeo aus meinem Zimmer kommen sehen. Ich war jetzt »so einer«.

Ein junger Khmer kam auf mich zu und fragte: »Mister, you wan' smoke?« Er zeigte mir einen fast faustgroßen Plastikbeutel Marihuana. »I make you special price. Only three Dollar.« Ich hasse Marihuana. Aber ich machte diese Reise schließlich nicht zum Spaß. Als der Junge, der bediente, mir die Rechnung brachte, sah ich, dass er den Beutel Gras neben meinem Frühstück aufgelistet hatte, als handelte es sich um einen Bananenpfannkuchen.

An der Wand neben dem Billardtisch hingen zwei Zettel. Auf einem stand in Blockbuchstaben: »DON'T GIVE MONEY TO THE WESTERN BEGGAR! He has money and a flight ticket home provided by his parents via the american embassy. But he choose to stay since he is a drug addict!« Auf dem anderen Zettel prangte das Logo der britischen Botschaft. Ein junger Engländer wurde vermisst. Auf dem Foto lächelte er sanft, er hatte strohblonde Haare und Sommersprossen. Ich betrachtete die Papiere. Die beiden waren wahrscheinlich wie ich hierhergekommen: mit einem Rucksack und einem Reiseführer. Dann taten sie etwas, was sie nie von sich erwartet hatten, und danach entwickelten sich die Dinge ganz anders, als sie es sich je hätten vorstellen können.

Der Morgen hatte bei mir das schale Gefühl hinterlassen, das einen befällt, wenn man etwas nicht ungeschehen machen kann. Ich erinnerte mich daran, wie peinlich berührt ich mich fühlte, als sie nachts mein Zimmer betreten hatte – es war sehr unaufgeräumt. Der vom Staub der Straße rot gefärbte Rucksack hing zusammengesunken in einer Ecke. Das Bett war nicht bezogen. Der aus einer Plastikflasche improvisierte Aschenbecher quoll über. Der Boden war bedeckt mit Plastiktüten, Zigarettenschachteln und Kekspackungen. Ich entschuldigte mich und schob den Müll mit dem Fuß unter das Bett. Doch sie sagte nur: »Never mind, that's o.k.« Jetzt verstand ich, was dieses »That's o.k.« bedeutet hatte. Es hieß so viel wie: »Ich bin ein Barmädchen, vor mir musst du dich für nichts schämen.«

Da ich keinen Gesprächspartner hatte, setzte ich mich in eines der schäbigen Internetcafés. Ich wollte eine E-Mail an Sebastian schreiben. Er war für mich wie ein Fluglotse auf dieser Reise, der mir von Hamburg aus Rat gab. Ich schrieb Folgendes:

»Hey Digga, bin gerade total gescheitert. Strange, witzige Nacht gestern. Ich glaube, ich sollte bald weiterziehen: Phnom Penh hat eine eigenartige Wirkung auf seine Besucher. Es ist so einfach, hier zu versacken. Wenn man eine Weile in Kambodscha ist, kommen einem Sachen, die in Europa als absolut verwerflich und unmoralisch gelten, ziemlich normal vor.«

Ich schickte die Mail aus irgendeinem Grund nicht ab, sondern speicherte sie in meinem E-Mail-Postfach. Damals wusste ich noch nicht, dass es bis zum letzten Tag vor meiner Rückreise das letzte Mal sein würde, dass ich versucht hatte, mit Deutschland Kontakt aufzunehmen.

Inzwischen schien die Sonne steil vom Himmel. Die Erlebnisse der letzten Nacht gingen mir im Kopf herum und machten mich trotz meines Katers unruhig. Ich lief zurück ins Gästehaus, bezog das Bett neu, leerte den Aschenbecher und warf den Müll weg.

Dann mietete ich mir ein klappriges Fahrrad, um mir die Stadt anzusehen. Phnom Penh war von einer Schicht aus rotem Staub bedeckt. Knatternde Honda-Motorroller verstopften die

Straßen. Ein Fahrer transportierte ein lebendes Schwein auf dem Gepäckträger, auf einem anderen saß eine komplette Familie, vier Erwachsene und ein Kleinkind auf dem Schoß des Fahrers, auf einem weiteren drei Mönche in flatternden safranfarbenen Gewändern. In dem motorisierten Gewirr bewegten sich die dreirädrigen Fahrradrikschas, Cyclos genannt, bedächtig wie müde Kamele. Die großen Verkehrsadern rochen nach Diesel und Abgasen. Aus einem Wohnhaus wehte das Aroma eines Holzkohlefeuers herüber, gemischt mit dem immer präsenten Duft der Räucherstäbchen.

Es gab etwas, das ich sehen wollte, das aber in keinem Reiseführer zu finden war. Es war das Gebäude der ehemaligen französischen Botschaft, nur einige hundert Meter vom Backpackerviertel entfernt. Das Tor war viel kleiner, als ich es mir vorgestellt hatte. Hier hindurch hatten sich 1975 hunderte Flüchtlinge gezwängt, in der falschen Hoffnung, dass sie das Botschaftsgelände vor dem Zugriff der Mordkommandos der Roten Khmer, der roten Guerillas, schützen würde. Ein ganz normales Gartentor. Doch es entschied über Leben und Tod. Die Weißen durften ausreisen, ihre westliche Herkunft schützte sie, das Schicksal der Kambodschaner blieb für sie eine Anekdote. Doch alle Khmer, wie die Kambodschaner sich nennen, mussten das Botschaftsgelände verlassen, ihre braune Haut verband sie mit dem tragischen Schicksal ihrer Nation, das sie gefangen hielt und schließlich fraß.

Dieser Ort. Nixon, die Flächenbombardements, die B 52, der Vietnamkrieg, das Blutbad der Khmer Rouge, das waren für mich bisher reine Schlagworte gewesen, Diskussionsfetzen, unreal, weichgezeichnet, Mythen, Legenden, Stoff für Drehbücher. Die Khmer Rouge waren für mich letztendlich nur eine Metapher für irrationale, ungezügelte Mordlust.

Es traf mich, dass es diesen Ort wirklich gab und dass ich wirklich hier war. Es ist alles genau so passiert, Menschen tun so etwas wirklich. Am Straßenrand bettelten Krüppel, die Opfer von Minen und Granaten. Und viele Kinder kamen. Sie machten übertrieben traurige Augen, sagten »Mister, money, money«. Sie stupsten mich mit der Mittelfingerspitze ihre offenen Handfläche an, sanft, aber penetrant. Manche knieten sich vor mir hin. Ich sagte »No, no«, und nachdem dies nicht wirkte: »Get off!« Ich hatte irgendwo gelesen, dass man den bettelnden Kindern kein Geld geben solle, weil sie von ihren Eltern zum Betteln anstatt in die Schule geschickt würden. Allerdings habe ich nie ganz verstanden, warum es den Kindern besser gehen sollte, wenn sie kein Geld bekommen. Aber das Backpackerprotokoll verlangte es nun mal.

Inmitten der Menge schien ich der Einzige zu sein, der nichts zu tun hatte und nicht wusste, wo er hingehen soll. Die Menschen erschienen mir weit entfernt, unerreichbar. Sie schleppten Einkaufstüten oder schulterten Pappkartons – ich war für sie vor allem ein Hindernis auf dem Weg zu ihrer Arbeit.

Kambodscha. Ich war zwei Monate durch Asien gereist und wollte nun den dritten und letzten Monat hier verbringen. Es sollte das Ende und der Höhepunkt meiner Reise werden. Wenn man in dieses Land einreist, ist es, als würde man alles hinter sich zurücklassen. Es ist ganz anders als Thailand. Dort tritt man aus dem Flughafen, es ist anders als Europa, aber man weiß, es kann jederzeit das Handy klingeln und die Oma ist dran und man kann in ein Flugzeug steigen und ist wieder in Deutschland. Doch sobald man die Grenze zu Kambodscha überschritten hat, ist es anders. Man ist nicht nur in einem anderen Land, sondern auf einem anderen Planeten. Man fühlt sich weit weg von allem. Nicht nur, weil es in Kambodscha kein McDonald's, keine Geldautomaten und keine Seven-Eleven-Stores gibt. Es scheint alles herauszufordern, was man über die Welt und sich selbst zu wissen glaubt. Man fühlt sich wie Alice im Land hinter den Spiegeln. Alles ist unerklärlich.

Es ist der Gegensatz aus Schönheit und Elend, der mich immer wieder in Ratlosigkeit stürzte. Ich sah die Sandsteinreliefs der Tempel in Angkor. Ich neige nicht dazu, »exotische« Kulturen zu verklären. Doch hier glaubte ich sehen zu können, wie die Apsaras, die göttlichen Tänzerinnen, ihre Hüften bewegen. Die vielen Hände der Touristen haben ihre Steinkörper glänzend gemacht, man muss sie berühren, man kann gar nicht anders. Am Wegrand spielte eine traditionelle Musikgruppe mit Trommeln, Lauten und der einseitigen Geige. Man lauscht ihr, wird gefangen genommen vom langsamen Auf und Ab der Musik. Und stellt erst nach einer Weile fest, dass allen Musikern mindestens ein Arm oder ein Bein fehlt.

Und dann sind da die Khmer selbst, die rätselhaft sind. Man wird schnell eingenommen von ihrer Sanftheit, ihrer Freundlichkeit und Offenheit. Dann, plötzlich, explodiert auf der Straße die Brutalität wie eine Granate, man sieht Eisenstangen, Messer, Blut auf dem Asphalt, jemand wird davongetragen. Die Passanten blicken noch nicht mal auf. Man trifft einen jungen Mann, der in einem Einkaufszentrum Mobilfunkverträge verkauft, und sieht durch seinen Kragen ein magisches Tattoo, das vor bösen Geistern und Kugeln schützen soll. Man sieht die klimatisierten Landcruiser wohlhabender Generäle im Konvoi mit ihren Bodyguards durch ungepflasterte Straßen fahren, in denen nackte Kinder spielen. Man bleibt fasziniert und ratlos zurück.

Going there and getting away

Ich hasse es, ein Tourist zu sein. Man kann gar nicht anders, als dümmlich dabei auszusehen. Man ist immer in einer manisch-freundlichen Scheinwelt. Ich nenne sie das Backpackerland. Es ist egal, ob man durch Asien, Australien oder Südamerika reist.

Backpackerland ist überall. Alles, was man über Backpackerland wissen muss, steht im Reiseführer Lonely Planet. Es ist eingeteilt in »Going there and Getting away«, »Accomodations«, »Things to do and to see« und »Dangers and Annoyances«. In Backpackerland gibt es keine echten Menschen. Es gibt nur schlitzohrige Tuk-Tuk-Fahrer, devot immer-lächelnde Stewardessen, Gästehausbetreiber und Touristenführer, die einen Cousin in Deutschland haben. Alle sind nett zu einem, sie nennen einen »my friend«, obwohl man sie noch nie zuvor gesehen hat. Und alle fragen einen erst mal: »Where' you from?« Und dann sagt man »Germany«. Und dann sagen sie: »Oh, Germany! I love Germany! Mick'ael Ballack! Number one football player!«

Ich hatte während meiner Reise das Gefühl, dass alles um mich herum eine Kulisse war, die nur für mich aufgestellt worden war. Ich war zwar hier, aber eingeschlossen in einer Blase westlicher Realität, mit Kreditkarte, MP3-Player und Reisekrankenversicherung. Ich war nie in Asien, ich war immer im Backpackerland. Und saß da zwischen den vielen anderen Suchenden, die ebenfalls den Lonely Planet in der Hand hielten. Sie behängten sich mit Halsketten aus Haifischzähnen, stickten sich Tattoos in die Haut oder trugen Buddha-Anhänger, um sich von einer anderen Kultur etwas Identität auszuleihen. Der Versuch, sich ein bisschen Individualität zu geben, endet darin, dass alle gleich aussehen: Che-Guevara-Shirts, Armee-Hosen und Flip-Flops. Und immer die gleichen T-Shirts, die sie auf der Khao Sun Road in Bangkok gekauft haben. Es ist wie eine Uniform.

Auch ich hatte immer den Lonely Planet dabei und sah entsprechend nur, was in diesem Buch aufgeführt war. Manchmal habe ich mir überlegt, ob ich das Buch wegschmeißen soll. Doch dann wäre ich aus der Sicherheit des Backpackerlands verstoßen gewesen, das hätte die Reise erschreckend real gemacht. Allein die Vorstellung löste geradezu Panik in mir aus.

In Backpackerland sind alle Beziehungen flüchtig. Man lernt einen Menschen kennen, man betrinkt sich eine Nacht mit ihm, für ein paar Tage ist er der beste Freund, doch man weiß, sobald er im nächsten Bus sitzt, hat er einen bereits vergessen. Man ist nie allein in Backpackerland, aber oft einsam.

Etwas am Straßenrand lenkte mich ab. Es war ein riesiges Wohnhaus, alt und heruntergekommen. Eine Reihe aus fünf durch Treppen und Brücken verbundene Blöcke. Sie waren nur vier Stockwerke hoch, aber viele hundert Meter lang.

Der Putz war wahrscheinlich schon vor Jahrzehnten abgefallen. Rauch und Schimmel hatten die Wände grau-schwarz gefleckt. Die Wohnungen hatten keine Glasfenster, sondern waren zur Straße hin offen. Dadurch konnte ich tief hineinsehen – das Haus sah aus wie ein Setzkasten, in dem Menschen leben. Überall waren Kinder. Mototaxifahrer schliefen vor dem Bau auf ihren Rollern, die Beine über den Lenker gelegt. Jede Familie hatte ihre Wohnung so schön wie möglich gestaltet, mit Wellblech ein kleines Dach über einen Balkon gespannt, ein Bild an die Wand gemalt oder Töpfe mit Orchideen vor ein Fenster gehängt. Einige hatten kleine Geschäfte eingerichtet, es gab einen Friseur, eine Schneiderin und eine Eisverkäuferin. Vor dem Gebäude befand sich eine Rasenfläche, auf der Kinder Drachen steigen ließen, in der Mitte ein mit Müll gefüllter Springbrunnen. Vor Jahrzehnten musste es einmal ein Park gewesen sein. Das Ganze wirkte wie eine Stadt in der Stadt, wie ein in sich geschlossener Kosmos. An die Stirnseite des Hauses war ein naives Bild in der Größe einer Plakatwand gemalt, dessen Farben von der Sonne zu Blautönen ausgebleicht waren. Es zeigte ein Mädchen, das auf einer Bettkante saß. Vor ihr, mit dem Rücken zum Betrachter, stand ein Mann.

In der einen Hand hielt sie ein grünes, kugelförmiges Wesen mit einer höhnischen Fratze, in der anderen eine Packung Kondome. In einer Gedankenblase sah sich das Mädchen abgemagert und krank in dem Bett liegen. Es war eine Warnung an die Töchter der Familien des Blocks.

Ich hatte über das Haus in »Kulturschock Kambodscha« gelesen – ein etwas anderer Reiseführer. Es war nicht immer ein Slum gewesen. In den 60er Jahren, der kurzen Zeit des Wohlstands, hatte es sich um eines der modernsten Architekturprojekte des Landes gehandelt. Es wurde von Molyvann gebaut, einem kambodschanischen Architekten, der verehrt wurde wie ein Popstar. Kleine Beamte, die vom Land in die Stadt zogen, sollten sich durch die offene Bauweise fühlen können, als würden sie in einem traditionellen Stelzenhaus leben. Die Kambodschaner nannten es damals »La Building« – im Gegensatz zur Sprache der französischen Kolonialherren klang das Englische nach Aufbruch. Molyvann hatte auch das Stadion geschaffen, das damals euphorisch Olympiastadion getauft wurde. Allerdings fand dort nie eine Olympiade statt. Stattdessen versammelten 1975 hier die Khmer Rouge die Beamten des alten Regimes, um sie auf die Killing Fields zu fahren. Danach stand des Haus leer, verfiel, und Slums aus Wellblechhütten entstanden auf den ehemaligen Parkanlagen drum herum. Neue, ärmere Bewohner zogen ein.

Ich stieg vom Fahrrad und hob die Kamera zum Auge, um ein Foto zu machen. Zwei Frauen blickten mich an. Ich ließ die Kamera wieder sinken.

Gegen Abend radelte ich ins Gästehaus zurück und ging in mein Zimmer. Ich lag auf meinem Bett und zündete mir eine Zigarette an. Ein Blick auf die Uhr: Es war kurz vor acht. Ich drehte mich auf den Rücken und überlegte, was ich tun sollte. Noch konnte meine Begegnung mit Sreykeo ein Ausrutscher in einer durchzechten Nacht bleiben. Ich konnte gehen, sie würde vor einer verschlossenen Tür stehen und in meinem Leben nicht mehr als eine Urlaubsanekdote bleiben. Bisher war ich ein Unbeteiligter, ein Zuschauer, ein Tourist eben, und das sollte auch so bleiben. Gleichzeitig war ich neugierig.

Noch konnte ich gehen. Warum blieb ich? Sreykeo war real. Sie inszenierte sich nicht. Sie war im Backpackerland der einzige Mensch, der sich nicht verstellte. Deshalb wollte ich sie wiedersehen. Ich sah der Glut zu, wie sie sich in den Filter der Zigarette fraß. Dann stand ich auf, ging zum Fenster und schnippte den Stummel ins Wasser, wo er mit einem zischenden Geräusch erlosch. Ich legte mich aufs Bett zurück und schaute dem Ventilator beim Kreisen zu. Ich blickte auf die Uhr: Viertel nach acht. Sie hatte die Verabredung vergessen. Ich spürte einen Stich der Enttäuschung und gleichzeitig eine große Welle der Erleichterung. Ich beschloss, noch bis halb neun zu warten. Dann stand ich auf, um meine Mitreisenden zu treffen. Es klopfte an der Tür. Sie hatte sich dezent geschminkt und mein Lieblingshemd dabei.

Wir gingen mit meinen drei Backpackern, mit denen ich gerade reiste, in ein vietnamesisches Restaurant essen. Da waren Ed, der Medizinstudent, Edda, eine Australierin, und ein Neuseeländer, dessen Namen ich vergessen habe. Ich wunderte mich, dass keiner an Sreykeos Anwesenheit Anstoß nahm. Ed war in einer Antifaschismus-Gruppe an seiner Uni, Edda kam aus der ökologischen Ecke, und natürlich waren alle gegen Bush – also gerade die Menschen, die in ihren Heimatländern Prostitution eigentlich verurteilten. Doch hier in Phnom Penh plauderten sie mit uns, fragten Sreykeo über ihr Leben aus und stießen mit uns an. Die Stadt hatte eine Wirkung auf sie. Sie sahen Prostitution bereits als alltäglich an. Zum anderen, glaube ich, wirkten wir zusammen tatsächlich unschuldig. Ich behandelte sie übertrieben höflich, mochte ihre Aufmerksamkeit und ihren ironiefreien Humor, den ich nicht beschreiben kann.

Sreykeo führte uns in einen kambodschanischen Club. Es war etwas ganz anderes als das Heart of Darkness: Man saß auf gepolsterten Stühlen an Tischen um die Tanzfläche, eine Bedienung brachte einen Krug Bier und Erdnüsse, und sobald man das Glas abgesetzt hatte, füllte sie es wieder auf und ließ einen Eiswürfel hineinplumpsen. Sreykeo rief auf einmal »Love Song!« und zerrte mich auf die Tanzfläche. Erinnerungen sind Momentaufnahmen, wie Polaroidfotos. Und von diesem Moment habe ich so eine Erinnerungsaufnahme: Ihr Gesicht, sie tanzt vor mir, in ihren Augenbrauen und Wimpern die Reflektionen des Glitzers, den sie aufgetragen hat. Sie lächelt mich an, und es hat nichts Aufgesetztes. Ich hatte tatsächlich vergessen, dass sie eine Prostituierte war, und sie vielleicht auch.

Bis sie am nächsten Morgen nach Geld fragte, wieder in diesem leisen, schuldigen Tonfall. Ich gab ihr wieder 20 Dollar. Sie sagte: »You always look sad, when I ask you for money. I am sorry.« Es war natürlich nicht das Geld. Es war die Realität unseres Verhältnisses, die uns immer wieder einholte.

In your arms

Sie ging für eine Stunde nach Hause, um sich umzuziehen. Als sie zurückkam, klopfte sie kurz, stürmte in den Raum und drehte sich vor mir einmal um sich selbst. »You like?«, fragte sie und blickte an sich herunter. Ich war ziemlich geschockt. Vor mir stand ein völlig anderer Mensch. Die Haare hatte sie sich mit einer Schleife zu einem strengen Zopf gebunden. Sie trug ein weißes Hemd, eine kurze graue Hose und Sandalen. Sie sah zehn Jahre jünger aus, wie eine Schülerin, die gerade eine Eins nach Hause bringt.

Sie war irritiert, als sie meinen verwunderten Gesichtsausdruck sah. »Yes«, antwortete ich endlich ehrlich. Ihr unschuldiges Aussehen schickte einen Schwall von Schuldgefühlen durch mich hindurch. Einen Menschen lieben heißt, ihn so zu sehen, wie Gott ihn gemeint hat. Hat irgendein Russe gesagt. Das war so ein Moment. Genau genommen war ich es ja, der sie zur Prostituierten machte. Sie führte ein Doppelleben. Tagsüber war sie Sreykeo. Nachts verwandelte sie sich in Rose, spielte Billard, trank Bier und rauchte Jaba, die Droge der Jugendlichen in Asien. Jetzt sah ich Sreykeo zum ersten Mal einfach als Sreykeo. Dieses Mädchen war es, in das ich mich zu verlieben begann.

Ich wollte wissen, ob ich ihr vertrauen konnte. Daher sagte ich ihr am Morgen, wenn ich auf dem Markt bezahlen würde, stiegen die Preise jedesmal gleich auf das Doppelte, da ich nun mal ein *barang* sei. Deshalb solle sie meinen Geldbeutel nehmen und ab jetzt alles bezahlen. Ich hatte vorher das Geld gezählt und die EC- und Kreditkarte versteckt, ich wollte sehen, ob sie Geld aus dem Beutel nehmen würde.

Wir schlenderten durch die Straßen. Sreykeo kaufte auf dem Markt einen BH, Mascara und eine Angelschnur mit Haken, alles zusammen für ein paar Dollar. Sie sagte, sie wolle nicht, dass ich sie für jemanden hielte, der viel von meinem Geld ausgeben würde.

Sie blieb öfter stehen, um tief einzuatmen und Luft zu holen. Ihr Husten klang anders als alles, was ich als Husten aus Deutschland kannte, wenn mein Mitbewohner zu viele Zigaretten geraucht hatte oder ich im Regen spazieren gegangen war. Dieser Husten war tief und bellend, aus dem Innersten ihres Körpers kommend. Sie kniete sich an den Straßenrand, strich sich die Haare aus dem Gesicht und würgte. Ich stand daneben und klopfte ihr tollpatschig auf den Rücken. Als sie weitergegangen war, betrachtete ich mir, was sie ausgespuckt hatte. Es war ein fingerdicker Brocken Eiter. Ich habe während meines Zivildienstes viel Eiter gesehen, sodass ich mich nicht gleich aufregte. Aber es war klar, dass sie zu einem Arzt musste.

Ich fragte im Gästehaus, wo einer zu finden sei. Man schickte uns zu einer Praxis im Erdgeschoss eines Reihenhauses. Der Arzt bat mich, bei der Untersuchung draußen zu bleiben. Ich setzte mich auf einen wackeligen Plastikstuhl im Warteraum und blickte mich gelangweilt um. Mir fiel auf, dass ich in der ganzen Praxis keine medizinischen Geräte sah, keine Plastikhandschuhe, keine Einwegbecher, keine Flaschen mit Desinfektionsmittel. Die Praxis schien nur aus leeren, gefliesten Räumen zu bestehen – die einzigen Möbel waren der Schreibtisch des Arztes, die Plastikstühle und einige alte Krankenbetten. Nach einer halben Stunde bat er mich herein.

Der Arzt sprach kaum Englisch. Er versuchte mir etwas zu erklären und deutete immer wieder auf seinen Hals, aber seine Aussprache war völlig unverständlich. Schließlich nahm er ein Stück Papier, schrieb etwas darauf und gab es mir. »Tonsil abcess« stand da, Mandelentzündung. Er gab ihr eine Tüte voller bunter Tabletten und sagte ihr auf Khmer, sie solle dreimal am Tag von jeder Farbe eine nehmen, dann wäre der Husten nach einer Woche weg. Ich war erleichtert, denn ich hatte mit einer Bronchitis oder einer Tuberkulose gerechnet. Eine Mandelentzündung, nervig, aber harmlos, das war eine gute Nachricht. Wenn es nur so einfach gewesen wäre.

Als ich am nächsten Tag die Augen öffnete, war sie bereits wach. Sie hatte ein Set Spielkarten ausgepackt und auf dem Bett ausgebreitet. Sie mischte sie, legte sie in Reihen, teilte die Reihen in Stapel, legte diese wiederum in Pyramidenform. Am Ende legte sie aus den Karten ein Wagenrad. Sie befragte sie nach der Zukunft. »You have good parents and you mum worries a lot about you«, sagte sie. Das war richtig. »There is another girl, you are thinking of«, fuhr sie fort. Mag sein. Um dann völlig wertfrei hinzuzufügen: »She is a little bit fatter than me.« Dann deutete sie auf einen Buben und eine Dame, die nebeneinander lagen. »You see? I am in your arms.« Das war wohl eine gute Nachricht. Sie blickte ein weiteres Mal auf die Karten, dann drehte sie sich plötzlich zur Wand. Ich war verwirrt, nahm sie bei den Schultern und rollte ihren Körper mit sanfter Gewalt wieder zurück, um ihr Gesicht sehen zu können. Sie hatte Tränen in den Augen. Ich musste auch weinen. Ich hatte seit Jahren nicht geweint.

Während sie schlief, zählte ich das Geld in meinem Portemonnaie – sie hatte alles korrekt bezahlt und nichts herausgenommen. Ich legte es zurück und betrachtete sie, wie sie schlief, das Kissen mit dem ganzen Körper umarmend. Ich kam mir schäbig vor, dass ich ihr misstraut hatte. Ich war auch irritiert darüber, dass ich nach Deutschland zurückgehen würde, um mich in Altona in Cafés zu setzen und mich über Dinge wie modische Sneakers zu unterhalten. Während sie eine Urlaubsanekdote bleiben würde, zurückgelassen an diesem Ort. Ich konnte nichts für sie tun. Doch ich dachte, ich könnte ihr wenigstens einen Wunsch erfüllen – mit Geld. Ich könnte ihr etwas kaufen. Irgendwas. Aber was?

Nachdem sie aufgewacht war, fragte ich sie, womit ich ihr eine Freude machen könnte. Sie sagte, sie wünsche sich eine Kette. Ich wusste, dass das eine höfliche Form war, um nach Geld zu fragen. Die meisten Khmer vertrauen Banken nicht und legen ihr Erspartes in Goldschmuck an, den sie um den Hals tragen. Mit einer Quittung konnten sie ihn jederzeit wieder zu Geld machen. Schon als wir uns auf den Weg machten, war mir klar, dass es eine blöde Idee von mir gewesen war. Ich wusste, dass sie den Schmuck wieder verkaufen würde, aber es störte mich nicht. Wie sollte man in ihrer Welt auch Freude an Dingen haben?

Wir fuhren zum Phsar Thmey, dem Markt in der Mitte von Phnom Penh. Er ist eine riesige domähnliche Kuppelhalle, die in einem verwitterten Aprikotton gestrichen ist. Im Inneren befinden sich die Stände der Goldhändler und der Kleiderverkäufer. Außen ist die Halle von einem dichten Wald aus ausgebleichten Sonnenschirmen und aufgespannten Plastikplanen umgeben. Sie bildeten ein Dach, durch das nur durch einzelne Löcher und Risse Sonnenstrahlen dringen konnten, die Muster aus kreisförmigen Lichtpunkten auf den Boden warfen. Die Händler hatten Orangen, Mangos, Lychees, Papayas, Ramputan, Dosen mit Thunfisch, Krabben, was auch immer, zu kunstvollen Bergen aufgetürmt. An einem Stand hingen gerupfte Hühner, die Augen immer noch offen und in die Ferne blickend, als würden sie über etwas sehr Wichtiges nachdenken. Eine Frau balancierte einen großen Korb auf ihrem Kopf. Als sie ihn lächelnd herunternahm, um mich hineinblicken zu lassen, sah ich, dass es frittierte Heuschrecken waren. Über den Boden vor meinen Füßen robbte ein Wels, der einem der Fischstände entkommen war, offenbar auf der Suche nach einem Wasserloch. In einem großen Plastikbottich betasteten sich Langusten ratlos gegenseitig mit ihren Fühlern, daneben zogen faustgroße Wasserschnecken ihre Runden. Die Luft war feucht und geschwängert vom Geruch von vergammeltem Obst und Fisch, von Rauch und Fett.

An einem Stand blieb Sreykeo stehen. Vor ihr auf dem Boden lag in einem dreckigen Karton eine Ente, Füße und Flügel mit einem Gummiband an den Körper gebunden. Sie hatte die Augen nur halb geöffnet, der Schnabel stand weit offen und ihre Brust hob und senkte sich schwer. Sreykeo schaute zuerst die Ente an, dann mich. »Look, duck need water.« Sie nahm die Wasserflasche aus meinem Rucksack und begann, der Ente mit der Hand Wasser über den Schnabel zu träufeln. Das Tier hatte offenbar kein gutes Bild vom Menschen und erschrak, begann dann aber mit einem schnatternden Geräusch, gierig das Wasser zu trinken. Die Verkäuferin, ein zahnloses Weib, schimpfte auf uns ein. Bald bildete sich um Sreykeo und die Ente ein Ring aus Menschen. Manche lachten, flachsten, andere schüttelten den Kopf. Ein bisschen war ich stolz auf sie.

Die Schmuckhändler belegen den besten Platz im Phsar Thmey, ihre Vitrinen sind direkt unter der Kuppel aufgebaut. Sreykeo blieb plötzlich stehen und fragte mich, ob ich ihr statt einer Kette auch einen Ring kaufen würde. Sie sah mich mit einem fragenden Blick an und wartete auf eine Antwort. Ich war überrascht. Wenn ein Mann einer Frau eine Kette kauft, will er ihr eine Freude machen. Kauft er ihr einen Ring, bedeutet das etwas ganz anderes. »Sure«, sagte ich ratlos. Sie ging die Vitrinen entlang, blieb an einigen stehen, stützte ihre Ellenbogen auf das Glas der Vitrine und legte den Kopf in die Hände. Die Ringe standen aufrecht in Plastikhaltern, in Reihen wie ein Zinnsoldatenheer. Sie betrachtete jeden einzeln und sehr ausführlich, wobei sie mit der Nase fast das Glas berührte. Mir fiel auf, dass ihre Augen vollkommen schwarz waren, sodass man die Iris nicht mehr von den Pupillen unterscheiden konnte. In Gedanken sagte ich mir: »Mensch, da braucht nur eine Frau mit großen dunklen Augen zu kommen und ein bisschen auf Mitleid zu machen, schon fällst du auf den ältesten Trick der Welt rein. Gerade hast du noch die Männer belächelt und verachtet, die mit den Barmädchen an der Hand rumlaufen, schon bist du selber einer.«

Bei dem Ring, den Sreykeo auswählte, behauptete die Verkäuferin, es sei ein echter Diamant und hielt ein Gerät an den Stein, wobei eine Reihe grüner Dioden aufleuchtete – das sollte offenbar beweisen, dass er echt war. Ich bezweifelte das, aber wen interessierte das schon? Sreykeo drehte ihn in den Fingern und betrachtete ihn von allen Seiten, als hätte sie so etwas noch nie gesehen. Dann zog sie ihn sich über den Finger. Er passte. Als wir zum Gästehaus zurückliefen, betrachtete sie den Ring, ohne auf den Verkehr oder auf Passanten zu achten. Sie blickte in die drei kleinen weißen Steine, als würde sie darin versunkene Welten sehen. Ich fragte mich, was für eine Bedeutung sie ihm beimaß.

O.k. Sleep. Go.

Seit dem Kauf des Ringes hatte sich etwas bei ihr verändert. Er hatte tatsächlich eine Bedeutung für sie. Das wunderte mich. Am Abend fragte sie mich, ob ich ihre Familie kennenlernen wolle. Sie lächelte mich erwartungsvoll dabei an und biss sich auf die Unterlippe. Ich zögerte mit der Antwort. Sollte ich ihrer Mutter gegenübertreten und sagen: »Ich bin der Benjamin, und Sie können sich ja denken, wie ich Ihre Tochter kennengelernt habe.« Doch es war eine dieser Fragen, die man schlecht mit Nein beantworten kann. Sie winkte ein Mototaxi herbei.

Es war dunkel geworden. Der Fahrer lenkte den Roller nach Süden, am Unabhängigkeitsdenkmal vorbei und dann in Richtung des Casinos. Ich war überrascht, als ich aus dem Dunkeln das Setzkastenhaus auftauchen sah. Wir bogen von der asphaltierten Straße in die schlammige Gasse ab, die an den Wohnblöcken entlangführte. Der Roller hielt vor einem der Treppenaufgänge. Sie stieg ab, zählte im Licht des Scheinwerfers einige zerknüllte Geldscheine und gab sie dem Fahrer. Eine Gruppe Kinder kam auf uns zugerannt, blieb dann in einigen Metern Entfernung stehen und musterte mich. Neben der Straße brodelte Brühe in einem großen Topf, der auf einer mit brennenden Scheiten gefüllten Tonne stand. Ich kam mir mit meinem Brustbeutel voller Travellerschecks und dem Lonely

Planet in der Hosentasche fehl am Platz vor. Dies war nicht mehr das Backpackerland.

Sie sprang eine der rundgelaufenen Treppen hoch und bog im zweiten Stock in einen Eingang ab. Dahinter lag ein dunkler Gang ohne Fenster oder Beleuchtung, in dem sie verschwand. Ich tastete mich hilflos an der Wand entlang. Dann spürte ich ihre Hand, die mich tiefer in den Gang zog. Ich hörte, wie sie laut an eine Holztür hämmerte. Ein Riegel wurde mit einem metallischen Geräusch zurückgeschoben, und im Schwarz öffnete sich ein Spalt aus Licht. Ich trat ein und stolperte über einen Haufen aus Flip-Flops.

Ihre Familie hatte sich vor einem Fernseher mit verschneitem Bild versammelt, auf dem ein Kung-Fu-Film lief. Die Mutter saß im Schneidersitz und aß Reis und getrockneten Fisch. Sreykeo bat mich, mich mit ihr zusammen vor ihr hinzuknien und sie mit aneinandergelegten Händen zu grüßen. Es war mir unangenehm, mich vor ihr hinzuknien – ich glaube, das würde jedem Europäer so gehen. Ich tat es trotzdem.

Sie blickte mich über ihre Brille an. Ihre Haare waren kurz und grau, und um die Mundwinkel hatte sie zwei Falten, die ihr ein ewig mürrisches Aussehen gaben. Sie wirkte nicht wie eine Frau, die in den armen Verhältnissen aufgewachsen ist, die sie nun umgaben. In Kambodscha sieht man sofort, wer aus der Unterschicht stammt – wenn nicht an der sonnenverbrannten Haut und den schlechten Zähnen, dann am unsicheren Gang. Doch Sreykeos Mutter saß aufrecht. Sie grüßte mich ohne Empathie und versuchte, mit einem Brocken Französisch eine Konversation anzufangen. Meine Anwesenheit schien sie kein bisschen zu überraschen.

Ich setzte mich linkisch und verwirrt auf den Boden. Sie reichte mir eine selbstgedrehte Zigarette. Sreykeo wollte mich davon abhalten, doch ich dachte, es sei unhöflich abzulehnen und zog daran. Der Rauch war so bitter und kratzig, dass ich ihn nicht einmal in meine Luftröhre saugen konnte. Ich hustete heftig, bis ich Tränen in den Augen hatte. Alle lachten. Es war eine seltsame Situation für mich. Ich wunderte mich über die Normalität, mit der ich behandelt wurde. Gerade diese Alltäglichkeit verunsicherte mich. Ich fragte mich, ob sie wusste, dass Sreykeo als Prostituierte arbeitete.

Ich sah mich um. Nachdem ich die verwitterte Außenwand des Gebäudes gesehen hatte, überraschte mich die relativ gepflegte Wohnung. Die Wände waren hellorange gestrichen, der Boden war mit sauberen Fließen ausgelegt.

Ich saß in einem Gemeinschaftsraum, der zur Straße hin auf einem überdachten Balkon endete, der wiederum als Küche diente. Wie in den meisten asiatischen Wohnungen gab es kaum Möbel: In einem kleinen Schlafzimmer stand ein Doppelbett für die Mutter, in dem anderen ein Kleiderschrank. Über dem Fernseher hing der signalrot gestrichene Ahnenschrein an der Wand, in dem drei Räucherstäbchen qualmten.

An eine Wand gelehnt saß zusammengesunken und teilnahmslos Nak, ihr jüngerer Bruder, und lächelte schüchtern, wenn ich ihn anguckte. Ich schätzte ihn auf achtzehn Jahre. Sreykeo hatte noch zwei Schwestern. Die jüngere hieß Cheamney. Sie hatte die trotzige Lässigkeit, die Teenagern auf der ganzen Welt eigen ist. Sie trug eine Gesichtsmaske aus Bleichungscreme und kämmte sich die langen braunen Haare. Auf ihrem Schoß saß Rottana, ein Mädchen, dessen Haare nach dem Brauch zu einem senkrecht nach oben stehenden Schopf gebunden waren.

Djiat, die ältere Schwester, saß im Schneidersitz auf dem Boden und schminkte sich entsprechend dem Schönheitsempfinden der Khmer: Sie hellte sich mit Zinkcreme das Gesicht auf und verteilte Farbe um ihre Augenlider. Dann stand sie auf und zog ein knöchellanges Kleid an. Ich fragte Sreykeo, wo sie jetzt noch hin wolle, und sie sagte »work«. Djiat wirkte müde und verbraucht, sie hatte ein eingefallenes Gesicht, auf dem Pickel viele kleine Narben hinterlassen hatten, und dünnes Haar. Sie lächelte selten und wenn, dann aufgesetzt und teilnahmslos. Dann fragte sie Sreykeo nach Geld für ein Mototaxi und verschwand.

Ihre Mutter stellte einen Teller Reis vor mich hin, klopfte mir auf die Schulter und sagte: »Monsieur! O.k! Dormir ici! O.k?« Sreykeo biss sich wieder auf die Unterlippe, und ich wusste wieder, dass ich keine Wahl hatte. So zog ich bei der Familie Sorvan ein.

Sreykeo bezog das Doppelbett, spannte ein Moskitonetz auf, nahm Rottana auf den Arm und legte sie neben mir ins Bett. Dann zog sie die Quittung für den Ring aus der Tasche, zerknüllte sie und schmiss sie mit einer ausholenden Geste aus dem Fenster. Sie schwang sich zwischen mich und das Mädchen, legte die Arme um uns beide und sagte lachend: »Now I have two babies!« Neben uns ratterte ein Ventilator, in dessen Fuß eine Leuchte eingebaut war, die den Raum in rotes Licht tauchte. Sie schlief mit dem Gesicht an meinem Hals ein. Ich lag lange wach und lauschte den Geräuschen der Nacht. Das sanfte Schnarchen von Rottana mischte sich mit dem fernen Knattern der Motos auf der Straße und mit der Musik aus einer Karaokebar. Mein Gästehaus schien Lichtjahre entfernt. Ich überlegte, was ich von diesem Abend meinen Freunden erzählen würde, wenn ich wieder zu Hause wäre. Und fragte mich, ob ich Sreykeo jemals wiedersehen würde, wenn ich erst mal wieder in Deutschland wäre. Ich wischte den Gedanken weg.

Als ich am nächsten Morgen aufwachte, fand ich Rottana mit dem Kopf auf meiner Brust schlafend. Sreykeo putzte sich die Zähne. Etwas Schweres lag unter dem Kopfkissen. Ich griff darunter und stellte fest, dass es ein Hackmesser mit einer breiten, rechteckigen Klinge war, das man benutzte, um Knochen durchzutrennen. Es war in ein rosanes Papiertaschentuch gewickelt und wirkte dadurch nur noch brutaler. Wäre ich nicht in Kambodscha gewesen, hätte ich mich richtig erschreckt.

»What the hell is this?«

»Knife cut bad dreams.«

Sie brauchte es, um schlechte Träume abzuschneiden – gerade so, als wären es alte Super-acht-Filme. Träume waren für sie nicht Zufallsprodukte des Gehirns. Sie sagten die Zukunft voraus. Am Morgen diskutierte sie mit ihren Schwestern über einen Traum. Sie erzählte, dass im Traum ein Tiger in unser Zimmer gekommen war. Wenn man im Traum von einem Tiger gebissen wird, bedeutet dies großes Unglück, Krankheit oder sogar Tod. Doch das Tier sei verschwunden, nachdem es den Ring gesehen hatte.

Die ganze Familie war schon auf den Beinen – kein Wunder, schließlich schliefen sie ja auf den nackten Fließen. In der Wohnungstür standen zwei junge Mönche, die mich neugierig musterten, während Djiat und Cheamney vor ihnen knieten und mit der Stirn dreimal den Boden berührten.

Ich lebte eine Woche bei der Familie in Phnom Penh. Außer Sreykeo sprach keiner von ihnen Englisch, Djiat gab mir mit einem Lächeln zu verstehen, dass die einzigen englischen Worte, die sie kannte, »O.k.«, »sleep« und »go« waren. Ich hasse es, wenn man in einem Land ist, dessen Sprache man nicht versteht. Man ist ein Fremdobjekt, völlig hilflos und dazu verdammt, immer den verwunderten Gesichtsausdruck eines Touristen aufzusetzen. Ich fühle mich dann, als würde ich mit einer Zielscheibe auf dem Rücken herumlaufen. Meistens saß ich wie Nak teilnahmslos auf dem Boden, hörte ihrer sonderbaren Sprache aus rollenden Rs und kehligen Lauten zu und beobachtete, was um mich herum geschah. Sreykeo ging in dieser Zeit nicht arbeiten. Ich kaufte mit ihr Essen ein und bezahlte 50 Dollar für die Miete, 30 Dollar für Strom und Wasser und 40 Dollar für Trockenmilch für Rottana.

Ich konnte nicht verstehen, was sie redeten, und so war ich auf das angewiesen, was Sreykeo mir erzählte. Ich fragte sie, wo ihr Vater sei. Sie sagte »separated«. Er lebte mit einer neuen Frau in einer anderen Stadt. In der Wohnung hingen drei Bilder in verschnörkelten Holzrahmen, die ihre ältere Schwester Djiat zeigten. Auf einem war sie in einem Kleid zu sehen, das einem westlichen Hochzeitskleid ähnelte, auf einem anderen lässig lächelnd mit einem japanischen Sonnenschirm über der Schulter, auf einem dritten in der Pagode, wie sie den Mönchen Reis reicht. Es gab auch ein Bild von ihrer kleineren Schwester, ein Foto ohne Rahmen. Ein Foto von Sreykeo sah ich nicht.

Sie redete immer mit großer Verbitterung über ihre Mutter, jedoch nur, wenn sie nicht im Raum war. Für Sreykeo war diese alte Frau der Grund für alle Probleme in der Familie. »She not give me go to school. She never give me warm«, sagte sie. Und einmal sogar: »Maybe she is not my real mother.« Sie erzählte mir, dass ihre Mutter ihr früher verboten habe, zur Schule zu gehen. Sie hat deshalb nur zwei Jahre lang Lesen und Schreiben gelernt. Das Geld dafür habe ihr der Onkel gegeben, er habe ihr gesagt, sie solle der Mutter nichts davon erzählen. Später, als die Familie vom Land nach Phnom Penh zog, hatte sie an einer Tankstelle gearbeitet, um sich das Geld für den Englischunterricht zu verdienen. Ihre Bücher musste sie verstecken. Trotz aller Verbitterung befiel sie immer wieder ein Pflichtgefühl gegenüber der Mutter, das nicht auf Sympathie basierte. »But she is my mother«, sagte sie dann. »She give me milk to drink.« Die Muttermilch. Sie war die Entschuldigung für alle Fehler der Mutter.

Ich verstand ihre Sprache nicht, aber das muss man vielleicht auch nicht, um zu begreifen, über was alles in der Familie eben nicht geredet wurde. Wenn eine ihrer Töchter nach Hause kam, fragte die Mutter nie, wo sie herkam, wenn sie ging, fragte sie nicht, wo sie hinwollte. Interessierte es sie einfach nicht, oder hatte sie Angst davor, es zu erfahren?

Sreykeo hatte Narben auf dem Rücken. »My mother hit me«, sagte sie. Damals kannte ich die fadendünnen Narben nicht, die Stockschläge hinterlassen. Wenn man sie einmal gesehen hat, fallen einem diese Stockhiebnarben bei vielen Kindern in Kambodscha auf. Die Narben an den Händen hatte sie sich zugezogen, als sie ihren Kopf vor Schlägen schützen wollte.

Zuerst dachte ich, die Mutter hätte Sreykeo geschlagen, weil sie als Bargirl arbeitete. Aber nach einer Weile begriff ich, dass das nicht stimmen konnte. Denn ihre Schwester Djiat tat das Gleiche – nur auf eine andere Art. Die ältere Schwester opferte sich für ihre Mutter. Sie ging nicht in die westlichen Bars, sondern in die kambodschanischen, da sie kein Englisch sprach. Morgens kam sie nach Hause und gab der Mutter den größten Teil ihres Geldes. Sie trank nicht, sie rauchte nicht, sie ließ es über sich ergehen und fuhr danach zu ihrer Mutter nach Hause. Für Sreykeo dagegen waren die Bars eine Möglichkeit, aus der Enge ihrer Familie auszubrechen. Sie verbrachte manchmal Wochen bei ihren Kunden, wohnte in teuren Hotels, reiste mit ihnen zu den Tempeln von Angkor Wat und an den Strand von Sihanoukville. Sie trank mit ihnen, sie rauchte mit ihnen, und sie hoffte, dass einer von ihnen sie einmal aus allem herausholen würde. Wenn sie nach Hause kam, gab sie nur einen Teil des Geldes der Mutter. Und das machte Sreykeo in deren Augen zum schwarzen Schaf der Familie.

Djiats Freude war das Kartenspiel. Sie verschwand oft mit der Mutter in die Wohnung einen Stock tiefer, in der viele Frauen des Blocks saßen und ihr Geld verspielten. Wenn ich sage, dass Djiat sich opferte, meine ich das nicht nur im übertragenen Sinn. Es gab einen Grund für ihr schlechtes Aussehen.

Eines Abends surrte ein Moskito um mein Ohr. Ich schnappte mit der Hand nach ihm und konnte ihn zerdrücken. Als ich die Hand öffnete, hatte ich einen verwischten Blutfleck an meinen Fingern. Ich zeigte ihn Sreykeo und sagte: »Too late, it got one of us already.« Sreykeo wurde weiß im Gesicht, soweit das bei einer Khmer möglich ist. Sie holte einen Kessel mit heißem Wasser und begann, mit Seifenlauge das Blut von meinen Fingern zu waschen. Ich fragte sie, was los sei. Sie antwortete: »My sister. She have HIV.« Die drei Buchstaben hallten in meinem Kopf nach. Aufgrund der englischen Aussprache dauerte es eine Weile, bis ich verstand. HIV, das war eine Abkürzung, die ich bisher nur aus den Nachrichten kannte, etwas, das fern und unwirklich wirkte. Sreykeo schrubbte meine Finger, bis die Haut rot wurde.

Dann erzählte sie mir die Geschichte ihrer Schwester. Nach der Trennung nahm der Vater Djiat und Cheamny zu sich. Ihre Stiefmutter schlug sie oft, weshalb sie beschloss, wegzulaufen und zur Mutter zurückzugehen. Eine Frau griff sie auf dem Weg auf und versprach ihr, sie zu ihrer Familie zurückzubringen. Doch stattdessen verkaufte sie Djiat an ein Bordell in Poipet, einem Ort am wichtigsten Grenzübergang zu Thailand. Poipet ist eine dreckige Stadt. Die Thais kommen hierher, um ihr Geld in den Casinos auszugeben, die sich um den Grenzübergang angesiedelt haben. Entsprechend viele Bordelle gibt es hier. Poipet ist ein Umschlagplatz für Schmuggel, Drogen- und Menschenhandel. Djiat wurde mit HIV infiziert, bevor sie ihre erste Periode hatte.

Ein Kunde des Bordells hatte Mitleid mit ihr, kaufte sie frei und brachte sie zu ihrer Familie zurück. Djiat arbeitete weiter als Prostituierte – ihr Leben war ohnehin verbraucht. Für sie gab es keinen Weg mehr zurück. Sreykeo hat sie mal gefragt, was sie fühlt, wenn sie weiß, dass sie einen Mann mit der Krankheit infiziert hat. Djiat antwortete, dann freue sie sich.

HIV. Menschenhandel. Früher gab es immer diese Fernsehreportagen in der Tagesschau. Man sah schwarze Kinder mit Hungerbäuchen, Fliegen liefen über ihre Gesichter, setzten sich in den Mundwinkel, auf die Augenlider, um Speichel und Tränenflüssigkeit abzusaugen. Und am Ende kam immer ein Spendenaufruf, für Brot für die Welt oder Ärzte ohne Grenzen. Es fiel mir schwer, das Schicksal dieser Menschen zu fühlen. Sie waren eine anonyme, meistens schwarze Masse. Ihr Leid sprengte meine Vorstellungskraft. Es war außerhalb meines Erfahrungshorizontes. Vielleicht ist für diese Menschen das Leiden gar nicht so schlimm, wie es für mich wäre. Vielleicht haben sie sich daran gewöhnt. Vielleicht klammern sie sich gar nicht so an das Leben, wie ich es täte.

Natürlich wusste ich es besser. Es klingt dumm, weil es sehr dumm ist, und es ist kein Trost zu wissen, dass ich nicht der Einzige war, der solche Gedanken hatte. Es geht bestimmt vielen anderen genauso. Das Offensichtliche zu begreifen, kann schwer sein. Djiat hätte eines dieser Mädchen aus dem Fernsehen sein können. Und in dem Moment, als ich ihr gegenübersaß, wünschte ich mir, ich hätte diese Gedanken nie gehabt. Sie waren naiv und grausam. Natürlich hing sie so sehr am Leben wie ich. An jedem einzelnen Tag. Sie würde alles dafür tun. Das heißt, sie tat es bereits.

Ich fragte Sreykeo, ob ihre Mutter wüsste, dass sie als Bargirl arbeitete.

»Yes.«

»Did she tell you to go working?«

»No.«

»What does she think about it?«

»She just tell me be careful use condom only.«

Natürlich redeten sie in der Familie nicht darüber. Ich wollte wissen, wie viele Mädchen in La Building noch als Bargirl arbeiteten. Sie schätzte »80 percent«. Man sah sie natürlich nicht.

Sie verließen das Haus im Dunkeln und kehrten im Dunkeln zurück, wie Sreykeo. Im Erdgeschoss gab es einige ärmliche Geschäfte, in denen sie sich vor ihren nächtlichen Fischzügen schminkten und sich die Haare frisieren ließen. Sreykeo glaubte, außer ihrer Familie wisse niemand, dass sie als Prostituierte arbeitete. Ich konnte mir das nur als eine Form des Selbstbetrugs erklären. Die Barmädchen verbrachten ihr ganzes Leben unter anderen Barmädchen, denn von der Welt draußen wurden sie nicht freundlich empfangen. Es tat mir leid, mit anzuhören, wie Bedienungen in Geschäften »Fick dich« zu ihr sagten, weil sie mit einem Weißen unterwegs war, oder wie die Menschen in den Nudelküchen aufstanden, wenn Sreykeo sich an ihren Tisch setzte. Es ist für kambodschanische Männer üblich, zu Prostituierten zu gehen – der größte Teil von ihnen hat sich seine ersten sexuellen Erfahrungen mit Geld erkauft.

Doch die Barmädchen sind für die Kambodschaner Abschaum, den man benutzt und wegschmeißt. Die Einzigen, die den Barmädchen Zuneigung entgegenbrachten, waren ihre Freier und ihre Familie.

Wenn Sreykeo mit ihrer Mutter Streit hatte, ging sie in ein Internetcafé, wo sie oft ganze Nachmittage verbrachte. Sie klickte ziellos Webseiten an und schrieb E-Mails an ehemalige »customer«. Sie träumte von »the worl'« – alles außerhalb Kambodschas. Und dass einer der Männer da draußen sich an sie erinnern würde. Manchmal ging sie auch ins *Sharky's*. Es war eine der so genannten Freelancerbars in Phnom Penh, in denen die Mädchen auf eigene Rechnung arbeiteten und kamen und gingen, wie sie wollten. Dort arbeiteten so viele, dass die Wahrscheinlichkeit, von einem Kunden angesprochen zu werden, recht gering war. Doch die Bar hatte einen Balkon, auf dem man gut alleine sitzen, auf das Treiben der Straße blicken und nachdenken konnte.

Die jüngeren Geschwister beteiligten sich nicht an den Streitereien. Nak, ihr Bruder, saß meistens gelangweilt an der Wand. Cheamney, die jüngere Schwester, schien wie Sreykeo im Stillen den Ausbruch aus der Familie zu planen, aber auf eine andere Art. In La Building gab es eine Schule für traditionelle kambodschanische Tänze, die von einer Nichtregierungsorganisation eröffnet worden war. Cheamney übte dort regelmäßig und verdiente etwas Geld, indem sie bei Vorführungen in Hotels oder als Statistin in kambodschanischen Filmen oder Karaokevideos auftrat. Sie zeigte mir stolz, dass sie ihre Finger in einen rechten Winkel zum Handrücken bringen konnte, ohne dabei die andere Hand zur Hilfe zu nehmen – die Handhaltung der göttlichen Apsaras. Sie wollte Sängerin werden, und oft hörte ich ihre Stimme im ganzen Gebäude, wenn sie beim Waschen kambodschanische Liebeslieder sang. Nak, der kleine Bruder, träumte davon, Mönch zu werden. Nur Djiat, glaube ich, träumte von nichts mehr.

Es gab etwas, das es schaffte, die Familie von ihrem Unglück abzulenken: Rottana, das einjährige, quirlige Mädchen, das viel und kehlig lachte und für sein Alter bereits erstaunlich dickköpfig war. Die Mutter hatte sie einer Bekannten abgekauft, die von ihrem Mann verlassen worden war und die das Kind nach der Geburt hatte umbringen wollen. Sie wollte ein Enkelkind haben. Da ihre älteste Tochter aufgrund ihrer Krankheit keine Kinder haben konnte, nutzte sie die Gelegenheit. Offiziell war Sreykeos Mutter als Adoptivmutter im Familienbuch eingetragen – doch tatsächlich hatte Rottana vier Mütter. Sie nannte die Mutter »Mama Oma«, Djiat »Mama Dji«, Cheamney »Mama Tante« und Sreykeo »Mami«. So schien es ihr nur konsequent, mich bald »Papa« zu rufen. Alle drei Schwestern kümmerten sich gemeinsam um sie, wickelten sie, fütterten sie, zogen sie an, schmückten sie mit Haarbändchen und Armreifen und stritten sich abends, neben wem sie schlafen sollte. Manchmal schnappte sich eines der Mädchen Rottana und verschwand mit ihr für einen Nachmittag, um sie ganz für sich alleine zu haben. Kein Wunder, dass Rottana ein überraschendes Selbstbewusstsein entwickelte. Sie schien das Einzige zu sein, was im Leben der Familie Bedeutung hatte.

Rottana war auch ein Thema, das häufig zu lauten Streitereien zwischen Sreykeo und ihrer älteren Schwester führte. Sreykeo unterstellte ihr und ihrer Mutter, das Kind zu schlagen, wenn sie nicht dabei war. Sie schrie die beiden an und warf ihnen vor, sie wären sogar bereit, Rottana zu verkaufen, falls sie einmal das Geld brauchten. Meistens endeten diese Streits damit, dass Sreykeo sich türenschlagend in das Schlafzimmer zurückzog, den Riegel vorschob, sich heulend auf das Bett setzte und mit einer Mischung aus Wut und Verzweiflung hervorstieß: »She will have the same life as me.« Sreykeo lebte in der ständigen Sorge, dass Rottana und ihre kleine Schwester ebenfalls zu Bargirls werden könnten – und diese Sorge war sehr berechtigt.

Ich beobachtete Sreykeo gerne, wenn sie mit Rottana zusammen war. Ich mochte die Selbstsicherheit und Natürlichkeit, mit der sie das Kind behandelte. Sie hatte es immer bei sich, auf der Hüfte, auf der Schulter oder auf dem Schoß, ohne dass Rottana zu sehr im Mittelpunkt stand. Sie war verspielt mit der Kleinen, ohne kindisch zu wirken. Sie war zärtlich und besorgt, ohne das Kind auf ein Podest zu heben. Und wenn es sein musste, war sie unnachgiebig und streng, ohne verletzend oder entwürdigend zu sein.

Ich bewunderte sie. Sie wusste nicht, dass Menschen auf dem Mond gewesen waren, dass die Wrestling-Kämpfe im Fernsehen gestellt sind, und einmal hat sie mich gefragt, wo die Vereinten Nationen liegen und warum sie Soldaten in ihr Land geschickt hätten. Doch unterm Strich wusste sie mehr über das Leben als ich. Alles hatte sie durch Erfahrungen gelernt, durch

Schmerzen, nicht durch Noten. Sie war bereits erwachsen, bevor sie ihre erste Periode hatte. Sie hat sich nie gefragt, wer sie sei und wo sie hingehört, denn sie wurde immer gebraucht. Sie hatte gelernt, wieder aufzustehen, ohne den Stolz zu verlieren. Sie hat sich nie eine Herausforderung gewünscht, denn sie hatte bereits mehr gemeistert, als gut für sie war. Und alles hatte sie nicht verbittert werden lassen. Sie konnte immer noch mit einem Kind spielen und dabei lachen, als sei sie selbst noch eines. Sie folgte ihrem Lebenstraum, der so verblüffend anspruchslos war und für sie trotzdem so unerreichbar: ein Mann und zwei Kinder. Um ihn zu erreichen, trotzte sie ihrer Mutter, steckte deren Beschimpfungen und Schläge ein und gab die Hoffnung nicht auf.

Die drei Schwestern nahmen mich begeistert in ihrer Mitte auf – die Tage in La Building waren recht eintönig, und sie sahen mich als ein neues Spielzeug an, das es zu bemuttern galt. Ein großes Diskussionsthema und ständiger Anlass zu Sorge war meine Schmächtigkeit. Die Familie beschloss daher, mich zu mästen. Ich bekam von nun an riesige Berge mit Reis in meiner Schüssel angehäuft. Wenn ich nichts mehr essen konnte, nahm mir Sreykeo mit mütterlich-liebevoller Konsequenz den Löffel aus der Hand, füllte ihn mit Reis und hielt ihn mir vor das Gesicht, als sei ich ein störrisches Kind, das seinen Lebertran nicht schlucken wollte, sah mich ermunternd an und sagte: »This one will make you fat, na?« Von Zeit zu Zeit kniff sie mich in den Oberarm, um zu prüfen, ob ich schon zugenommen hätte. Ich wusste, sie tat es aus Sorge. Was aber nichts an der Tatsache änderte, dass ich mich wie ein Ferkel fühlte, das bald auf den Hackklotz kommt.

Ein anderes Diskussionsthema waren meine langen Locken. Ich musste ständig Versuche abwehren, sie mir abzuschneiden oder wenigstens zu kämmen.

Eines Tages sagte Sreykeo zu mir, dass sie einen alten Mönch gebeten habe, uns zu besuchen. Sie kaufte für diesen Tag Bananen, Lychees und stachelige Ramputan auf dem Markt. Die Früchte ordnete sie auf einer Platte an und steckte Räucherstäbchen dazwischen. Im Kiosk ein Stockwerk unter uns kaufte sie ein Fläschchen Parfüm. Der Mönch war ein alter Mann, der vom Kauen der Betelnüsse schwarz gefärbte Zähne hatte. Er gab mir mit einem Handzeichen zu verstehen, dass es meine Aufgabe sei, den Teller mit den Früchten in den Ahnenschrein zu stellen. Er streute Jasmin- und Lotusblütenblätter in das parfümierte Wasser. Sreykeo und ich zogen uns aus und wickelten uns dünne Baumwolltücher um den Körper. Wir knieten uns nebeneinander auf den Boden und legten die Hände aneinander. Der Mönch nahm einen Palmwedel, tauchte ihn in das Wasser und bespritzte uns, während er Verse in Pali, der ausgestorbenen Sprache der buddhistischen Gelehrten, rezitierte. Dann bestreute er uns mit den Blütenblättern und übergoss uns mit dem Rest des Wassers. Den Sinn dieses Rituals kannte ich nicht, aber seine Symbolik war eindeutig. Ich spürte das Wasser über meinen Rücken laufen, sah die Blütenblätter unter mir im Wasser treiben und fragte mich, ob ich ein Versprechen gegeben hatte, das ich nicht würde halten können.

No money, no honey

Einmal fragte Sreykeo mich in dieser Woche: »Do you mind, I am a businesswoman?« Ich dachte kurz darüber nach und sagte »no«. Das war die Wahrheit. Es kam mir nicht in den Sinn, dass mich jemand für einen Sextouristen halten könnte, ich hatte demnach auch kein Problem damit, mich mit ihr auf der Straße zu zeigen.

»Do you mind, I had a boyfriend already?«

Ich sagte wieder »no«.

Aber von welchem Freund sprach sie? Sie war rätselhaft. Von ihrer Vergangenheit erzählte sie bisher nichts. Manchmal bekam ich durch Zufall ein Bruchstück zu fassen. Zum Beispiel, als ich in ihrer Wohnung den Reisepass eines Briten fand. Wo war er jetzt? Warum hatte sie seinen Pass? Sie sagte: »He borrow videocamera from me give me passport.« So war es immer: Sie antwortete mit einem Satz, der mich nur noch ratloser machte, und beließ es dabei. Oder sie sagte, sie könne sich an vieles nicht mehr erinnern. Ich versuchte, die Puzzleteile, die ich hatte, zusammenzufügen, nur um festzustellen, dass zu viele fehlten, um ein Bild zu ergeben.

Ich fragte sie, was sie mit dem verdienten Geld bisher gemacht habe. Das meiste habe sie ihrer Familie gegeben, sagte sie. Nur manchmal habe sie das nachts verdiente Geld genommen, um sich am nächsten Tag einen BH, einen Ohrring oder eine neue Abdeckschale für ihr Handy zu kaufen.

Ich wollte wissen, an wie vielen Orten sie ihr Geld verdient hatte. Sie sagte »two place«. Das Heart of Darkness kannte ich bereits. Dort ging sie am Wochenende hin. Doch die meiste Zeit hatte sie im Walkabout verbracht, das eigentlich keine Bar, sondern ein Hotel war. Bei ihrer Familie hat sie sich dann nur kurz aufgehalten, um sich umzuziehen, der Mutter etwas Geld zu geben, sich einige Handvoll Reis in den Mund zu stopfen und einige Stunden zu schlafen.

Ich versuchte, mir das Walkabout vorzustellen und sah vor meinem inneren Auge einen anonymen Betonklotz, in dessen Bar gelangweilte Huren sich auf Kunstledersitzecken im Stil der 60er-Jahre räkeln, während auf der Bühne eine verlebte Schönheit mit verrauchter Stimme »Je ne regrette rien« ins Mikrophon haucht. Es war ein wichtiger Ort aus ihrem Leben, den ich noch nicht kannte. Ich hoffte, dass er das Puzzleteil sein würde, das mein Bild von Sreykeos Leben zu einem Ganzen zusammenfügte, das Sinn machte.

»You want to see?«, fragte sie.

Es war Abend. Wir nahmen ein Cyclo, eine Fahrradrikscha, mit einem alten, sehnigen Fahrer. Ich genoss es, in dem gepolsterten, schaukelnden Sitz durch die Dunkelheit zu schweben und nur das Quietschen der Räder und das Reiben der Kette zu hören. Der Asphalt strahlte noch die Hitze der Tropensonne ab, und der Monsun schickte eine Brise durch die Straßen. Sie unterhielt sich mit dem Fahrer. Plötzlich sprang sie hektisch vom Cyclo und zog mich an der Hand in einen Supermarkt, vor dem ein Wachmann auf einem Plastikstuhl saß, und kaufte sinnfrei eine Packung Nudelsnacks.

Ich wunderte mich, was los sei. Sie sagte es mir eine Weile später, fast beiläufig. »The driver told me take you dark street, hit you and take you' money. But I say no!« Sie sagte, er hätte mit der Handbremse ein Geräusch gemacht, das anderen Cyclofahrern signalisierte, dass sie uns folgen sollten. Sie hatte große Angst, dass mir etwas passieren könnte. Wenn wir durch die Gassen liefen, musterten ihre Augen immer die Straße, unauffällig durch die vor ihrem Gesicht hängenden Haare. Ihr fielen Dinge auf, die ich nie gesehen hätte: ein Moto mit zwei jungen Männern, das wendete, nachdem wir vorbeigefahren waren. Ein Motorrad, das dreimal vor unserem Haus auf- und abfuhr. Eine Gruppe Männer, die etwas vom Ausgang entfernt wartete. Ich hielt sie damals für paranoid – sie sah in jedem Mann, der um die Ecke kam, einen Raubmörder. Aber es heißt ja, dass nur die Paranoiden überleben.

Wie das Heart lag das Walkabout in einem Abschnitt der 51. Straße, in dem sich viele Kneipen und Bars befanden. Er wurde von den Westlern in Phnom Penh »the strip« genannt. Ich war überrascht, als wir die Bar betraten. Sie war nicht das, was ich erwartet hatte. Sie war nett. Es gab eine Terrasse mit einer grün-gelben Markise, auf der Kübel mit Jasminsträuchern standen. Man servierte Kaffee und Steaks mit Kartoffelbrei. An den Wänden hingen Fotografien von kambodschanischen Kindern und Reisfeldern.

Das war nicht das, was man sich unter einer »adult bar« vorstellt. Die Gäste trugen T-Shirts mit Guns 'n' Roses-Aufdruck, Flip-Flops, Bermuda-Shorts oder Reebok-Sportschuhe. Vor der Tür stand eine Kollektion von Geländemotorrädern. Natürlich hing an keinem Lenker ein Helm. Unter der Decke waren Fernseher aufgehängt, auf denen ständig MTV lief, doch der Ton war abgedreht. Stattdessen waren die Rolling Stones und die Doors zu hören. Am Pooltisch hatte sich eine Gruppe kambodschanischer und vietnamesischer Mädchen versammelt, die gelangweilt beobachteten, wie zwei Mädchen mit großer Routine das Spiel beherrschten. Männer waren meistens in der Minderheit und würden von den Mädchen als Gegner daher bevorzugt behandelt. Jemand hatte die Tafel, auf der die Herausforderer ihre Namen schrieben, mit einem Kreidestrich in zwei Spalten geteilt. Über der einen stand »boys«, über der anderen »girls.« Da stand nicht »men«, da stand tatsächlich »boys«. Wären da nicht die Glatzen und die Bierbäuche gewesen, man hätte glauben können, man sei in einem Jugendclub. Sreykeo schrieb, offenbar ihrer Gewohnheit folgend, ebenfalls ihren Namen an die Tafel.

Ich hatte mal ein Gespräch mit einem Australier. Es war nicht an diesem Abend und es war nicht in dieser Bar, aber ich habe nicht vergessen, was er mir erzählte. Er erklärte mir, warum er zu Prostituierten ging, und tat dabei, als würde er mir eine geheime Zauberformel verraten. Ich weiß noch, dass er Gitarren sammelte und die irritierende Angewohnheit hatte, mich in jedem Satz mit dem Vornamen anzureden. Er sagte, er gehe oft in ein Bordell, in dem junge Vietnamesinnen arbeiteten. Mit 38 sei ihm klar geworden, dass sein Leben nun vorbei sei. Er war alt. Kein junges Mädchen könnte ihn mehr lieben. Er könnte zwar eine junge Asiatin heiraten, aber dann würde er nie das Gefühl loswerden, dass sie es nur wegen des Geldes tue. Also gehe er in die Bordelle. Er probiere oft neue Mädchen aus, aber habe auch seine Favoritinnen, die er oft besuche und zu denen er echte Zuneigung entwickelt habe. » You know, Benjamin, every time I do so, I feel like I'm reliving my first teenage romance.« Auch wenn sie nur ihre Arbeit täten, könne er sie sich als eine Freundin aus Teenager-Zeiten vorstellen, die ihn aufrichtig liebt. »Benjamin, these girls there are so affectionate. Kissing me softly, caressing my back.« Bis zu diesem einen Moment, in dem sie nach Geld fragten. Er mache ihn impotent, manchmal für Wochen. Deshalb steckte er jedes Mal, wenn sie aufstand, um sich den Unterleib zu waschen, das Geld in den Slip des Mädchens. Dann gebe er ihr einen Kuss und verabschiede sich. Es habe sich noch nie ein Mädchen beschwert. Und weil er so zurückhaltend sei, seien sie noch zärtlicher zu ihm. Er war aber in Wahrheit genau das, was man einen Sextouristen nennt. Doch ich konnte nicht anders, als ihn zu mögen. Er ging nicht zu den Huren, weil er Frauen verachtete. Er liebte diese Frauen. Er war ein Junge, der sich hartnäckig weigerte, erwachsen zu werden. »Now I am too ugly to have any illusions that they might love me. Benjamin, that's the young guy's danger.«

Mich verblüffte immer wieder die große Normalität und Alltäglichkeit, mit der die Männer über das sprachen, was sie taten. Sie waren nicht nur bereit, darüber zu sprechen, sie drängten es mir geradezu auf, als müssten sie ihre Lebenserfahrung an einen Jüngeren weitergeben. Im Westen wird Sex für Geld als ausbeuterisch oder zumindest als peinlich angesehen.

In Kambodscha haben alle moralischen Maßstäbe der Heimat ihre Gültigkeit verloren.

Ich musste an das Buch »Of the Rails in Phnom Penh« denken, das in Phnom Penh von Kindern an der Flaniermeile am Fluss verkauft wird. Der Autor Amit Gilboa zitiert einen Touristen, der sagt, Phnom Penh sei nichts anderes als die reale Version des Films »Apocalypse Now«. Denn dieser Film und die Novelle »Heart of Darkness«, auf der er basiert, handelten davon, was passiert, wenn Menschen ohne die moralischen und rechtlichen Regeln ihrer Gesellschaft leben: »That's exactly what we're seeing here. The foreigners here have absolutely nothing stopping them from behaving completely irrationally, and completely without judgment or inhibitions. I'm telling you, it's no coincidence that they put Colonel Kurtz in Cambodia.«

Es ist wirklich so. Wer aus Kambodscha zurückkehrt und sich aus der Sicherheit des Backpackerlands herausgewagt hat, der wird mehr über sich erfahren. Und vielleicht wird ihm nicht alles, was er gelernt hat, gefallen.

Ich beobachtete Sreykeo. Offensichtlich redete sie mit den anderen Barmädchen über mich. Die Mädchen blickten zu mir herüber und musterten mich. Ich verstand ihre Sprache nicht, aber ich brauchte nicht viel Phantasie, um mir vorzustellen, über was sie redeten. Ich spürte es an ihren Blicken. Ich sah ein Mädchen, das eine Beziehung mit einem Amerikaner hatte. Sie hatte ein Rolle Geldscheine dabei, die fast nur aus kleinen Scheinen bestand. Die Fünf- und Zehn-Dollar-Noten packte sie in die Mitte der Rolle, dann wickelte sie außen einige 50-Dollar-Noten herum, sodass es aussah, als würde sie viele Hunderte mit sich herumtragen. Sie bat den Amerikaner, ihre Freundinnen zu Drinks einzuladen, anscheinend weil sie den anderen zeigen wollte, wie sehr sie ihn beeinflussen konnte.

Ich wollte gehen. Ich ging zu Sreykeo rüber und sagte »Let's go«. Sie hatte ihr Spiel noch nicht beendet und meinte, sie würde ihr Gesicht verlieren, wenn sie das Spiel mittendrin abbrechen würde. Wir gerieten in Streit. Auf der Heimfahrt schwiegen wir.

Wir wurden ein paar Tag später zur Geburtstagsfeier eines der Mädchen eingeladen. Ich hatte keine große Lust, dorthin zu gehen. Doch ich wollte Sreykeo auch nicht alleine lassen. Das Mädchen hieß Dary, ihr Freund, ein Schwede, hatte für sie ein Restaurant angemietet. Die Gäste waren europäische Männer mittleren Alters und Barmädchen aus dem Walkabout. Darys Professionalität war überraschend. Der Schwede zahlte für ihren Lebensunterhalt, und sicherlich nicht zu wenig. Alle zwei Wochen musste er beruflich nach Bangkok. In dieser Zeit ging sie stundenweise mit Männern ins Bett. Zusätzlich hatte sie noch einen Khmer-Boyfriend, einen Kellner aus dem Walkabout, der sie mit Geschenken überschüttete – sie musste monatliche Einnahmen haben, die europäischen Ansprüchen genügten.

Der Schwede war ein freundlicher Bär, der stets weite, bunte Hemden trug. Er versuchte fröhlich zu sein, doch sein Lächeln hatte etwas Schmerzliches. Das Schlimme war: Jeder wusste, was für ein Mädchen Dary war, auch seine so genannten Freunde aus dem Walkabout. Doch keiner sagte ihm die Wahrheit. Es gibt unter den Männern ein ungeschriebenes Gesetz. Aus irgendeinem Grund sind sie zu den Mädchen immer loyaler als zu den anderen Männern. Wenn sie wissen, dass ein Mädchen ihren »boyfriend« betrügt, sagen sie ihm nie die Wahrheit. Vielleicht, weil sie wissen, dass er ihnen nicht dankbar wäre. Vielleicht, weil sie wissen, dass die Mädchen sie dafür hassen würden. Vielleicht, weil sie mit den Frauen mehr Mitleid haben als mit den Männern. Vielleicht auch, weil sie mit der Illusion des anderen auch ihre eigene Illusion zerstören würden. Wahrscheinlich kannte der Schwede die Wahrheit bereits, wollte sie aber nicht wahrhaben. Höhepunkt der Feier war, als der Kellner-Lover Dary einen Ring zum Geschenk machte. Sie fühlte sich so sicher, dass sie sich noch nicht mal die Mühe machte, ihre Affären zu vertuschen.

Wir waren noch ein paar Mal in Bars – aus dem einfachen Grund, dass es keine andere Form von Nachtleben in Phnom Penh gibt. Und mir war damals noch nicht klar, was für ein krankes Milieu es ist und wie es die Menschen vergiftet, die es verschluckt. Es wirkt auf den ersten Blick simpel: ein Haufen großer Jungs und ein paar geldhungrige Mädchen. Aber jedes Mal stritten wir uns und fuhren schweigend auf dem Moto nach Hause. Der Grund war, dass ich mich mit ihr an meiner Seite sofort unwohl fühlte, sobald wir uns in der Nähe des Milieus befanden. Und ich fühlte mich unwohl mit mir selbst.

Feed the ghost

Nach einer Woche in Phnom Penh, die ich bei ihrer Mutter und den Geschwistern verbracht hatte, wollte sie, dass wir zu ihren Verwandten aufs Land fahren. »Have party, feed the ghost«, sagte sie.

»Feed the what?«

»Ghosts! Grandma and grandpa ghost. The ol' people. Dead people.«

Das Fest hieß Pchum Benh. Die Familien fahren aus den Städten in ihre Dörfer, um herumirrenden Seelen der Toten bei ihrer Reinkarnation zu helfen. Sie bringen den Geistern nachts in der Pagode Reisbällchen, die ihnen als Nahrung und Grundlage für neue Körper dienen sollen. Klang nicht nach dem, was ich mir unter einer Party vorstellte.

Wir mieteten uns ein 110-ccm-Motorbike. Den Rucksack ließ ich bei der Familie in La Building. Wir waren zu fünft auf dem Roller: Vor mir auf der Sitzbank saßen die Frau ihres Cousins und ihre ältere Schwester, während Rottana auf Sreykeos Schoß saß. Sie hatte mir einen Kroma gegeben, das kambodschanische Allzwecktuch, das ich mir zum Schutz vor Sonne und Staub um den Kopf wickelte. So war ich als Weißer nicht mehr zu erkennen. Ich musste daran denken, wie ich noch vor ein paar Tagen kambodschanische Familien auf Motos fotografiert hatte. Vielleicht würde mich irgendein Tourist fotografieren und später zwischen die Buchdeckel seines Fotoalbums stecken.

Aus irgendeinem Grund sind alle Honda-Motos mit einem Tacho ausgestattet, der niemals funktioniert. Doch ich war im Grunde froh, nie zu wissen, wie schnell wir fuhren. Sreykeo liebte es, wild hupend lange Reihen von absurd überladenen Lastwagen zu überholen, während uns auf der Gegenspur ein Bus entgegenkam. Auf dem Asphalt sah ich die Umrisse gestürzter Motos, die Polizisten dort nach Unfällen mit Kreide hingemalt hatten. Offensichtlich glaubten Buddhisten tatsächlich daran, dass sie eine Vielzahl von Leben hätten.

Der Verkehr schob sich wie eine lärmende Lawine aus Fahrrädern, Lastwagen und Motos aus der Stadt heraus. Dazwischen blitzten weiße Landcruiser der Vereinten Nationen, mit wippenden Antennen und Dildo-ähnlichen Satelliten-Empfängern. Die Straße führte durch ein Amüsierviertel am Stadtrand. An uns zogen Discotheken, Karaoke-Bars und billige Motels mit getönten Scheiben vorbei, in denen Männer mit ihren Bekanntschaften der Nacht verschwinden konnten. Dann öffnete sich die Stadt zu einer Ebene.

Ich blickte über Sreykeos Schulter. Die Straße befand sich auf einem Damm, sodass ich das Land weit überblicken konnte. Ich kann nicht verstehen, warum die meisten Europäer zur

Trockenzeit nach Kambodscha kommen. Die Regenzeit verzaubert das Land.

Der Mekong hatte weite Teile des Landes überschwemmt, er brachte Fisch und Fruchtbarkeit. Manchmal sah ich von Horizont zu Horizont nur glitzerndes Wasser, geschmückt mit zartrosa Blüten des Lotus. Ein Schwarm Libellen wich uns mit schnellen Bewegungen aus. Das Land war flach wie ein Spiegel, nur ab und zu tauchten einzelne felsige Hügel auf, welche die Regenzeit zu Inseln gemacht hatte. Auf jedem stand eine Pagode, deren goldenes Dach in der Sonne funkelte. Eine Gruppe nackter Kinder sprang vom Ast eines Baumes in das braune Wasser. Dann wieder Reisfelder bis zum Horizont. Der Wind wiegte die Halme und malte Muster in die Felder. Dazwischen standen Zuckerpalmen verteilt wie Pusteblumen auf einer Wiese. Neben der Straße langweilten sich junge Mädchen auf Plastikstühlen, die große Bündel mit Lotusblüten verkauften, deren Samen als Snack dienten. Das Land schien zu atmen, sich mit Kraft vollzusaugen und neue Hoffnung zu schöpfen.

Nach einer Weile wurden die Schmerzen unerträglich. Djiat hatte ihre Füße auf meinem großen Zeh abgestellt.

Als ich beschlossen hatte, dass ich die Schmerzen in meinem Gesäß nicht länger aushalten konnte, bremste Sreykeo auf dem Platz in der Mitte einer Ortschaft. Unmittelbar vor uns war eine Plakatwand, die zwei Menschen mit angstverzerrten Gesichtern zeigte, deren Unterleiber in einer Explosion verschwanden. Darunter waren die Umrisse verschiedener Minen abgebildet: amerikanische, chinesische, russische, vietnamesische. Wir bogen auf eine staubige rote Lateritpiste ab. Entlang der Nationalstraße waren die Gebäude aus Beton und Backsteinen gebaut, die Dächer mit Ziegeln gedeckt. Im Erdgeschoss verkauften sie alles Mögliche: Motoren, Plastikplanen,

Autobatterien, Ketten, Fleisch, Früchte. Je weiter man sich von der Straße entfernte, desto ärmlicher wurden die Gebäude: Nach den Betongebäuden kamen die Holzhäuser. Dann wurden die Ziegeldächer zu Wellblech. Danach die Holzwände zu Geflechten aus Bambusstreben und Blättern. Und zum Schluss wurde das Blech der Dächer zu getrockneten Palmwedeln. Doch noch auf der einfachsten Blätterhütte stand eine Fernsehantenne. Von der Lateritpiste lenkte Sreykeo das Moto auf einen Pfad, der sich zwischen sonnengebleichten Holzhäusern öffnete. Wir rollten im Schritttempo über Grasballen und durch Schlammpfützen. Inzwischen liefen eine Menge Kinder und zwei Hunde neben uns her. Sie lenkte den Roller unter eines der Stelzenhäuser, stellte den Motor ab und rief »Omm!«, das Khmer-Wort für Onkel.

Sofort versammelte sich eine Traube von Dorfbewohnern um uns. Sie hatten sicher schon vorher einen Weißen gesehen – aber noch nie so nah. Sie lachten, nahmen vorsichtig meine Hand, prüften sie, streichelten meinen Unterarm und zupften an dessen blonden Haaren. Insbesondere für meine Nase bekam ich viele Komplimente. Ich hatte mich schnell daran gewöhnt, dass man ungefragt meine Hand nahm, um sanft und prüfend über die Haut meines Unterarmes zu streicheln. Dann trat ihr Onkel aus der Menge heraus. Er war ein pockennarbiger Mann, der immer mit einem Kroma um die Hüften herumlief. Er winkte uns ins Haus.

Die Khmer bauen ihre Häuser auf zwei bis drei Meter hohen Stelzen, auch wenn sie kilometerweit vom nächsten Fluss entfernt leben. Die Hütte des Onkels war aus in der Sonne ergrauten Bohlen gezimmert. Teile des Hauses waren mit verwitterten Ziegeln gedeckt, andere mit Wellblech, Teile der Wände waren aus Brettern, andere aus Palmblättern. Das Haus hatte etwa acht mal sechs Meter Grundfläche, und es war schwer zu sagen, wie viele Menschen darin lebten. Im Inneren warf das

Sonnenlicht Strahlen und Lichtpunkte durch die Ritzen im Boden und in den Wänden. Unzählige nackte Füße und Hände hatten die Dielen im Inneren speckig und glänzend werden lassen. Als einzige Möbel gab es ein Bett und einige Munitionskisten. An der Wand hing ein M16-Gewehr. Ich nahm es in die Hand, fühlte sein Gewicht und fragte mich, für wie viele Ideologien es gekämpft hatte. Es schien noch zu funktionieren, doch es war entladen, und ich sah nirgendwo ein Magazin, ein Reinigungsset oder Munition – anscheinend hatte niemand mehr Verwendung dafür. Die Beschichtung war abgeblättert, das Metall hatte eine braunrote Patina angenommen. Man konnte noch den Hinweis auf den Hersteller erkennen, wie die Adresse eines Absenders: »Colt's Firearms Division, Colt Industries, Hartford, Conn., USA«. Wahrscheinlich war es während des Vietnamkriegs in nagelneuem Zustand hierhergekommen, matt glänzend, in Ölpapier eingewickelt. Als Sreykeo geboren wurde, war es schon länger als ein Jahrzehnt in ihrem Land.

Ihr Onkel sprach meine Sprache nicht, und ich sprach seine Sprache nicht. Daher lächelte er nur, klopfte mir auf die Schulter, hielt meine Hand und bot mir Reisschnaps an. Ich lächelte zurück und nahm den Schnaps. Ich fragte mich, was er wohl über uns dachte und wie Sreykeo ihm erklärt hatte, wie wir uns kennengelernt hätten. Offenbar hatte er keine Ahnung von ihrem Gelderwerb.

Wir waren mehrere Tage an diesem Ort. Und jeder Tag war, als würde ich durch ein verwunschenes Schloss wandeln. Jede Tür, die sich öffnete, zeigte etwas Sonderbares, das manchmal schön war, manchmal grausam, manchmal beides zugleich, aber immer schien es mein Bild von der Welt in Frage zu stellen. Einmal brachte mir Sreykeo einen Teller, auf dem eine Schlange lag, die Hitze der Pfanne hat sie in einer Spirale erstarren lassen. Sreykeo brach ihre Haut mit den Fingern auf, holte ihre Organe heraus und zog das Fleisch von den Knochen. So gab sie es mir mit der Hand zu essen. Oder sie führte mich zu der Pagode, ich betrachtete die bunten Bilder aus dem Leben Buddhas, roch die Räucherstäbchen und die Blüten der Bäume, und ich hörte den Gesang der Mönche, der mich träumen ließ. Dann stand ich plötzlich vor einem Häuschen, in dem menschliche Knochen zu einem Kegel aufgetürmt waren: Die Oberschenkelknochen standen senkrecht in der Mitte, außenherum waren die Schädel verteilt, Hitze und Feuchtigkeit hatte sie wie Eierschalen springen lassen. Dazwischen Teile von Sandsteinstatuen – als hätten die Tötungskommandos selbst die Buddhas und Fabelwesen mit Draht gefesselt und zu den Gruben geführt.

Der Ort veränderte sie. Sie war glücklich hier. Während ich sie in der Stadt meist an der Hand hinter mir her zog, lief sie mir nun immer voraus, um mir die Plätze zu zeigen, an denen sie die ersten Jahre ihres Lebens verbracht hatte. Sie schien wieder zu dem Kind zu werden, das sie war, als Phnom Penh für sie nur der Name von etwas weiter hinter dem Horizont Liegendem war. Sie führte mich auf ein Feld und sagte strahlend: »Look, this tree is where go look after cow when I was a child.« Sie sagte, ihre Kuh sei die schlauste im ganzen Ort gewesen – einmal sei sie als Mädchen fast in einem Fluss ertrunken, doch die Kuh sei zu ihr ins Wasser gelaufen, damit sie sich an ihr festhalten konnte.

Wir liefen an einem langgestreckten Bau vorbei, aus dem Kinder in blauen Hosen und weißen Hemden kamen, und sie sagte: »This is where I go school.« Sie wollte mich allen ihren Verwandten vorstellen. Das bedeutete, dass wir tagelang auf dem Roller kreuz und quer durch den Ort fuhren – immer von einer Traube lachender Kinder verfolgt –, und uns vor gebisslosen Frauen hinknieten, die gütig lächelten, um, wie mir schien, ihre Überraschung zu überspielen.

Ich brachte den ganzen Krimskrams, der sich um einen Westler herum ansammelt, in ihre Welt: Deoroller, Kamera, Socken, Zahnseide, einige Muscheln, mein Tagebuch, Reiseführer, Malaria-Tabletten, EC-Karte, Kreditkarte, Telefonkarten, Handys, CDs und so weiter. Ich hatte aus irgendeinem Grund meine Versichertenkarte mitgenommen, obwohl ich wusste, dass sie im Ausland nutzlos ist. Es war ein Gefühl, ich dachte, ich kann nicht ohne meine Karte verreisen. Ich fühlte mich nackt und schutzlos ohne sie. Sreykeo dagegen hatte so gut wie keine Sachen, die nur ihr gehörten: Zahnbürsten, Kleider, Flip-Flops, Schuhe, alles wurde geteilt und befand sich in einem ständigen Kreislauf. Ich wunderte mich, dass jemand ohne all diese kleinen Dinge glücklich sein konnte, ja noch nicht einmal den Wunsch hatte, sie zu besitzen. Für mich war es das Selbstverständlichste auf der Welt, einen Raum zu haben, der nur mir gehört, um darin Sachen zu sammeln, die nur mir gehören. Dieser Raum war der Beweis, dass es mich gab, dass ich ein Individuum war. Mein Rucksack war so ein Raum in Miniatur, deshalb schleppte ich ihn die ganze Zeit mit mir herum, auch wenn ich die wenigsten Dinge darin brauchte. Ich wachte eisern darüber, das keiner meinem Rucksack zu nahe kam, auch wenn es mir ein bisschen peinlich war. So schaffte ich es ganz gut, meinen Kram zusammenzuhalten.

Nur meine Flip-Flops waren eines Morgens verschwunden. Ein Junge war einfach in das erstbeste Paar gesprungen, das vor dem Haus stand, und mit ihnen zur Schule gegangen. Und einmal sah ich einen Burschen, der die Kühe aufs Reisfeld brachte, und dachte mir: »Kühe hüten und dabei eine Calvin-Klein-Unterhose tragen, das hat Stil.« Bis mir klar wurde, dass es meine Unterhose war. Ich verlangte, dass er sie mir zurückgab, und zwar gewaschen. Nur die Eltern hatten Sachen, die ausschließlich ihnen gehörten: eine gute Hose für offizielle Anlässe, Schuhe, eine Brille oder ein Zigarettenetui, mehr nicht.

Alle schliefen in einem Raum, es gab keine Privatsphäre. Aber da niemand wusste, dass es Länder gibt, in denen die Menschen Alleinsein als ein Grundrecht ansehen, störte sich niemand daran.

Ich beobachtete die Familie gerne. Beim Essen arbeiteten alle Frauen und Kinder zusammen. Die älteren Jungen brachten kleine stachelige Barsche, die sie im Teich gefangen hatten, die Mädchen hackten Knoblauch und Zitronengras und füllten damit die Fische, die Frauen grillten sie. Sie schnatterten durcheinander, scherzten und neckten sich gegenseitig. Sie hatten einen derben Humor, der viele blaue Flecken verursachte: Sie kniffen sich in die Oberschenkel oder die Brustwarzen, gaben sich einen Klaps auf den Hinterkopf, und keiner nahm es dem anderen übel.

Und jeder hatte eine Position in der Hierarchie der Familie, die mit bestimmten Rechten und Pflichten verbunden war. Ein fünfjähriges Mädchen bekam einige vergilbte Geldscheine in die Hand gedrückt und wurde in den Ort geschickt, um Fischsoße und Limetten zu kaufen. Als sie mit der Soße, aber ohne die Limetten zurückkehrte, lachten die Mütter und nahmen sie in den Arm. Ein neunjähriger Jungen, der vergessen hatte, Eis zu kaufen, wurde dagegen angeschrien und bekam einen Schlag auf den Hinterkopf – für ihn hatte der Ernst des Lebens bereits angefangen.

Das Zusammenleben der Familie wurde bestimmt von einem bedingungslosen Gehorsam der Jüngeren gegenüber den Älteren, der mir völlig fremd war. Es gab die älteren Geschwister, denen die jüngeren das Haus aufräumten oder Wäsche wuschen. Die Jüngeren führten die Befehle aus, ohne zu murren oder zu widersprechen. Ganz oben in der Hierarchie stand der Onkel, der im Schneidersitz auf dem Holzboden saß, die Gäste empfing und mit ihnen gebratene Frösche aß und Palmwein trank.

Die Konsequenz, mit der an dieser Hierarchie festgehalten wurde, befremdete mich manchmal. Ein Beispiel: Sreykeo hat einen Cousin, Keo. Er war ein schlanker, drahtiger, junger Mann, der immer mit nacktem Oberkörper herumlief und unter dessen Haut sich dicke Muskelpakete abzeichneten. Keo wurde immer gerufen, wenn man einen starken Mann brauchte, wenn es einen Baum zu fällen oder ein Auto aus dem Dreck zu ziehen gab, oder wenn jemand eine seiner Schwestern beleidigt hatte. Trotzdem konnte Sreykeo ihm auftragen, dass er zum Markt gehen solle, um Klopapier für mich zu kaufen, und er lief los wie ein gehorsamer Schuljunge – nur weil er zwei Jahre jünger war als sie und damit in der Hierarchie unter ihr stand.

Die Familie funktionierte wie ein Körper: Seine einzelnen Organe können nur im Zusammenspiel überleben. Ich habe mich oft gefragt, warum Sreykeo trotz ihres Lebens ein normaler Mensch geworden ist. Wie kann man eine Mutter haben, die einen offensichtlich nur als Geldquelle sieht, die einen entweder verprügelt oder mit Gleichgültigkeit straft – und kann trotzdem ein liebenswerter Mensch werden, der gerne mit Kindern spielt und vor allem eine Familie haben möchte? Muss man nicht zwangsläufig selbst brutal und gleichgültig werden? Die Antwort war ihre Großfamilie. Es gab immer jemanden, an den sie sich wenden konnte, der ihr heimlich Geld für die Schule zusteckte, bei dem sie eine Weile wohnen konnte, wenn sie ihrer Mutter aus dem Weg gehen wollte. Der einschritt, wenn die Konflikte überzukochen drohten. Der ihr ein Vorbild sein konnte.

Ich bemerkte in der Nacht leichte Bauchschmerzen. Am Anfang gibt es immer diesen Moment, in dem man denkt, man müsse nur einmal durchatmen und dann sei es vorbei – doch ich ahnte bereits, dass es nicht so war. Ich tastete gekrümmt im

Dunkeln nach der Taschenlampe, stolpert über ein murrendes Kind. Ein *barang* ist gewohnt, dass überall zumindest ein bisschen Licht ist – eine Straßenlaterne, die zum Fenster hereinscheint, die Anzeige des Videorecorders, ein Radiowecker, doch hier war absolute Dunkelheit. Ich verfluchte mich, dass ich mir am Abend vorher nicht gemerkt hatte, wo sich die Taschenlampe befand. Ich ertastete schließlich ein Feuerzeug, fand die Haustür, stürzte die Treppe runter und übergab mich neben dem Haus.

Die Toilette war ein kurzer Steg, der in die Mitte eines kleinen Flusses führte. Sie bestand aus zwei Planken: Ich hockte mich hin, ein Fuß auf der rechten, der andere auf der linken Planke, und unter mir das Wasser. Die Nacht über kauerte ich auf diesen Brettern, über mir das Kreuz des Südens und der Orion, und dachte darüber nach, wodurch ich so viel schlechtes Karma angesammelt hatte, um derart bestraft zu werden.

Sreykeo gab sich die Schuld. Unzählige Male entschuldigte sie sich bei mir, da sie mir nicht ganz durchgekochten Reis zu essen gegeben hätte. Sie stellte sich in die Küche und versuchte mich mit den verschiedensten Speisen zum Essen zu bewegen: Reissuppe, Bananenstücke und in Ei angebratene Toastscheiben mit Honig. Ich drehte mich nur angewidert weg. Ich mochte, wie sie mich berührte. Sie fasste mich an, als sei ich etwas sehr Wertvolles und zerbrechlich. Etwas, das nicht auswechselbar ist.

Ich fühlte mich tatsächlich sehr zerbrechlich. Mein Fieber war hoch, ich konnte noch nicht mal Wasser bei mir behalten, und schon beim Geruch von Reis wurde mir schlecht. Eine Magen-Darm-Erkrankung ist niemals ein Spaß. Aber eine fiebrige Magen-Darm-Erkrankung, wenn das Bett der Holzfußboden ist und die Toilette zweihundert Meter durch die Reisfelder und über Bewässerungskanäle entfernt ist – das wünsche ich nicht einmal dem ärgsten Feind.

Der Onkel wusste die Ursache für meine Krankheit. Vor dem Haus stand ein Banyanbaum mit einer mächtigen Krone, dessen Gewirr aus Luftwurzeln mehrere Meter Durchmesser hatte und sich auf der Erde ausbreitete wie der Faltenwurf eines Gewandes. Vor dem Baum stand ein Häuschen mit einem Blechdach, in dem der zerschlagene Rumpf einer meditierenden Figur stand. Sie war aus Sandstein und stammte wahrscheinlich aus einem alten Khmertempel. Sreykeo erklärte mir, dass sie der Körper eines Neak Ta sei. Eines Schutzgeistes.

Da waren sie, die »kulturellen Differenzen«. Wir schienen in zwei Paralleluniversen zu leben, in denen die Zusammenhänge von Ursache und Wirkung unterschiedlich gestrickt waren. In meiner Welt herrschten die Hauptsätze der Thermodynamik und Murphys Gesetz: Was schiefgehen kann, wird schiefgehen. In dieser hier herrschten dagegen Geister und Götter, deren Zusammenleben durch die Gesetzmäßigkeiten von Karma und Wiedergeburt geregelt wurden. Nach meiner Logik wurde ich krank, weil ich eine kritische Menge Escheria Colii zu mir genommen hatte, die von meiner Magensäure und meinem Immunsystem nicht mehr beherrscht werden konnte. Nach ihrer Logik wurde ich krank, weil ich einem Wesen, das in der Hierarchie der Inkarnationen über mir stand, keinen Respekt gezollt hatte. Ich habe Sreykeo oft gesagt, sie solle sich vor dem Essen die Hände waschen. Dann entgegnete sie meist, sie habe sich heute schon einmal die Hände gewaschen. Mir wurde irgendwann klar, dass sie in meiner Besessenheit des Händewaschens nur einen skurrilen Kult sah, dem wir Europäer frönen, den Escheria-Colii-Kult, und glaubte, dass es völlig reichte, wenn man Escheria Colii einmal am Tag ehrt. Ich dagegen glaubte an Murphys Gesetz. Ich war zum Beispiel überzeugt davon, dass wir irgendwann einen Unfall mit dem Moto haben würden und deshalb einen Helm tragen sollten. Sie dagegen glaubte, dass schlechte Gedanken schlechte Ereignisse anziehen. Jedes Mal, wenn ich das Wort »Unfall« aussprechen wollte, legte sie mir einen Finger auf den Mund.

Ein Neak Ta war ein mächtiger Schutzgeist, der ein ganzes Dorf oder sogar eine ganze Region unter seiner Fuchtel haben konnte. Unserer hieß Ta On und war ein alter Mann in einem weißen Gewand, der schon vor einigen hundert Jahren als Schutzgeist wiedergeboren worden war. Er fühlte sich offensichtlich nicht genügend beachtet. Nach Sreykeos Logik war er wütend, weil ich mich nicht vorgestellt hatte. »You are the first *barang* who come here. Somebody come to this village, who is very different from everbody«, sagte sie. Sie glaubte nicht, dass der Geist fremdenfeindlich sei. Er wollte einfach nur, dass man sich bei ihm vorstellt und vielleicht etwas opfert, was ich durchaus nachvollziehen konnte.

Die Familie ihres Onkels machte sich große Sorgen um mich. Sie zogen alle Register der traditionellen kambodschanischen Heilkunst, um mich wieder auf die Beine zu bringen. Sreykeo kündigte mir an, dass man mich nun massieren würde. Eine Massage: Darunter stellte ich mir vor, dass jemand eine CD mit Walgesängen einlegt, eine Duftkerze anzündet und mir sanft den Rücken knetet. Doch das traf es nicht ganz.

Stattdessen drückte ihr pockennarbiger Onkel seine Zigarette aus und kam zu mir herüber. Er nahm meinen Arm und riss an ihm mit einer raschen Bewegung, dass es ein krachendes Geräusch in meinem Schädel gab. Das wiederholte er mit meinem Kopf, meinen Fingern, mit allen Körperteilen. Schließlich packte er mich um die Brust und schleuderte mich hoch, sodass jeder Wirbel in meinem Rückgrat einmal aus- und wieder eingerenkt zu werden schien. Zum Schluss legte er mich auf den Boden und lief noch eine Weile auf mir herum.

»You feel better?«, fragte Sreykeo.

»Much better«, log ich.

Ich ahnte nicht, dass mein Leiden noch steigerungsfähig war. Ich hatte mich oft gewundert, warum so viele Menschen in Kambodscha mit auffälligen roten Streifen auf ihrem Körper herumliefen. Jetzt lernte ich dazu: Es handelt sich dabei um eine traditionelle Methode, die angeblich heilen soll und die sehr schmerzhaft ist. Sreykeo sagte mir, ich solle mich nackt auf den Boden legen. Dann nahm sie den Zündschlüssel unseres Motorrollers und begann, ihn so lange fest über die Haut zu kratzen, bis ein Bluterguss entstand. Ich schrie. Dass Schlimmste war der ziehende Schmerz, wenn der Zündschlüssel über jede einzelne Rippe klapperte. Sie kratzte mir ein komplexes Muster aus Ergüssen in die Haut, bis ich aussah wie ein rasiertes Zebra. »Now sickness will go soon«, verkündete sie strahlend.

Zur Sicherheit rief die Familie noch den Dorfarzt. Nach einer halben Stunde kam ein Chinese auf einer Honda Daelim angefahren. Er trug ein Hemd und hatte eine Armbanduhr mit eingebautem Taschenrechner, und das schien ihn in Kambodscha als Arzt zu qualifizieren. Er tastete mich ab und holte eine große Blechdose aus seiner Tasche, die randvoll mit kleinen Glasampullen gefüllt war, die alle gleich aussahen. Er kramte minutenlang darin herum, bis er sich für eine Ampulle entschieden hatte. Dann gab er mir drei Spritzen, eine in den Hintern und zwei in die Bauchdecke. Das Ganze kostete acht Dollar.

Ich achtete darauf, was er mit der benutzten Spritze machen würde. Er schob eine Plastikhülse darüber und legte sie ordentlich zurück zu den anderen – offensichtlich hatte er vor, sie wieder zu benutzen. Großartig. Ich würde mich auf HIV und Hepatitis testen lassen müssen. Damals registrierte ich die Möglichkeit, mich mit diesen Krankheiten infiziert zu haben, recht gleichgültig. Das mag erschreckend klingen, aber man passt sich den Lebensumständen um einen herum schneller an, als man denkt. Noch vor zwei Monaten hätte mich diese Vorstellung verrückt gemacht. Diese Menschen hatten keinen anderen Arzt. Wie konnte ich für mich selbst etwas Besseres in Anspruch nehmen, nur weil ich Weißer war? In Europa ist der Tod etwas recht Abstraktes – in Kambodscha nicht. Die Menge kleiner Fehlentscheidungen, die sich summieren muss, um zusammen einen tödlichen Fehler zu ergeben, ist hier erheblich kleiner als in Deutschland. Ich lebte unter diesen Menschen, also hatte ich mit dem gleichen Risiko zu leben wie sie. Ich hatte mich daran gewöhnt.

Das Fest verpasste ich. Ich lag auf einer Bastmatte auf dem Boden und wachte nur ab und zu aus meinen Fieberträumen auf. Ich sah wie aus großer Ferne die Familie die Vorbereitung für das Fest treffen. Sie rollten Matten auf dem Boden aus, stellten Teller mit Essen und Früchten darauf und spickten diese mit Räucherstäben, deren Qualm psychedelische Muster in die Luft malte. Sreykeo blieb in der Nacht bei mir, während die Familie zum Pchum-Benh-Fest in die Pagode ging. Ich hörte die Musik aus dem Tempel und dachte an nichts. Ich konnte mir nicht vorstellen, welches Instrument diese Musik erzeugte. Sie passte sich in die Geräuschkulisse der Nächte ein wie ein Farbton in ein Gemälde. Den Hintergrund bildete das Quaken der Frösche. Es war so allgegenwärtig, dass ich es nur noch wahrnahm, wenn ich es bewusst hören wollte. Es schienen Tausende zu sein. Ich hörte die Bewegungen und das Atmen der Kühe vor dem Haus. Die Gespräche der Nachbarn, das Rauschen der Blätter in den Bäumen, das Plätschern, wenn sich jemand am Brunnen wusch. Ich konnte in der Ferne ein Rudel Hunde bellen hören. Wir Europäer mögen Türen. Wir mögen den Gedanken, dass es eine Tür gibt, die die Welt von uns fernhält. Man kann sie abschließen, und dann besteht das Universum nur noch aus einem selbst und einem Raum. Hier gab es keine Türen.

Ich weiß nicht, ob es an dem Opfer für Neak Ta lag oder an den ominösen Spritzen, doch am nächsten Tag ging es mir besser.

Als ich aufwachte, regnete es. Einzelne Wolken zogen wie grimmige Riesen über das Land und setzten jeden Nachmittag das Land unter Wasser. Der Regen setzte nicht allmählich ein: Ich sah ihn wie eine trommelnde Wand auf mich zukommen, die nach und nach Bäume und Häuser verschluckte. Wenn er kam, rannten die Kinder schreiend aus dem Haus, zogen ihre T-Shirts aus, stellten sich unter die Traufe, um das Wasser zu trinken, und schauten zu, wie der Schlamm zwischen ihren Zehen hervorquoll. Sie holten einen erschlafften Kunststofffußball und kickten ihn über den Bolzplatz, dass es weit über ihre Köpfe hinaus spritzte. Die Frauen stellten alle Schüsseln und Flaschen raus, um das frische Wasser aufzufangen.

Sreykeo liebte den Regen in Kambodscha. Sie zerrte mich an der Hand hinaus, ich sträubte mich und hielt mich am Türrahmen fest. Doch dann lief es mir in Strömen über den Nacken, den Rücken hinunter, die Beine entlang, über die Brust, dass mir der Atem stockte. Es war nur Wasser. Doch es hatte einen eigenen Geschmack. Es schmeckte süß und etwas nach Erde. Wenn Sreykeo die Arme um mich schlingt, reicht sie mir eigentlich nur bis zum Hals, aber damals packte sie so fest zu, dass sogar mir die Luft wegblieb. Sie drückte meine Hand so fest, dass die Fingernägel weiße Male in der Haut hinterließen. Gott riecht nach Regen, das habe ich mal in einem Film gehört. Ich glaube, es stimmt.

Es regnete bis in die Nacht. Sie hatten die Tür des Hauses offen gelassen, und ich konnte im Dämmerlicht sehen, wie Regen und Wind Muster in die Pfützen malten. Ich hörte das leise Schnarchen und Atmen der Kinder, die auf den Holzbohlen schliefen.

Ich fühlte mich wie von einem großen Tuch eingehüllt. An einem Ort, weit weg von allem, an dem mich niemand finden konnte. Und ich beschloss, niemandem zu verraten, wo dieser Ort liegt.

Es ist immer das Gleiche, wenn man sich verliebt. Man lernt einen Menschen kennen und entdeckt einen Widerspruch in seiner Person. Und den Raum dazwischen füllt man mit seinen Wünschen. Die Gegensätze bei Sreykeo waren: Sie war eine Prostituierte und als solche in einer Situation, in der jede Hoffnung illusorisch schien. Doch lebte sie fest in dem Glauben, dass sie eines Tages dies alles hinter sich lassen würde. Dass etwas Besseres auf sie wartete. Dass sie das verdient hatte. Wenn man sich in einen Menschen verliebt, entwickelt man die Vision, dass dieser einen zu der Person machen wird, die man sich zu sein sehnt. Ein Mensch, der einen herausfordert, der einen verändern wird. Was war meine Vision? Ich weiß es nicht. Es war etwas so Grundsätzliches, dass ich es nicht formulieren kann. Vielleicht wollte ich jemand sein, der nicht austauschbar ist wie ein Mobilfunkvertrag, dessen Existenz sich nicht in die Formatvorlage eines Lebenslaufs einpassen lässt. Der sich nicht immer in die Ironie flüchten muss. Ich weiß nur so viel: Man muss vorsichtig sein mit den Dingen, die man so tief in sich fühlt, dass man sie nicht in Worte fassen kann. Sie gehen fast immer in Erfüllung. Und dann hat man den Salat.

Nach ein paar Tagen verabschiedeten wir uns vom Onkel. Wir fuhren zu zweit auf dem Moto nach Phnom Penh zurück. Ihre Haare wehten mir ins Gesicht. Sie drehte den Kopf zu mir herum. Sie rief gegen den Fahrtwind: »May I ask you a question?« Diesen Satz sagte sie nur, wenn sie etwas wissen wollte, was für sie wichtig oder heikel war. Ich wartete gespannt auf ihre Frage.

»Why you never call me Rose?«

Ich wusste selbst nicht genau, warum ich sie nie Rose genannt hatte. Ich war einfach davon ausgegangen, dass Rose der falsche und Sreykeo der richtige Name sei.

»You know? I say to myself, I never stay with a man, who call me Rose. If he want' to marry me, I will not stay with him.«

Ich fasste dies als Kompliment auf.

Ich hatte auch eine Frage.

»Why did you talk to me in the Heart of Darkness?«, fragte ich sie.

»Because you just drink water, when I see you. You did not dance with the bargirls. I don't like men, who go to the bargirls.« Ich sagte ihr natürlich nicht, dass ich nur deshalb Wasser getrunken hatte, weil die Droge meinen Mund völlig ausgetrocknet hatte.

Wir würden uns bald trennen müssen. Mein Visum war bereits abgelaufen, und mein Flug nach Deutschland ging in ein paar Tagen. Die Heimat, die ich so lange vergessen hatte, wurde wieder in meinen Gedanken präsent. Ich fragte mich, wie es weitergehen sollte, wenn ich erst wieder in Deutschland wäre.

One hour left

Als wir wieder in Phnom Penh waren, setzen wir uns in ein Café am Fluss und handelten einen Deal aus. Sie sagte, sie wolle mit der Prostitution aufhören, doch sie brauche 200 Dollar pro Monat, um ihre Familie durchzubringen. Das schien mir realistisch, doch war es zu viel für mich. Sie machte ein zweites Angebot: Sie wollte 50 Dollar pro Monat als Bedienung in einer Bar verdienen, ich würde ihr 150 Dollar schicken. Das war für mich noch akzeptabel. Ich versprach ihr, ich würde in einem halben Jahr zu ihrem Geburtstag wieder da sein. Wir besorgten für sie einen Personalausweis, damit sie sich ein

Bankkonto einrichten konnte. Das war so ein westlicher Reflex, dem ich folgte: Man braucht ein Konto, sonst ist man kein Mensch. So wollte ich verhindern, dass ihre Mutter das Geld abgreift und verspielt.

Sie schrieb mit eine kurze E-Mail, damit ich ihre Adresse hätte. Sie hatte einen Hotmail-Account, den ihr ein Kunde eingerichtet hatte. Ich fragte sie nach dem Passwort. Nicht weil ich sie ausspionieren wollte, sondern weil ich mich fragte, was für ein Wort sie ausgewählt hatte. Sie sagte es mir, ohne darüber nachzudenken. Dann setzte ich mich in ein Internetcafé und schrieb eine E-Mail an meine Freunde und Verwandten.

»Na ihr, bin hier in Phnom Penh haengengeblieben. Also, ich erklaere euch die ganze Geschichte mal in einer laengeren Mail, aber zuerst mal, liebe Mutter, brauche ich Deine Koerpermaße. Jawoll. Der Grund ist naemlich, dass ich hier so ein Maedel, Sreykeo, kennengelernt habe, und wir haben uns ein bisschen ineinander verliebt. Ich wohne zurzeit bei ihrer Familie, bis ich nach Europa zurueckfliege. Nun, und sie will Dir ein Kleid schneidern lassen. Sie sitzt hier gerade neben mir und ihr ist es unheimlich wichtig, dass Du sie magst. Sie hat Angst, dass Du mich mit einer anderen Frau verheiraten willst. Wir leben hier zusammen wie Mann und Frau und das kommt mir ziemlich normal vor. Alle betrachten uns als so gut wie verheiratet. Und die Moenche haben uns von vorne bis hinten durchgesegnet. Ich habe ihr auch einen Ring gekauft, um ihr eine Freude zu machen. Na ja, aus der Sache komme ich wohl so schnell nicht wieder raus. Ihr ist schon klar, dass das alles nicht so einfach ist. Auf jeden Fall ist sie sich sicher, dass ich auf sie aufpassen werde. Und da hat sie wohl recht. Antwortet mal fix, sonst schneidern die hier Mist zusammen. Habe heute in der Pagode fuer euch gebetet und unseren Ahnen Reis zum Futtern geschickt.
Alles Liebe, Ben«

Ich blickte über den Fluss und fühlte mich großartig. Ich würde nach Hause zurückkehren und Sebastian eine großartige Geschichte zu erzählen haben: von Liebe, Prostitution, Drogen und Dämonen, perfekt. Und ich hatte ein Mädchen aus der Prostitution freigekauft. Es war die ultimative Urlaubsgeschichte. Ich war damals mit einer Checkliste im Kopf nach Asien gekommen. Dazu gehörte »Armut erleben«, »ein paar neue Drogen ausprobieren«. Im Geist machte ich jetzt eine Reihe von Haken hinter diese Liste. Ich stellte mir vor, wie ich auf einer Party erzählen könnte: »So eine Erfahrung, das verändert dich.« Dann würde ich eine kurze dramatische Pause einlegen, um meine Worte wirken so lassen. Vor allem wollte ich mich und mein Leben interessanter machen.

Wenn ich heute zurückblicke, sehe ich dort einen dummen naiven Jungen in diesem überteuerten Touristencafé am Fluss sitzen. Ich bin oft wütend auf ihn. Er hätte viele Dinge verhindern können, Dinge, die bis heute auf mir liegen. Wenn er nur nicht so zögerlich gehandelt hätte, wenn er nur nicht so lange an der beruhigenden Routine seines kleinen Lebens festgehalten hätte. Ich würde ihn am liebsten packen und ihm rechts und links eine scheuern, damit er endlich aufwacht. Dann würde er große Augen machen und sich denken: »Man wagt es, mir wehzutun? Mir, einem sensiblen Abiturienten mit einem noch unentdeckten Talent?« Er hat gewartet, bis die Katastrophe da war, weil er generell Angst hatte, Entscheidungen zu treffen. Aber ich muss meinen Frieden mit ihm machen. Man darf niemandem vorwerfen, naiv zu sein. Man darf ihm nur vorwerfen, dass er naiv bleibt.

Wir standen frühmorgens auf. Sreykeo hatte mir noch Geschenke für meine Eltern und meine Geschwister in den Rucksack gepackt: für meine Mutter eine Koralle und das Kleid, für meine Schwester und meinen Bruder jeweils eine Muschelkette. Für mich ein eingerahmtes Bild von ihr, das sie im Kostüm einer Apsara-Tänzerin zeigt. Wir nahmen ein Moto zum Taxistand am neuen Markt. Sie blickte auf die Uhr ihres Handys und sagte: » Only one hour left.«

Der Taxistand war eine Haltebucht, in dem in einer Reihe weiße Pick-ups standen. Schon als wir uns dem Ort näherten, rannten Männer neben uns her, redeten auf Sreykeo ein und versuchten, uns in Richtung eines der Fahrzeuge zu zerren. Auf den Ladeflächen saßen Trauben von Menschen, die Fahrer verhandelten laut über den Fahrpreis. Ich wollte einen Pick-up zum Grenzübergang bei Poipet nehmen und von dort weiter mit dem Bus nach Bangkok zum Flughafen fahren. Der Fahrer wuchtete meinen Rucksack auf die Ladefläche und gab mir ein Zeichen, einzusteigen. Nachdem ich Sreykeo rasch zum Abschied geküsst hatte, zwängte ich mich hinein. Für einen Platz im Fahrerraum hatte ich etwas mehr gezahlt. Wir saßen zu fünft auf den beiden Sitzen. Zwei auf dem Sitz des Fahrers, zwei auf dem Sitz des Beifahrers, ich dazwischen, auf der Abdeckung der Handbremse. Ich hatte ein Bein im Fußraum des Fahrers, ein Bein im Fußraum des Beifahrers, und den Hebel der Gangschaltung zwischen meinen Schenkeln.

Ich beugte mich zur Tür hinüber und kurbelte das Fenster herunter. Wir unterhielten uns eine Weile. Sie hustete wieder. Dann fragte sie mich: »You give me some money?« Sie sagte es nicht mir der Sreykeo-Stimme, sondern der pseudo-kindlichen Prostituierten-Stimme. Sie wollte es unschuldig klingen lassen. Rose war wieder da. Ich war mehr genervt als getroffen. Ich glaube, ich habe ihr sogar gesagt: »I hate it, if you talk like this.« Ich sagte ihr, ich werde sie anrufen und ihr das Geld schicken. Ich denke nicht, dass sie mir geglaubt hat.

Ich kam mittags in Bangkok an. Die Stadt roch, als hätte man im Elefantenhaus einen Dieselmotor laufen lassen. Mein

Flug ging erst am Abend, und so hatte ich einige Stunden auf dem Flughafen totzuschlagen. Die meiste Zeit saß ich auf meinem Rucksack in einem gefliesten Seitengang, dessen Fenster auf das Flugfeld zeigten. Die Wolken trieben tief über die Landebahn und schickten Schauer aus dicken Tropfen gegen das Glas. In diesen Teil des Flughafens schien niemand außer der Putzfrau zu kommen. Während der letzten Wochen hatte ich kein einziges Mal in mein Tagebuch geschrieben, und so füllte ich nun die Seiten, bis nichts mehr in meinem Kopf war, was ich aufschreiben konnte. Dann ging ich ins Innere des Terminals und suchte einen Internetanschluss. Ich schrieb eine E-Mail, um meine Freunde und meine Familie auf meine Rückkehr vorzubereiten.

»Hi Leude, ich sitze hier gerade in Bangkok rum, warte auf meinen Flieger und langweile mich. Musste die Nacht in Poipet auf der kambodschanischen Seite an der Grenze zu Thailand verbringen. Die Grenzer machen hier um 17 Uhr dicht, und mein Pick-up war eine halbe Stunde zu spaet. Scheisse. Graesslicher Ort – besteht nur aus fetten Casinos, in denen moechtegernreiche Thailaender ihr Geld ausgeben. Meine Stimmung ist gedaempft, und diese verkommene Provinzstadt passte perfekt dazu. Habe mein Visa zwei Tage ueberzogen, und die Kambodschaner haben das natuerlich ausgenutzt, um mir die Kohle aus den Taschen zu ziehen. Na ja, was soll man machen. An der Grenze ist man in einer schlechten Verhandlungsposition. Es hat wehgetan, Phnom Penh zu verlassen. Ich habe mich dort echt zu Hause gefuehlt. Habe fast einen Monat mit Sreykeo verbracht – eine superintensive Zeit. Es erschien mir das Normalste und Alltaeglichste auf der Welt, morgens mit ihr auf einem laermenden, stickigen Markt Nudelsuppe und Reis zu fruehstuecken, in der Pagode zu beten, mit ihr auf einem Moto von Nachtclub zu Nachtclub zu heizen, mit den »Business-

Woman« Pool zu spielen, und mit der ganzen Verwandtschaft im selben Raum auf dem Fussboden zu schlafen. Mann, ich vermisse sie. Eigenartigerweise fuehle ich mich jetzt wieder wie am Anfang der Reise. Ich wurde aus einem warmen Nest geschubst und breche alleine auf ins Unbekannte. Mache mich wieder auf Richtung Flughafen, lass sie dabei zurueck und weiss nicht, ob ich sie nochmal wiedersehe. Wird wohl eine Woche dauern, bis ich wieder mit Deutschland klarkomme. Freue mich aber auf euch wie bloed. Also, wen es interessiert: Mein Flieger landet am Mittwoch um 20 Uhr 45 in Hamburg. LH50Q aus Frankfurt. Ich hoffe, jemand von euch hat Zeit fuer ein Bier.

An Sascha: Hey, ich habe keinen Schluessel, waere nett, wenn Du Mittwochabend in der Hardcorestrasse bist.
Bis dann, Ben«

Der Flieger startete pünktlich. Ich hatte einen Fensterplatz bekommen. In meinen Kroma eingewickelt blickte ich durch das Fenster auf die unter mir vorbeiziehende Erde. Die Schönheit der Wirbel und Schnörkel, die die Wasserläufe in die Mangroven Bangladeschs zeichneten, überraschte mich. Die Gebirge Pakistans leuchteten rot und zauberhaft in der Sonne, ohne ein Zeichen menschlichen Lebens zu zeigen. Auf dem Bildschirm über dem Sitz vor mir lief eine amerikanische Komödie über einen Playboy, der sich nach einer Hypnose in eine tonnendicke Frau verliebt und dabei glaubt, sie sei ein gertenschlankes Supermodel. Neben mir saß eine Familie, die sich in hessischem Dialekt unterhielt und sich bei jedem Kalauer auf die Schenkel klopfte.

Ich fliege gern. Es ist ein angenehmer Zustand des Übergangs, der einen für einige Stunden von jeder Verantwortung befreit. Man ist für niemanden erreichbar und muss keine Entscheidungen treffen – außer vielleicht, ob man das Rind oder das Huhn möchte. Was auch immer man auf der Erde unvollendet zurückgelassen hat, man kann nichts mehr dafür tun.

Ich versuchte, mir ihr Gesicht vorzustellen, und stellte erschreckt fest, dass es mir schwerfiel. Ich hatte nur einige Erinnerungen von ihr im Gedächtnis behalten, wie Schnappschüsse, die man in einem Schuhkarton unter dem Bett aufbewahrt. Leichter fiel es mir, Berührungen ins Gedächtnis zu rufen. Sie konnten scheinbar zufällig sein und sanft wie die einer Katze. Aber auch schmerzhaft, wenn sie voller Wut oder Angst ihre Fingernägel tief in das Fleisch meines Unterarms grub. Es war nicht so sehr die Tatsache, dass sie als Prostituierte arbeitete, die mir wehtat. Ich wollte es natürlich nicht, weil ich eifersüchtig war, aber ich wusste, dass die Arbeit selbst für sie nicht traumatisierend war. Sie entschied selbst, mit wem sie mitging, und wenn sie einen Mann nicht mochte, ließ sie ihn stehen. Doch alle Beziehungen waren an Geld gebunden, die zu den Kunden, die zu den anderen Mädchen – selbst die zu ihrer Familie. Einige der Kunden überschütteten sie mit Zuneigung und Geschenken. Aber eben nur solange sie in Phnom Penh waren, sie Sex als Gegenleistung bekamen und sie keine Verantwortung übernehmen mussten. Sie liebten nicht Sreykeo, sondern die Illusion, die sie schuf. Sie war nie alleine, aber immer einsam. Das war das Bittere.

Ich hatte kein Mitleid mit ihr, darauf bestehe ich. Wenn ich das Wort »Mitleid« höre, kriege ich Ausschlag – es hat etwas Herablassendes, Selbstdarstellerisches. Ich fühlte mit ihr. War wütend auf die Ungerechtigkeit, die ihr widerfahren ist. Und das ist was ganz anderes. Darauf lege ich Wert. Ich werde oft gefragt, ob ich aus Liebe gehandelt habe oder »nur aus Verantwortungsgefühl«. Dann frage ich mich: Wo ist da der Unterschied? Was ist denn eine Liebe wert, die keine Verantwortung übernimmt? Sie muss sich nicht in geistigen Sphären bewähren, sondern hier unten, in unserer Realität. Die manchmal bitter sein kann.

Doch diese Verantwortung spürte ich. Sie war nicht nur abstrakt. Sie lag auf meinen Schultern und presste mich in den Sitz. Im Westen geht man ein Zusammenleben immer in dem Bewusstsein ein, dass man es jederzeit ohne bleibende Schäden beenden und eine neue Beziehung anfangen kann. Das macht alles so einfach und alles so schwer. Man kann die Verantwortung für einen Menschen immer auf eine Institution abschieben: das Altersheim, die Versicherung, den Therapeuten, den Sozialarbeiter, die Krankenkasse, das Arbeitsamt. Man kann immer sagen: »Die sind für ihn zuständig, nicht ich« oder »Die können das besser als ich« oder »Ich habe meine eigenen Sorgen«. In Kambodscha gibt es all das nicht. Es gab nur mich und einen Berg von Problemen, und das machte mir Angst. Denn ich wollte das Leben weiterleben, dass ich noch vor meiner Abreise hatte. Ich wollte alle Möglichkeiten offenhalten, jeden Tag mit Kopfschmerzen und einem pelzigen Geschmack auf der Zunge auf einer Matratze in einer Wohnung aufwachen können, die ich nie zuvor gesehen hatte. Wir im Westen glauben an das Klischee der wahren Liebe, das besagt, dass sie die Liebenden zwingt, entgegen allen Widerständen ihren Gefühlen zu folgen. Aber das stimmt nicht. Sie lässt einem die Wahl. Man kann immer auch einfach aufgeben.

Summer's almost gone

Der Anschlussflug nach Hamburg hatte wegen starken Regens Verspätung. Ich setzte mich in die Kunstledersitzecke eines Warteraums, ohne zu wissen, warum ich ungeduldig war. Auf dem Pappkaffeebecher in meiner Hand war Werbung meines Arbeitgebers, einer Tageszeitung, gedruckt. Deutschland. Alles leise, alles sauber, alles korrekt. Das war meine Heimat, aber nun kam es mir wie ein Land vor, das ich zum ersten Mal betrat. Ich betrachtete einen Mülleimer aus gebürstetem Edelstahl, ein Prachtstück. Er hatte einen ovalen Grundriss, eine rundliche Form und getrennte Fächer für Glas, Papier und Restmüll. Das Ding war sicherlich zu perfekt, um von Sreykeo als Mülleimer erkannt zu werden.

Ich trug immer noch die Kleider, in denen ich in Thailand in die Maschine gestiegen war, T-Shirt, Jeans und Turnschuhe. Die Kälte hatte mich überrascht, als ich aus dem Flugzeug gestiegen war. Als ich vor drei Monaten aus Deutschland abgereist war, roch es überall nach Gras und Sonnenmilch. Tief in mir drin war ich davon ausgegangen, dass hier die Zeit stillstehen würde, bis ich zurückkäme. Der Sommer war schön und sorglos gewesen.

In jenem Frühjahr war Sascha bei mir eingezogen, nachdem ihn seine Mitbewohnerin rausgeschmissen hatte, weil er ständig pleite war. Keiner weiß mehr so richtig, wie er in unserem Freundeskreis aufgetaucht ist. Er selbst erzählt es so: Er hatte jemand in Sebastians Haus besucht, sah, dass eine Wohnungstür offen stand, und war aus Neugierde hineingegangen – und hatte sich gewundert, dass niemandem seine Anwesenheit auffiel. Sebastian und sein Mitbewohner beachteten ihn einfach nicht. Es ist kaum zu glauben, aber sie hatten so oft Besuch, der wiederum weitere Bekannte mitbrachte, dass es für sie völlig normal war, wenn ein Fremder mittags auf ihrem Sofa saß, ihre Zigaretten rauchte und Comics las. Jeder nahm an, dass Sascha jetzt zu uns gehörte, und bald darauf tat er das auch.

Im Sommer hatte Sascha Lulu kennengelernt, eine Frau, die seinen Träumereien eine schockierende Bodenständigkeit entgegensetzte und seine Freundin wurde. Sie wiederum hatte eine

Freundin mit widerspenstigen schwarzen Locken, die verwirrend schön war. Wir vier hatten immer den Sand des Elbstrands zwischen den Zehen, ein zerdrücktes Päckchen Zigaretten in der Jeanstasche und eine Flasche Prosecco oder ein paar Dosen Bier im Rucksack. Wir lagen im warmen Sand, hörten die Motoren der hinausfahrenden Tanker, lasen uns gegenseitig aus der »Brautprinzessin« vor und schmiedeten Pläne.

Die Nachbarin zu Hause hatte sich bei unserer Vermieterin beschwert, sie sprach von regelmäßigen »Orgien« auf dem Dach des Schuppens im Hof. Das war natürlich übertrieben. Ich hatte damals gehofft, dass mein Leben immer so bleiben würde: sich am Augenblick festhalten und die Zeit vergehen lassen, als würde man an einem Sommertag einen Fluss hinuntertreiben. Doch jetzt war es Oktober, es war kalt, mein Kaffeebecher leer und mein Anschlussflug wurde ausgerufen.

In Hamburg holten mich Tillmann und Annette, meine zwei älteren Geschwister, ab. Meine Schwester drückte mir eine Sonnenblume in die Hand, da mein Flug Verspätung hatte, hatten sie drei Stunden auf mich warten müssen. Ich freue mich immer, meine Geschwister zu sehen. Dazu gibt es wenig zu sagen, sie sind eben meine Geschwister. Wir fuhren mit dem Taxi zu meiner Wohnung, ich stieg aus, sie fuhren weiter.

Die Wohnung von mir und Sascha lag im ersten Stock. Das Fenster zur Straße stand offen, ich hörte Musik und sah den Schein von Kerzen, doch Sascha reagierte nicht auf mein Klingeln. Ich warf Steine durch das offene Fenster, keine Reaktion. Entnervt lief ich um das Haus in den Garten, kletterte über eine Mauer, landete im Komposthaufen unseres Nachbarn, schlich über dessen Rasen, zog mich an der Regenrinne auf das Schuppendach und hangelte mich von dort auf den Balkon unserer Wohnung hinauf. Dann hämmerte ich gegen die Fensterscheiben, bis das ganze Haus wach war.

Bis auf Sascha. Ich bin oft von Partys alleine nach Hause

gegangen, weil er in einer unmöglichen Position betrunken auf dem Boden eingeschlafen ist, laut schnarchend, die Augen nur das Weiße zeigend, während die Gastgeber verzweifelt versuchten, ihn aufzuwecken, damit er aus ihrem Wohnzimmer verschwände. Ich lasse ihn nicht gerne in einer fremden Wohnung auf den Fliesen schlafend zurück. Doch nach einigen Jahren mit Sascha weiß ich, dass jeder Versuch, ihn aufzuwecken, zwecklos ist. Ohrfeigen und Schläge führen bei ihm zwar zu blauen Flecken, machen ihn aber nicht wach. Man kann ihn dann nur sich selbst überlassen und hoffen, dass er an einem Ort aufwacht, den er wiedererkennt.

Nach einer halben Stunde wankte Lulu schlaftrunken in die Küche und machte mir auf. »Schon zurück?«, sagte sie. Sie war offenbar bei uns eingezogen.

Meistens kehrt man von einer Reise zurück und stellt entsetzt fest, dass sich zu Hause nichts verändert hat. Diesmal war es anders. Mein Zimmer sah nicht mehr so aus, wie ich es verlassen hatte. Ich hatte es untervermietet, und der Mieter hatte alle meine Sachen in den Keller geräumt. Bis auf die Matratze war es jetzt leer.

Sreykeos Tante hatte mir aus Baray ein Bild mit Holzrahmen mitgegeben, das lange Zeit bei ihr in der Hütte gehangen hatte. Auf ihm war Sreykeo in den mit Gold und Schmuck bestickten Kleidern einer Apsara-Tänzerin zu sehen, sie war stark geschminkt und sah gar nicht natürlich aus. Aber ich wusste, dass sie sich selbst gerne so sah, daher stellte ich das Bild auf die Fensterbank neben meinem Bett. Die Koralle, die mir Sreykeo für meine Mutter mitgegeben hatte, behielt ich einfach selbst.

Sebastian war nicht in Hamburg, er machte ein Praktikum bei der *Neuen Zürcher Zeitung*. Am nächsten Tag rief ich ihn an. Er war gerade in der Straßenbahn und fragte, wie ich Sreykeo kennengelernt hatte. Ihm konnte ich die Wahrheit sagen. Er musste lachen, richtig überrascht war er nicht. Jahre später habe ich ihn gefragt, was er in diesem Moment gedacht hatte, und er antwortete: »Benjamin war in Südostasien und hat sich in ein Bargirl verliebt, so etwas passiert da immer. Das ist ganz normal, und das gibt sich bald wieder.« Und so haben es wahrscheinlich die meisten gesehen.

Mein Bruder Tillmann freute sich über seine Muschelkette. Was er zu Sreykeo sagte, weiß ich nicht mehr. Ich denke, er war einfach froh, mich wiederzusehen, und nahm wie alle anderen an, meine Urlaubsgeschichte würde keine Konsequenzen haben. Lulu meinte, es sei etwas verrückt, sich in ein Bargirl zu verlieben. Sie meinte das überhaupt nicht wertend, es war eine ganz sachliche Feststellung. Es war verrückt, das hieß nicht unbedingt schlecht.

»Aber sie glaubt an Geister und so was«, sagte ich.

»Na und? Ist doch super.«

Auch Sascha war nicht sehr beeindruckt. Sein eigenes Leben war zu verrückt, um ihn mit Prostituierten und Dämonen zu beeindrucken.

Ich war am nächsten Abend in einer Bar, in der eine Freundin von uns Geburtstag feierte. Der Laden hieß *Spacer Club*. Über der Theke hingen Lampenschirme aus den siebziger Jahren, die Decke war mit leuchtenden Pyramiden verkleidet, und an der Stirnseite waren Kuben angebracht, die in wechselnden Farben leuchteten. Irgendjemand, der »was mit Design« machte, legte elektronische Musik auf. Wer konnte, versuchte dem Publikum zu zeigen, dass er mit dem DJ befreundet war. Es war eine der Bars, in der man sich über »Projekte« unterhält. Wer im Hamburger Schanzenviertel oder in Altona überleben will, braucht ein Projekt. Es sollte etwas mit Film, Literatur, Kunst, Design oder Mode zu tun haben und niemals »kommerziell« sein. Wenn es doch etwas einbringt – was selten vorkommt –, sollte man dazu sagen, dass man es »nicht wegen des

Geldes macht«. Wichtig ist, dass niemandem so richtig klar werden darf, worum es eigentlich geht, sonst war man angreifbar. Und am allerwichtigsten ist, dass ein Projekt niemals fertig werden darf – sonst ist es kein Projekt. Meines war ein Drehbuch, das keiner wollte und keiner brauchte. Ich unterhielt mich mit jemandem, der »was mit Werbung« machte.

»Und du warst gerade fett in Asien?«, fragte er.

Ich versuchte, ihm von Stelzenhütten, Pagoden und Rotlicht-Bars zu erzählen.

»Ja«, sagte er.

Und dann etwas müde: »Krass.«

Er war nicht uninteressiert oder gleichgültig, er konnte einfach nicht verstehen, wovon ich redete. Es war die klassische Situation von Diavorträgen: Der Vorführende sieht einen Sonnenuntergang und fühlt die Brise des Meeres, der Zuschauer sieht eine Leinwand und hört das Summen des Projektors. Das Gefühl, nicht erzählen zu können, was in mir vorgeht, weil es niemanden in meiner Umgebung gab, der das Gleiche erlebt hatte, spürte ich noch oft. Es kann einen wahnsinnig machen.

Ein Mädchen fragte mich: »Wie kann man sich denn in einen Menschen verlieben, der so ungebildet ist?« Das war keine rhetorische Frage, sie fragte aus ehrlichem Interesse. Für sie war es nicht nachvollziehbar, dass man sich in jemanden ohne Abitur verlieben konnte. Ich sagte nichts, aber es machte mich wütend. Wie kann man einen Menschen vor allem nach seinem Schulabschluss beurteilen?

Einem anderen erzählte ich, dass sie Prostituierte war.

»Das ist ja hart. Das darfst du niemandem erzählen.«

»Wieso?«

»Na ja, das ist nicht sehr romantisch. Stell dir mal vor, wie peinlich für sie.«

Dann überlegte er kurz. »Andererseits: Das hat ja auch so was Pretty Woman-mäßiges.«

Es machte mich verrückt. Ich hatte darauf gebrannt, allen von meinen Erlebnissen zu erzählen, ich war Journalist und dachte, ich könnte alles in Worte fassen. Aber das stimmte nicht. Ich war nach Asien gefahren, um eine Geschichte erzählen zu können. Nun stellte ich fest, dass mich niemand verstehen konnte. Ich hatte eine Geschichte, aber ich trug sie in mir herum wie ein Kind, das nicht auf die Welt wollte.

Am nächsten Tag musste ich in der Redaktion die »Na, wie war es?«-Fragen beantworten. Von Sreykeo erzählte ich nichts. In meinem Büro saß ich Christian, dem Wissenschaftsredakteur, an einem gemeinsamen Tisch gegenüber. Ich mochte ihn sehr gern, weil er fast nie über die Arbeit sprach, sondern nur von seinen Zwillingen erzählte. Wir waren sehr unterschiedlich, nicht nur wegen des Alters. Auf seinem Tisch lag eine Arbeitsunterlage mit einer Telefonliste der Redaktion, daneben stand eine gepflegte Zimmerpflanze und ein Bild von seiner Frau und seinen beiden Kindern. Auf meinem Tisch lag nichts, höchstens ein paar Papierstapel und Schokoladenriegel. Er kam jeden Tag ein paar Minuten vor Arbeitsbeginn um zehn Uhr. Ich kam meistens kurz vor elf oder auch etwas später in die Redaktion – zu einer Zeit, die gerade noch nicht als vertragswidriges Fernbleiben vom Arbeitsplatz angesehen wurde. In der Regel waren meine Haare zerzaust und ich hielt einen Pappkaffeebecher in der Hand. Er machte seine Seite pünktlich wie ein Uhrwerk fertig, ich konnte meine erst abgeben, wenn die Telefonnummer des Chefs vom Dienst bereits mehrmals auf dem Display meines Apparates aufgeleuchtet war. Er ging früh nach Hause, um bei seinen Kindern zu sein, ich kämpfte bis zuletzt mit den vielen kleinen Buchstaben. Nicht weil ich zu ehrgeizig, sondern weil ich zu chaotisch war.

Mein Bruder Tillmann hatte mir den Job vermittelt, sein Büro war nur eine Tür von meinem entfernt. Als Reporter hatte er bei der Zeitung eine der begehrtesten Positionen ergattert, die man als Journalist haben kann. Er hatte pink gefärbte Haare, das Gesamtwerk von Marx und Engels im Regal hinter seinem Schreibtisch stehen und arbeitete bei einer Zeitung, die ihre Wähler aufforderte, Stoiber zum Kanzler zu wählen. Aber man ließ ihn gewähren, denn er war gut. Er vermittelte mir ein Praktikum, und danach hatten sie mich als Redakteur übernommen, in der Hoffnung, dass ich ein zweiter Tillmann sei. Er war immer mein Mentor; ich war nie auf einer Journalistenschule, alles, was ich kann, habe ich vor allem von Tillmann gelernt.

Er glaubte immer, dass ich mal etwas Großes machen würde. Er sagte mir das regelmäßig, wenn wir mal wieder ein paar Bier zusammen tranken. Ich fand das sehr nett von ihm. Eine Woche vor meinem Abflug nach Asien hatten wir uns auch in einer Bar getroffen. Er sagte mir: »Ich weiß, wenn du aus Kambodscha zurückkommst, dann wirst du voll aufdrehen.« Er erwartete immer, dass ich aus meinem Dornröschenschlaf aufwachte und irgendetwas tun würde, was alle überraschte. An jenem Abend hatte er mir die 500 Euro geliehen, damit ich das Flugticket für meine damalige Freundin kaufen konnte. Eigenartig, dass er von Kambodscha sprach. Denn damals war noch gar nicht klar, ob ich in dieses Land fahren würde.

Nach der Mittagspause rief meine Mutter auf dem Handy an und sagte mir, dass Sreykeo sie aus einem Internetcafé angerufen hatte, um zu fragen, ob ich bereits angekommen sei. Da meine Mobiltelefonkarte noch nicht wieder aktiviert war, konnte sie mich nicht erreichen, und ich hatte ihr vor dem Abflug neben meiner auch die Telefonnummer meiner Eltern gegeben. Es überraschte mich keineswegs, dass sie meine Mutter angerufen hatte, Sreykeo war überhaupt nicht scheu. Meine Mutter sagte, sie habe sehr besorgt, geradezu ängstlich geklungen. Mir hatte Sreykeo eine E-Mail geschrieben. Als die Nachricht auf dem Bildschirm meines Redaktionscomputers auftauchte, wirkte sie auf mich wie ein Signal einer fremden Zivilisation, das das Zentrum der Milchstraße durchquert hatte. Ich erzählte niemandem in der Redaktion davon, es war mein Geheimnis.

»hi how are you? whret are you doing now? now are ad home
please call me I miss you vert mueh to night I go to heart fo
Darkenes but they not let me in I just go for dangching onlle
becuse I can not sleep! and today I go to whark and R.T.R.N
1 $ a day restaurant opand new abuot 1 whek onlle
I wharit for your calling I miss you I love you whry mueh please
calling me now
I can not stob chingking abuot you«

Sie hatte offensichtlich große Angst, dass ich sie im fernen Deutschland vergessen würde. Mit meinem Geld schrieb sie sich in einen Englischkurs ein, den sie jeden Tag von 11.30 Uhr bis 12.30 Uhr besuchte, nachmittags besuchte sie noch einen Computerkurs. Sie sprach ein typisches Bargirl-Englisch – die Grammatik der Khmer, aber englische Worte –, das sie sich durch zerfledderte Wörterbücher, den Kontakt mit ihren Kunden und Karaokevideos beigebracht hatte. Es überraschte mich immer, wenn ich aus ihrem Mund Slang-Worte wie »fuck« hörte. Mit ihrem Sprachmix konnte sie sich ganz gut verständigen.

Mir war klar, dass sie davon lebte, dass westliche Männer sich in sie verliebten und ihr Geld schickten, daher hatte ich mit mir selbst ein Abkommen getroffen: Wenn ich erst wieder in Kambodscha wäre, würde ich kontrollieren, was mit meinem Geld geschehen war. Erst danach wollte ich eine Entscheidung treffen, ob ich mit ihr zusammenblieb. Ich betrachtete sie von meinem Gefühl her als das, was man im Westen eine »Freundin« nennt: eine Beziehung auf Zeit, die beiden Seiten gewisse Freiheiten lässt und von jeder Seite ohne Angabe von Gründen beendet werden kann. Ich wusste damals noch nicht, dass es so etwas in Kambodscha nicht gibt. Es ist eine typisch westliche Form des Zusammenlebens – und sie wird nur durch die Tatsache ermöglicht, dass bei uns jeder eine Kranken- und eine Rentenversicherung hat. Aus irgendeinem Grund nahm ich an, dass man auf der ganzen Welt so leben würde wie wir.

Ich rief sie zum ersten Mal von einem der kleinen türkischen Läden in Altona aus an, die sich meist »Telecafé« oder »Callshop« nennen. Am Tresen saß ein Kaugummi kauendes Mädchen, das mich mehrmals fragte, wie man Kambodscha schreibt, bevor sie mir sagen konnte, was ein Anruf dorthin kostet. Die Telefone standen in kleinen Zellen mit Plexiglastüren, in denen sich nur ein Plastikschemel befand und an der Wand ein Brett als Schreibunterlage.

Es knackte in der Leitung, dann kam ein Freizeichen. Dann ihre Stimme. Sie war durch die Übertragung zeitverzögert und leise und fern, mit einem Echo, als würde sie von weit weg rufen. Ich weiß nicht mehr, über was wir genau redeten, ich erinnere nur, dass ich nicht mehr wusste, was ich ihr sagen sollte. Wie ich mit meinen Freunden nicht über das Leben in Kambodscha sprechen konnte, so konnte ich mit ihr nicht über das Leben in Deutschland sprechen. Wie sollte ich mich mit ihr über Probleme bei der Arbeit unterhalten, wenn sie nicht wusste, was eine Zeitung ist?

Irgendwann meinte ich zu ihr, dass ich jetzt auflegen müsse. Ich sagte: »Good-bye«. Doch sie rief: »No, no! Never say Goodbye to me.« Wir einigten uns darauf, jedes Mal zum Abschied »night-night« zu sagen – wir machen das bis heute. Auch wenn es früh am Morgen ist.

Als ich am Geldautomaten meinen Kontostand abfragte,

stellte ich fest, dass er ziemlich niedrig war. Erschrocken kalkulierte ich durch, wie niedrig er erst sein würde, wenn die letzte Abrechnung der Kreditkarte eingetroffen wäre.

In meinem Leben vor der Reise hatte ich mir nicht viele Gedanken ums Geld gemacht, ich liebte es, großzügig zu sein, Freunde einzuladen und feiern zu gehen. Meine Einstellung war: »Was nützt mir Geld auf dem Konto, wenn ich dafür keine schönen Erinnerungen habe?« Vor der Reise hatte ich mir allerdings etwas von meinen Eltern geliehen, um den Trip zu finanzieren. Bei der Zeitung arbeitete ich auf einer Halbtagsstelle. Ich war sehr jung als Redakteur eingestellt worden, und die wirtschaftliche Lage der Zeitung und mein Engagement rechtfertigten keine Gehaltserhöhung. Ich musste mir irgendetwas einfallen lassen.

Bevor ich am nächsten Tag zur Arbeit ging, machte ich mich auf den Weg zu einer Bank, um Sreykeo, wie verabredet, 150 Dollar für Oktober zukommen zu lassen. Ich wollte den Betrag per Western Union senden, einem Dienst, mit dem man Geld komplikationslos verschicken kann. In der Bank stand ich in einer Schlange mit Afrikanern, Russen und Türken, die einen Teil ihres Lohnes an die Verwandten in der Heimat schicken wollten. Den Namen Phnom Penh musste ich der Bankangestellten buchstabieren. »Kambodscha hatten wir hier noch nie«, sagte sie und blickte auf das Formular, als wäre es eine neue Briefmarke für ihre Sammlung. Beim Ausfüllen ging sie selbstverständlich davon aus, dass ich das Geld an eine Frau schickte. Da Sreykeo weder einen Ausweis noch einen Reisepass besaß, musste sie zur Identifizierung eine vorgegebene Frage beantworten, um das Geld abholen zu können. Meine Frage lautete: »What is my favourite dish?«

Ich hatte während unserer Zeit in Kambodscha kaum Fotos gemacht. Die Kamera gab mir immer das Gefühl, ein Tourist zu sein, und entfernte mich von dem, was ich eigentlich an Eindrücken festhalten wollte. Doch als ich jetzt meine Urlaubsfotos entwickelte, bereute ich es, nicht öfter auf den Auslöser gedrückt zu haben.

Ich besaß ganze drei Bilder von ihr. Auf einem sah man sie unter einem kleinen Wasserfall im Urwald in der Nähe von Angkor Wat. Im Dschungel braucht man lange Belichtungszeiten, daher war das fallende Wasser in seiner Bewegung verwischt. Wegen des kalten Wassers zog sie den Kopf ein und lachte. Auf einem anderen stand sie in den grünlichen Stromschnellen eines Flusses in der Nähe von Kompong Som. Sie hatte die Arme um den Körper gelegt, als würde sie mich in Gedanken umarmen. Und auf dem dritten sah man sie auf einem Tempel in Angkor, vom Treppensteigen lief ihr der Schweiß den Hals hinunter. Dieses stellte ich auf die Fensterbank neben mein Bett. Ich schrieb ihr ziemlich oft E-Mails und rief sie hin und wieder an. Doch hin und wieder war ihr nicht genug. Sie bestand darauf, dass ich mich täglich meldete – und zwar mit Nachdruck.

»how are you today
darling do you mack
me crazy whary you
not callind me today
is hollday I what you
calling lharck crazy I
miss you my darling
please.e.e.e . . .! call
me kisses, sreykeo«

Sie kam zuerst auf die Idee, mir eine SMS zu schicken. Diese Form der Kurznachricht wurde zu unserem täglichen Ritual. Sie schickte mir eine Nachricht, bevor sie schlafen ging, die aufgrund der Zeitverschiebung nachmittags bei mir ankam. Ich schickte ihr eine Nachricht, bevor ich schlafen ging, die sie wiederum las, wenn sie aufwachte. So waren wir ständig in Kontakt, obwohl wir beim Schreiben nicht wirklich kreativ waren. Oft stand in unseren Nachrichten nur: »Hi darling, I am going to sleep now. Have sweet dreams«, gefolgt von wechselnden Liebesschwüren. Sreykeo hatte den Mut zum Kitsch, ich kann es nicht anders sagen. Doch der Inhalt war zweitrangig – wichtig war, dass wir aneinander dachten, und zwar jeden Tag aufs Neue.

Papa

Einige Wochen später besuchte ich meine Eltern in Darmstadt. Ich fragte mich manchmal, was sie wohl gedacht hatten, als sie erfuhren, dass sich ihr jüngster Sohn in eine Frau aus Phnom Penh verliebt hatte. Machten sie sich Sorgen? Wahrscheinlich. Sie machten sich immer Sorgen.

Ich glaube, meine Reise nach Asien war für sie aufregender als für mich. Meine Mutter schickte regelmäßig E-Mails, in denen sie sich beschwerte, dass ich mich nicht oft genug melden würde. Zwischen den Zeilen schwang ein Ton mit, der gleichzeitig vorwurfsvoll und besorgt klang. Sie besitzt eine blühende Phantasie, wenn es darum geht, sich Katastrophenszenarios auszumalen. Wenn wir als Kinder nicht zu Hause waren, stand sie albtraumhafte Ängste durch, ob berechtigt oder nicht, und bestand mit einer mädchenhaften Trotzigkeit darauf, dass wir auf ihre Angst Rücksicht nahmen. Sie ist jetzt in dem Alter, in dem man nicht mehr entsetzt reagiert, wenn die Enkel einen Oma nennen, aber diese besorgte Trotzigkeit hat sie immer noch.

Seitdem wir drei Kinder ausgezogen sind, wohnen meine

Eltern in einem Haus, das für zwei Menschen viel zu groß ist. Sie haben zwei rabenschwarze Junge einer Straßenkatze bei sich aufgenommen, die sie nun ersatzweise bemuttern können. Mein Vater arbeitet als Zahnarzt, meine Mutter als Grundschullehrerin.

Ich gab meiner Mutter das Kleid, es war natürlich zu klein. Wir saßen am Küchentisch, und ich zeigte ihnen die wenigen Fotos von Asien, die ich besaß. Sie hörten mir zu, als würde ich von erst kürzlich entdeckten Lebensformen auf einem Jupiter-Mond erzählen. Das war nicht verwunderlich: Sie waren noch nie außerhalb von Europa gewesen. Mein Vater holte den ADAC-Weltatlas aus dem Regal, um die Orte zu suchen, von denen ich erzählte, und blickte die Seite an, als würde er eine Mondkarte studieren. Er sagte mir, dass Sreykeo ihn am Telefon »Papa« genannt habe, und fragte, was das denn bedeuten solle. Ich sagte ihm, es sei in Kambodscha üblich, dass man den Vater seines Freundes wie den eigenen Vater anspreche, er solle sich nicht zu viele Gedanken machen.

Er war besorgt, und ich wusste, warum. Sein bester Freund hatte auf einer Reise durch den Ostblock – noch zu Zeiten des Eisernen Vorhangs – in Rumänien eine Frau kennengelernt. Mit einem gefälschten Pass hatte er sie unter Lebensgefahr über die Grenze gebracht, er tat alles für sie. Meine Eltern hatten es kommen sehen. Sie mussten miterleben, wie er für Rat nicht mehr zugänglich war, sondern sich immer tiefer in diese Sache verrannte, wie ihre Freundschaft darunter litt und wie er schließlich von dieser Frau kaputt gemacht wurde. Sie verließ ihn, ließ sich scheiden und er blieb auf einem großen Berg Schulden sitzen. Schließlich erhängte er sich in seiner Garage. Dieses Erlebnis wurde für meine Eltern in ihrer Auseinandersetzung mit Sreykeo zum Trauma. Mein Vater fürchtete, dass mir etwas Ähnliches passieren könnte.

Zufällig rief meine Großmutter an diesem Abend an. Sie

war, vorsichtig ausgedrückt, sehr konservativ. Ich weiß nicht, warum ich ihr von Sreykeo erzählte, möglicherweise wollte ich sie provozieren.

»Ach, die Ausländer! Dieses faule Pack! Du machst dich unglücklich«, sagte sie.

Sie sagte tatsächlich »Ausländer«, die Tatsache ignorierend, dass Sreykeo in Kambodscha keine Ausländerin war. Ihre Abneigung gegenüber Fremden hatte ich bis dahin als eine Schrulligkeit angesehen, über die ich mich lustig machen konnte. Jetzt löste ihre Haltung Wut bei mir aus.

»Und weißt du was, Oma? Wir werden dir viele Enkel machen, die werden alle bei dir auf dem Schoß sitzen und dich Oma nennen, und alle werden Schlitzaugen haben.«

Meine Eltern mussten lachen. Ich glaube, für meine Oma war das eher ihre ganz persönliche Vorstellung vom Inferno. Ich hörte ein wehleidiges Stöhnen am anderen Ende der Leitung, als sei ihr erst jetzt klar geworden, dass der Krieg verloren ist. Ich weiß nicht, was in mich gefahren war; heute weiß ich, dass es wirklich überflüssig war, sie so aufzuregen.

Ich sagte meinen Eltern, dass ich mir zu Weihnachten keine Geschenke, sondern etwas Geld für ein Flugticket nach Kambodscha wünschte. Ich war euphorisch gewesen, als ich bei ihnen angekommen war. Ich hatte viele Geschichten, die ich ihnen unbedingt erzählen wollte, Geschichten, die nur mir gehörten. Und ich erzählte ihnen alle – bis auf eine. Es ist ziemlich schwer, seinen Eltern zu sagen, dass man seine Freundin als Prostituierte kennengelernt hat.

They kill me

Als ich abends wieder zu Hause in Hamburg eintraf, saßen Sascha und Lulu in der Küche und spielten Scrabble. Das war von unserem Sommer übrig geblieben: Scrabble spielen. Ich habe Lulu einmal gefragt, ob sie etwas von dem Mädchen, dem ich das Flugticket gekauft hatte, gehört haben. Sie sagte, der Kontakt sei abgebrochen, nachdem sie ihr mitgeteilt hatte, dass sie nicht zu mir nach Asien kommen werde.

Im Sommer hatte ich geglaubt, dass unsere vier Leben für immer miteinander verbunden sein würden: ich, sie, Sascha und Lulu. Wie schnell alles wieder unverbindlich werden kann. Jetzt waren es nur noch wir drei, die bei Kerzenschein in der Küche saßen und Buchstaben aneinanderreihten.

Bald fingen Lulu und Sascha an, sich zu streiten. Einige Wochen später zog Lulu aus und übernachtete bei einem Freund auf dem Sofa. Jetzt waren nur noch wir zwei übrig. Sascha fiel in eine Depression. Er bekam in dieser Zeit nur wenige Aufträge, meist stand er um zwölf Uhr mittags auf, drehte sich einen Joint und ließ sich eine Badewanne ein. Dann schlief er den ganzen Tag oder hörte die »Brautprinzessin« als Hörspiel auf CD. Wir sprachen in dieser Zeit nicht viel miteinander, sondern trauerten jeder für sich dem Sommer nach. Damals wusste ich es noch nicht, doch ich spürte es bereits: Etwas hatte sich in meinem Leben verändert, etwas würde nie mehr so sein wie zuvor. Es war der letzte Sommer, in dem ich mich als Kind gefühlt habe.

Sebastian, Sascha und der Rest unseres Freundeskreises waren dankbar für den Gesprächsstoff, den ich ihnen lieferte. Sreykeo und ich waren eine »Topgeschichte«, die oft beim Rotwein diskutiert wurde. Und dann, eines Abends, überreichte mir Caspar den Pokal. Das war ein Ritual bei uns: Für herausragende Leistungen gab es einen Pokal. Diese Leistungen bestanden zumeist darin, dass man den anderen viel Gesprächsstoff gegeben hatte. Sascha zum Beispiel hatte den Pokal für den »Besten Filmriss des Jahres« erhalten. Aber diesmal hatte mir Caspar tatsächlich einen richtigen Pokal gebastelt. Er hatte meine Silhouette – ein dünner Körper mit einer riesigen Lockenfrisur – aus dickem Holz ausgeschnitten und mit Goldlack besprüht, und auf der Rückseite stand »1. Platz Entwicklungshelfer aus Leidenschaft«. So einen Pokal zu haben ist wichtig, ich habe ihn immer noch.

Sebastian und ich waren im Winter 2003 unzertrennlich, vermutlich war es die Melancholie, die uns verband. Er hatte erfahren, dass seine Ex-Freundin wieder mit ihrem Ex-Ex-Freund zusammengezogen war, ich hatte Sehnsucht nach Sreykeo. Wir tranken oft zusammen einen Wein und genossen sozusagen gemeinsam unser Unglück. Traurigkeit kann ja, im Unterschied zur Depression, etwas geradezu Gemütliches haben. Wenn ich kein Geld hatte, zahlte er. Er sagte dann: »Schon o.k., du hast ja eine Mission.«

Sreykeo und ich hatten für unser Verhältnis eine gewisse Routine gefunden. Wir schickten uns unsere tägliche SMS und hin und wieder eine E-Mail, ich rief sie alle paar Tage an und überwies ihr jeden Monat 150 Dollar – das hätte ewig so weitergehen können. Bis ich die Mail bekam, die alles änderte.

»Darling you know my coughing agein the same lack when you waes hera! just this morning, I have the coughing agein . . .!«

Der Husten, schon wieder. Die Antibiotika, die der kambodschanische Arzt ihr verschrieb, hatten nicht geholfen. Er hatte sich nur kurzfristig gebessert, um nun genauso stark wiederzukommen. Ich erinnerte mich daran, dass der Arzt etwas von Narben auf ihren Mandeln erzählt und uns empfohlen hatte, sie herauszunehmen. Ich dachte, das müsste es sein: eine chronische Mandelentzündung. Ich gab »tonsil abcess« und »hospital bangkok« als Suchbegriffe bei Google ein. Eine Mandeloperation konnte in Südostasien nur in der Hauptstadt Thailands, in Bangkok, durchgeführt werden. Ich las mir alles durch, was ich im Netz darüber finden konnte: Symptome, Behandlungen, Antibiotika, Operationen. Ich wunderte mich allerdings, dass unter den Symptomen niemals Husten aufgelistet war.

Wir telefonierten weiterhin alle paar Tage. Sie erzählte mir häufig von heftigem Streit in der Familie, oft weinte sie und sagte dann immer wieder: »They kill me. They kill me.« Die Familie hatte Geldprobleme. Djiats HIV-Infektion verursachte hohe Arztkosten, die das monatliche Einkommen der Familie permanent überstiegen. Dazu kam die Trockenmilch, die die kleine Rottana brauchte. Also lieh sich die Mutter Geld, ohne zu wissen, wie sie es zurückzahlen könnte. Die Geldverleiher verlangten in der Regel zehn Prozent Zinsen, was die Familie zusätzlich belastete. Die Mutter und Djiat spielten Karten und gingen zu Wahrsagern, um sich die Lottozahlen voraussagen zu lassen – in der Hoffnung, durch einen glücklichen Gewinn alle Probleme lösen zu können. Natürlich verloren sie so nur noch mehr Geld.

Ich glaube, ihre Mutter hatte in Bezug auf Sreykeos Beziehung zu mir ebenfalls eindeutige Vorstellungen. Sie sagte ihr oft, dass sie nicht glauben solle, dass ich nach Kambodscha zurückkehren würde, womit sie wohl meinte, dass ich ihr kein Geld mehr geben würde. Auch wenn sie Sreykeo nie direkt sagte, dass sie wieder anschaffen gehen sollte, so warf sie ihr regelmäßig vor, die Familie nicht zu unterstützen, weil sie ihr kein Geld gebe. Sreykeo entgegnete ihr dann, dass sie ihr auch nie Geld für die Schule gegeben habe. Und dann wusste sich die Mutter oft nur noch mit Schlägen weiterzuhelfen.

Eines Tages schrieb mir Sreykeo, dass sie auf die Geburtstagsparty einer Freundin eingeladen worden sei, und ob sie ein

Geschenk kaufen dürfe. Ich antwortete ihr etwas gereizt, das Geld, das ich ihr schickte, sei nicht dafür da, halb Kambodscha mit Geschenken zu beglücken. Mit der Antwort, die ich von ihr erhielt, hatte ich nicht gerechnet.

*»hi Darling you know I love you very much. and I am always think of you I am very happy you send money for me and I feel special you send for me only. but every month, I must pay for studey, eat, bills, home. I find it very diffiwlt some times, may have to go with man I wand to tell you because you so special for me If I go with man i feel very very bad and cry because I miss you too much. I hope you not angry with me. I want to till you so much when I speak with you but can write bether. Love you *** take care. Love you very much..! *** SREYKEO your are alway in my marn«*

Ich fühlte mich, als hätte ich Beton getrunken. Ich glaube, kein Gefühl ist grausamer als völlige Machtlosigkeit. Bisher war ich voller Optimismus, hatte gedacht, dass ich alle Fäden in der Hand hielt und Sreykeos Leben mit ein paar Entscheidungen, einigen guten Tipps und etwas Geld umkrempeln könnte. Es müsste nur jemand aus dem Westen mit etwas Schulbildung und ein paar Dollars kommen und allen sagen, wie es richtig geht. Das stimmte nicht.

»Hi Darling,
*so are you going to work in the Heart Of Darkness again? No, I don't angry with you but i feel very bad about it. It makes me mad. You know, i really love you. I'm sorry but I can't send you much more than 150 $. Really, I'm not lying. I simply don't have so much money. I want to talk to you so much. You are always on my mind. ****** Love, Benjamin«*

An diesem Abend ging ich nach der Arbeit mit Tillmann ein Bier trinken. Ich erzählte ihm alles. Er blickte in sein Bier, dann sah er mich an: »Ich würde sage: Mission gescheitert!« Er riet mir, dass ich aufgeben solle. Ich radelte damals nach Hause und überlegte, was ich tun sollte. Sreykeo schickte einen Tag später ihre Antwort. Sie war auf eine mysteriöse Art in sich selbst widersprüchlich.

»No darling i don't going to in haert of darkniss i just thing only my love i can't do lack dat becaues i love you very muchs, wanth to calling you but can't coneck to you i call you some tiame you not pak up phone. my lovei miss you very muchs. you shy is o.k.! but me i'm very sath. alway abuot going to worke i thingking abuot you very much my love i can't stay with out you.!
*LOVE YOU ALWAY *** SREYKEO«*

Einerseits sagte sie, dass sie nicht anschaffen ging, zugleich aber, dass sie es doch wieder tat. Aber ich war zufrieden mit dieser Nachricht: Ich las ganz einfach nur das, was ich lesen wollte. Die Wahrheit wäre zu niederschmetternd gewesen. Es ist eigenartig, was das Gehirn mit einem anstellen kann.

Merry christmas

Es dauerte bis Weihnachten, bis ich es begriff. In diesem Jahr besuchte ich meine Eltern zusammen mit meiner Schwester Annette und ihrer Tochter Anna. Ich liebe es, das Fest bei meinen Eltern zu feiern, denn sie übertreiben jedes Mal hemmungslos. Sie stellen nicht nur einen Weihnachtsbaum auf, sondern zwei; den Bereich um die Bäume legen sie mit Moos aus, das sie Anfang Dezember in Wäschekörben aus dem Wald holen; aus Wurzeln, Steinen und Rinde bauen sie eine Landschaft um die Krippe, manchmal mit kleinen Flüssen und Wasserfällen aus Alufolie.

Die Figuren haben sie über Jahrzehnte zusammengesammelt, und jedes Jahr kommen neue hinzu. Maria, Josef, das kleine Jesuskind sowie einen Esel und einen Ochsen hatte mein Vater aus Ton geformt, bevor er das erste Mal mit meiner Mutter und meiner älteren Schwester zusammen Weihnachten feierte – Josefs Kopf wird inzwischen nur noch von einem Zahnstocher gehalten. Dann gibt es ein Orchester von Holzengeln aus dem Erzgebirge, das uns Verwandte aus dem Osten geschickt haben. Es wird ergänzt durch musizierende Gipsengel, denen man ansieht, dass sie zwei Kriege überstanden haben: Viele haben Hände und Beine verloren, aus den Stümpfen schauen rostige Drähte heraus. Die Heiligen Drei Könige hatte meine Mutter aus Ton geformt. Sie sind dick und kugelrund und schieben sich so schwerfällig durch das Moos, als hätten sie gerade ihr Kamel verspeist. Es gibt sogar ein kleines, feixendes Teufelchen aus Ton, das mein Bruder eines Jahres im Moos versteckt hat, ohne jemandem davon zu erzählen.

Dieses Jahr hatten meine Eltern gleich drei Weihnachtsbäume aufgestellt, meine Nichte Anna hatte ihren eigenen bekommen, natürlich ohne Kerzen. Vor dem posierte sie nun stolz. Meine Eltern hatten einen Berg von Geschenken in der Mitte des Wohnzimmers aufgehäuft, um den ihre beiden Katzen verwundert herumstrichen. Beim Betrachten des kleinen Baumes kamen mir die Tränen. Er verkörperte alles, was sich Sreykeo wünschte. Mir wurde klar, dass ich ihr das nie geben konnte, mir fehlte es an Geld, Kraft und Entschlossenheit.

Ich hatte seit Jahren nicht mehr geweint, doch jetzt heulte ich stundenlang, die ganze Bescherung hindurch. Immer wenn ich dachte, ich hätte mich gerade wieder unter Kontrolle, drückte mir jemand ein Geschenk in die Hand, das etwas mit

Sreykeo oder Kambodscha zu tun hatte. Meine Eltern hatten das Flussfoto von ihr auf ein T-Shirt drucken lassen, »zum Schlafen«, wie sie sagten, Tillmann gab mir ein Khmer-Wörterbuch, eine Freundin schenkte mir ein Buch über die Geschichte Kambodschas. Es nahm einfach kein Ende.

Sreykeo rief am nächsten Tag an. Zuerst sprach sie mit meiner Mutter und wünschte ihr »Merry christmas«. Dann sprach sie mit mir. Sie sagte mir, dass sie mit einem Mann getanzt habe. Ich wusste, was sie damit sagen wollte. Aber sie habe nur das Geld von ihm gewollt, fügte sie noch hinzu.

»Do you mind?«

Wir haben mehrere Stunden miteinander geredet. Irgendwann habe ich ihr gesagt, dass ich nicht mit ihr zusammenbleiben kann. Sie hat geweint. Ich habe »good-bye« zu ihr gesagt und gehofft, dass sie auch »good-bye« sagt, damit ich auflegen konnte. Ich hörte aber zwischen ihrem Schluchzen nur Proteste. Ich sagte ihr noch einmal, zweimal, dreimal »good-bye«, aber sie weigerte sich, das Gespräch zu beenden. Irgendwann habe ich aufgelegt. Zwei Minuten später klingelte das Telefon.

Ich drückte sie weg. Schwer zu beschreiben, was ich fühlte. Ich fühlte mich müde. Weltmüde. Es gab niemanden, dem ich Vorwürfe machen konnte. Ihr nicht. Mir auch nicht. Unter die Trauer und die Scham gemischt war auch ein bisschen Erleichterung. Ich hatte es versucht und war gescheitert. Nun hätte ich mit gutem Gewissen von vorne anfangen können. Es war die Erleichterung, die man spürt, wenn man feststellt, dass man verloren hat.

An jenem Abend lag ich in meinem alten Kinderzimmer im Bett und blickte an die Decke und auf das Plastikmodell des Raumschiffs Enterprise, das da noch immer hing. Ihre Stimme hallte mir im Gedächtnis nach, wie sie sie hob, um etwas zu sagen, kurz bevor ich aufgelegt habe. Das Schockierende an diesem Telefonat war für sie nicht die Tatsache, dass ich mich von ihr getrennt hatte – damit hatte sie ohnehin die ganze Zeit gerechnet. Eine höfliche Absage von mir, oder dass ich ganz einfach auf eine ihrer E-Mails nicht mehr antworten würde, wie so viele andere vorher. Entsetzt hatte sie vermutlich, dass sie feststellen musste, dass ich die Beziehung in den letzten Monaten wirklich ernst genommen hatte.

Ich glaube, als ich nach Deutschland zurückgefahren war, war sie davon ausgegangen, dass ich mich bald nicht mehr melden würde. Erst nachdem ich über Monate hinweg den Kontakt zu ihr gehalten hatte, hatte sie angefangen, nachdenklich zu werden, nun wollte sie herausfinden, was in mir vorging. Deshalb das Geständnis. Neben Schmerz und Scham spürte ich allerdings noch ein anderes Gefühl: Sie hatte mich beeindruckt. Es gibt keinen besseren Weg, seine Ehrlichkeit unter Beweis zu stellen, als zuzugeben, dass man gelogen hat.

Ich war naiv gewesen. Ich hatte das Geld nicht geschickt, weil ich ihr helfen wollte, sondern weil ich mich selbst gut fühlen wollte – ohne mich dafür zu interessieren, ob ich damit etwas bewirken konnte. Ich hatte die Probleme nicht sehen wollen. Etwas Geld senden und glauben, das würde etwas verändern: Das war so – westlich. Jetzt formten sich die Probleme zu einem Labyrinth ohne Ausgang. Ich wusste noch nicht mal, wie viel Geld man zum Leben in Phnom Penh wirklich brauchte. Außerdem musste nicht nur Sreykeo von dem Geld leben, da war noch die Familie, die wie ein Schwarzes Loch war: Die Dollarnoten verschwanden in irgendwelchen Kanälen.

Wir haben ein paar Tage später nochmal miteinander telefoniert. Ich habe ihr gesagt, dass ich ihr weiter helfen werde, aber dass wir eben nicht mehr »zusammen« sind und ich sie nicht mehr »darling« nennen werde. Ich hörte nur Schluchzen. Dann sagte sie fast wütend: »I killed my love for money.«

Ich hatte mich für den mittleren Weg entschieden: ihr zu helfen, ohne Verpflichtungen einzugehen. Heute weiß ich, dass das nicht geht. Meinen Freunden erzählte ich damals, dass ich mich von ihr getrennt hätte.

Am Abend ertönte wieder das Handy. In ihrer SMS stand nichts Besonderes, Hi darling, sie wünschte mir eine gute Nacht. Es klang, als sei nichts gewesen, wahrscheinlich, weil sie nicht wusste, was sie sagen oder wie sie es ausdrücken sollte. Ich meldete mich nicht mehr bei ihr. Am nächsten Abend schickte sie wieder eine SMS, dann zwei am Tag. Ihre Hartnäckigkeit verblüffte mich. Sie schrieb jeden Abend mit einer überraschenden Sturheit Nachrichten, meine Ignoranz ignorierend. Ich antwortete ihr nach zwei Wochen wieder auf ihre Nachrichten, sagte ihr aber am Telefon, dass sie nicht meine Freundin sein kann, wenn sie weiter anschaffen geht.

Ich habe meine Entscheidung nochmal überdacht. Was ich über mich selbst erfahren hätte, wäre zu niederschmetternd gewesen. Ich hätte sie losgelassen, und sie wäre zurückgeblieben, ihrem unvermeidlichen Schicksals entgegentreibend. Mit 23 Jahren hätte ich bereits von mir selbst behaupten müssen, dass ich schon mal einen Menschen zurückgelassen hätte. Dass darf man nicht tun, im eigenen Interesse. Denn in der Erinnerung wird einen das ein Leben lang verfolgen.

Ich habe es ein weiteres Mal mit ihr probiert, weil ich wusste, was für sie das Wichtigste im Leben war. Es war nicht ihre Familie – sie hoffte, dass sie diese einmal hinter sich lassen könnte. Auch Geld war es nicht. Ins Ausland wollte sie auch nicht unbedingt, klar, sie wollte mal andere Länder sehen, aber das war nebensächlich. Alles, was sie wollte, war ein Mann und ein Kind, eine eigene Familie. Ich wusste es, nicht nur weil sie es immer wieder sagte. Ich konnte es sehen. Wenn sie irgendwo ein Kind sah, blieb sie stehen und betrachtete es, als hätte sie noch nie so ein wundervolles Wesen gesehen. Wenn sie die Möglichkeit sähe, diesen Lebenstraum mit einem Mann zu verwirklichen, würde sie diese Beziehung zu ihm nie aufs Spiel setzen. Und wenn doch, musste es ein Problem im Hintergrund geben, das ich noch nicht gesehen hatte.

Es war oft so: Zuerst wirkte ihr Verhalten völlig irrational auf mich. Erst wenn ich mich dann näher mit ihrem Leben beschäftigte, stellte ich fest, dass sie durchaus nachvollziehbar gehandelt hatte. Das gab mir neues Vertrauen.

Ich musste alles noch einmal überdenken. Als Erstes das Geld. Sie brauchte einen Betrag, der hoch genug war, dass sie davon leben konnte, ohne anschaffen zu gehen. Aber wie viel ist genug? Eine einfache Frage, aber schwer zu beantworten, wenn man so wenig wie ich damals über die Lebensumstände in diesem Land wusste. Ich hatte in einem Reiseführer gelesen, dass eine Fabrikarbeiterin im Phnom Penh 40 Dollar pro Monat verdient, und hatte daraus mit westlicher Naivität geschlossen, 40 Dollar seien in dieser Stadt für eine Person genug zum Leben. Dabei hatte ich übersehen, dass Armut eben darin besteht, dass der Lohn bei weitem nicht zum Leben reicht. Das ist das Schwierige, wenn man sich auf eine fremde Kultur einlässt: das unbekannte Unbekannte. Man weiß nicht, was man nicht weiß.

Eine Person braucht in Phnom Penh für Essen, Kleider und das Mototaxi etwa fünf Dollar am Tag, ohne Miete oder Arztkosten. Das sind schon 150 Dollar. Wenn man noch eine Familie zu versorgen hat, ist es entsprechend mehr. 300 Dollar pro Monat waren also durchaus realistisch. Ich verdiente damals 900 Euro monatlich netto. Bei den Mieten und Lebenshaltungskosten in Hamburg konnte ich mir diese 300 Dollar nicht leisten. Hinzu kamen die 500 Euro, die ich mir von Tillmann geliehen hatte. Meine Eltern fragten gar nicht mehr nach dem Geld, das sie mir gegeben hatten. Ich hatte einen Dispositionskredit über 2000 Euro und die Kreditkarte mir einem Verfügungsrahmen von 1000 Euro. Das reichte, um sich ordentlich zu verschulden. Und genau das tat ich, denn ich brauchte Geld, und zwar sofort.

Den Job in der ersten Bar hatte sie aufgegeben, weil dort zu viele Bargirls arbeiteten – und sie befürchtete, das könnte mich misstrauisch machen. Ich drängte sie dazu, sich eine neue Arbeit zu suchen. Sie konnte sich auf Englisch gerade so verständigen, Schulbildung hatte sie so gut wie keine. Daher gab es für sie nur eine Möglichkeit: als Bedienung zu arbeiten. Sie fragte einen Bekannten, den sie aus dem Heart of Darkness kannte. Er verschaffte ihr einen Job am Tresen des Soho 2, einige hundert Meter vom Heart of Darkness entfernt.

Es war eine kleine Kneipe mit einem Billardtisch, die im ersten Stockwerk eines Hauses lag. Es war keine Bar, in die man ging, um sich ein Barmädchen zu suchen, aber da sie ebenfalls auf dem Strip lag, wurde sie von dem gleichen Publikum besucht. Sie arbeitete dort nur einen Abend lang. Dann wurde sie von einem Franzosen angesprochen. Er hieß Jean-Luis, war etwas über 50 und rauchte zwei bis drei Schachteln Zigaretten am Tag. Er betrieb ein kleines und teures Weinlokal nicht weit von der silbernen Pagode, das er Le Petit Bordeaux nannte. Er fragte sie, ob sie als Bedienung in seinem Restaurant arbeiten wolle. Sonderbarerweise bot er ihr 150 Dollar Gehalt pro Monat an. Das war ein ungewöhnlich hoher Betrag für eine Bedienung in Phnom Penh, das normale Gehalt lag bei 50 Dollar.

In meiner Naivität nahm ich daher an, das Le Petit Bordeaux sei eben ein besonders exklusives Lokal. Sie war sehr stolz auf sich, und ich war es auch. Dieses Gehalt war so hoch, dass ich ihr nun weniger Geld würde schicken müssen. Sie erzählte mir, dass sie bei der Arbeit einen weinroten Rock und eine weiße Bluse trug. Klang gut. Und am Anfang lief auch alles super.

Einen Monat später waren Tillmann und sein Freund Marc in Asien. Marc arbeitete als Redakteur beim *Neon*-Magazin. Tillmann sagte öfters zu ihm, dass er mehr Glück bei Frauen hätte, wenn er sich von seiner 1. FC Köln-Bettwäsche trennen würde. Worauf dieser zu sagen pflegte: »Wenn sie mich liebt, liebt sie auch meine Bettwäsche.«

Marc äußerte sich mir gegenüber besorgt wegen des »Malariagürtels«, den sie durchqueren müssten. Ganz offensichtlich stellte er sich eine den Himmel verdunkelnde Wolke aus todbringenden Insekten vor, die aussah, als sei sie einem Epos Homers entsprungen.

Ich wartete ungeduldig auf eine Nachricht von Tillmann, denn ich wollte wissen, wie er Sreykeo einschätzte. Eines Nachts schrieb er mir eine SMS. Sie hatten den Malariagürtel lebend durchquert und sich per Handy mit Sreykeo im Walkabout verabredet. »Mann, die Alte liebt dich ja total. Ich glaube, die musst du jetzt heiraten.« Das war ein überraschender Gesinnungswechsel für Tillmann. Einige Tage später schickte er mir noch eine E-Mail.

»Dass sie anschaffen geht, glaube ich wirklich nicht, Ben, bin ich mir sehr sicher. Aber ich glaube, sie hat eben keinen Bock auf ihre Familie, und ausserdem war das Walkabout ja immer ihr Zuhause. Die Alte ist ziemlich verliebt in Dich, sag ich Dir, ein so klares Statement haette ich auch einmal gerne von einer Frau.«

Das war die gute Nachricht. Doch Tillmann schrieb mir auch, dass sie kurz davor war, ihren Job zu verlieren. Ich war sehr überrascht, denn am Telefon hatte sie mir nie von Problemen bei der Arbeit erzählt. Am Anfang war Jean-Luis sehr zufrieden mir ihr, doch eines Abends sagte er ihr, dass er sie heiraten wolle. Das war der Grund für ihr übertrieben hohes Gehalt gewesen – er wollte, dass sie in seinem Restaurant arbeitete, weil er eine Frau suchte. Es gibt unzählige Bars, Restaurants und Gästehäuser in Phnom Penh, die von westlichen Besitzern betrieben werden. Nicht alle, aber viele wählen ihr weibliches Personal nach dem Aussehen aus, und verfügen dann frei über die Frauen. Sie sagte, sie habe bereits einen Freund, aber er entgegnete nur, dass ich zu jung sei und zu wenig Geld habe, um sie nach Deutschland zu holen – er dagegen habe Geld.

Aber sie wollte kein Geld, sondern eine Familie, und ab da lief es nicht mehr gut. Wenn Jean-Luis sah, dass ich ihr Geld geschickt hatte, beschuldigte er sie, dass sie das Geld aus der Kasse genommen habe. Prompt reduzierte er ihr Gehalt auf 50 Dollar.

Sreykeo trug ihren Teil bei. Sie sah bald keinen Sinn mehr in dem Job, denn unter dem Strich brachte er ihr nicht mehr genug ein. Für die Anfahrt zahlte sie fast so viel, wie sie verdiente. Sie musste morgens einige Stunden arbeiten, hatte mittags frei und musste dann abends wieder bis in die Nacht bedienen. Das waren vier Fahrten mit dem Mototaxi am Tag. Jede kostete 1500 Real, umgerechnet 25 Cent. Bei einem Gehalt von 50 Dollar zahlte sie 30 Dollar allein für die Anfahrt zu ihrer Arbeit. Wenn ein Glas zerbrochen war, zog er die Kosten von ihrem Gehalt ab. Es machte keinen Sinn mehr, für ihn zu arbeiten. Dazu kam, dass sie regelmäßig krank war – dann bekam sie natürlich gar kein Geld. Anstatt zu schlafen, um am nächsten Morgen ausgeruht bei der Arbeit zu erscheinen, blieb sie bis spät in der Nacht im Walkabout, um Pool zu spielen. Aber diesen Zusammenhang kannte ich nicht. Ich dachte, sie hätte einfach keine Disziplin. Tillmann schrieb mir:

»Ich habe das Gefuehl, dass sie noch naeher an der Prostituiertenszene dran ist, als gut fuer sie waere. Ich bin mir sehr sicher, dass sie nicht mehr auf den Strich geht und auch fest entschlossen ist, das nicht mehr zu tun. Aber es wird ein ziemliches Stück Arbeit.«

Das machte mich besonders wütend, weil ich gedachte hatte, dass dieser Job für sie der Ausweg aus der Prostitution sei – und jetzt hängte sie ihn einfach an den Nagel. Ich versuchte sie anzurufen, erreichte sie aber nicht, was mich noch wütender machte. Dann endlich hob sie ab und ich schrie sie an. Es war das erste Mal, dass ich sie anbrüllte. Nachdem ich aufgelegt hatte, schickte ich noch eine SMS hinterher: »I tried to call you a hundred times but there was no connection. If you loose that job you will never see me again. Remember that. Now go to sleep.« Ich wollte sie mit aller Gewalt dazu drängen, weiterzumachen. Doch der Job war eine Sackgasse. Ich wollte es nur nicht wahrhaben.

Für ein Mädchen, das vom Land kam und keine Ausbildung hatte, gibt es in Phnom Penh nur drei Wege, Geld zu verdienen: als Arbeiterin in einer Textilfabrik, als Bedienung oder als Prostituierte. Ich hatte naive Vorstellungen von der Arbeit in einem westlichen Restaurant. Einem großen Teil der Bar- und Restaurantbesitzer fällt es schwer, die Finger von den weiblichen Angestellten zu lassen. Sie gehen davon aus, dass sich arme junge Mädchen nichts mehr wünschen, als die Mätresse eines Westlers zu werden und mit jedem ins Bett zu gehen, der ihnen verspricht, sie später zu heiraten. Dass Sreykeo es gewagt hatte, einfach nein zu sagen, musste den Franzosen tief verunsichert haben. Was er wollte, war nur eine andere Form der Prostitution.

Hi darling

Irgendetwas stimmte mit ihrem Körper nicht. Sobald eine Infektion ausgestanden war, kündigte sich die nächste an. Es gab kaum noch Tage, an denen sie nicht irgendeine Erkrankung hatte. Sie hatte kontinuierlich Fieber und fühlte sich schwach und ausgelaugt. An ihren chronischen Husten hatte ich mich bereits gewöhnt, ich nahm ihn mittlerweile als unveränderliche Tatsache hin. Aber was hatte es mit ihren andauernden Krankheiten auf sich? Ich wusste nur, was sie mir am Telefon erzählte – war es nur Gejammer oder war irgendetwas mit ihr überhaupt nicht so, wie es sein sollte?

Dann berichtete sie mir eines Tages von Schmerzen im Ohr, offensichtlich eine Mittelohrentzündung. Sie ging zu einem kambodschanischen Arzt, der ihr Antibiotika verschrieb. Sie nahm sie zehn Tage lang, die Schachtel war leer, aber die Entzündung war nicht vorbei – sie wurde chronisch. Das nächste Mal erzählte sie mir, dass sie »spots« auf dem Körper habe. »Hurt much and itchy!«, sagte sie. Es waren kleine mit Wasser gefüllte Bläschen, die sich über den Bauch, die Brust und den Rücken ausbreiteten. Sie ging wieder zu dem kambodschanischen Arzt. Ich ließ sie am Telefon den Namen des Medikaments buchstabieren, das er ihr verschrieben hatte. Bei der schlechten Telefonverbindung dauerte es eine halbe Stunde, bis ich den Namen zusammen hatte: A-C-I-C-L-O-V-I-R.

Ich rief Ed an, den Medizinstudenten aus München, mit dem ich damals im Heart of Darkness gewesen war, wir hatten uns nach der Reise hin und wieder E-Mails geschrieben. Er sagte mir, dass Aciclovir ein Virostatikum sei, das man zur Behandlung von Herpes und Gürtelrosen einsetzt, in Deutschland sei es unter dem Markennamen Zovirax bekannt. Was sie hatte, war eine Gürtelrose, auch Zoster genannt. Ich recherchierte im Internet. Die Krankheit wird von dem gleichen Virus ausgelöst, das auch die Windpocken verursacht. Windpocken kann man in der Regel nur einmal bekommen, da der Körper nach einer Infektion Antikörper entwickelt, die ihn fortan schützen. Eine geringe Zahl von Viren überlebt jedoch und kann bei geschwächten Menschen die Nervenbahnen unter der Haut befallen – dann spricht man von einer Gürtelrose.

Auf einer Webseite las ich: »Die Erkrankung kann ein Anzeichen für ein geschwächtes Immunsystem sein. Der Grund dafür kann wiederum eine andere Krankheit sein. Betroffen sind unter anderem Menschen, die an Aids leiden, sich einer Chemotherapie unterziehen oder Immunsuppressiva einnehmen müssen.«

Es ist beängstigend, wie stark die Macht der Verdrängung sein kann. Bis heute kann ich nicht verstehen, warum ich das Offensichtliche nicht sah. Stattdessen glaubte ich an das, was uns der Arzt aus Kambodscha gesagt hatte: Eine chronische Tonsilitis, eine Mandelentzündung schwäche ihren Körper und verursache alles Übel. Ich schrieb ihr eine E-Mail.

»A chronic tonsilitis can make your body very weak and opens the door for other diseases. You remember, when you had the pain in your breast together with the red spots? That was herpes zoster, a sickness that only people with weak bodys get.«

Ich rief die deutsche Botschaft an und fragte, wo es einen guten Arzt in Phnom Penh gebe. Doch man verwies mich nur an das SOS-Krankenhaus, das viel zu teuer war. Sreykeo erinnerte sich daran, dass Jean-Luis immer zu einem Arzt ging, der Marlow hieß. Von ihm hatte ich bereits gehört, denn er ist in Phnom Penh stadtbekannt: ein etwas exzentrischer, schwuler Brite. In Anzeigen in Stadtmagazinen wirbt er für sich als Experte bei »Haut- und Geschlechtskrankheiten«. Einmal wurde er von einer amerikanischen Nichtregierungsorganisation für einige

Monate in das berüchtigte Gefängnis T3 in Phnom Penh gebracht, weil er mit einem Stricher erwischt wurde. Später stellte sich heraus, dass der Junge für seine Aussage Geld von der Organisation bekommen hatte. Aber das tat nichts zur Sache. Fest stand, es gab in Kambodscha so gut wie keine ausgebildeten einheimischen Ärzte, da die Roten Khmer alle Akademiker umgebracht hatten. Und Dr. Marlow war der einzige bezahlbare westliche Mediziner in Phnom Penh. Sie vereinbarte einen Termin bei ihm.

Kurz darauf rief sie mich während der Arbeit auf dem Handy an, als ich gerade keine Zeit hatte. Die Verbindung war so schlecht, dass ich nicht verstehen konnte, was sie sagte. Aus dem Klirren und Schnarren konnte ich nur heraushören, wie aufgeregt sie war. Ich gab ihr zu verstehen, dass sie mir eine E-Mail schreiben solle und ich sie dann zurückrufen würde. In der Mittagspause setzte ich mich auf mein Fahrrad und radelte nach Hause. Dort kontrollierte ich meine E-Mails. Sie hatte mir bereits geschrieben, in der Betreffzeile stand »Hi darling«. Als ich die E-Mail öffnete, stand da nur ein Wort, in Großbuchstaben. »POSITIVE«.

Strange days

In diesem Moment rief Tillmann an. Ich weiß nicht mehr, was er mich fragte. Es war verletzend alltäglich. Ich hörte seine Worte, doch sie glitten an mir vorbei. In einem Film wäre das die Szene, in welcher der Protagonist schreiend zusammenbricht. Aber in der Realität braucht der Mensch sehr lange, bis er verstanden hat, dass eine Nachricht seine Welt verändert hat. Zunächst klammert er sich an dem Gedanken fest, alles sei ein großes Missverständnis, das sich gleich von selbst erklären würde. Ich blickte nochmal auf den Bildschirm. Doch da stand immer noch »POSITIVE«. Bestimmt sah ich noch ein drittes und ein viertes Mal hin, bevor ich es wirklich begriffen hatte.

Ich habe Tillmann nichts erzählt, sondern ihm irgendetwas sehr Unfreundliches an den Kopf geworfen. Er keifte zurück, und dann hörte ich nur noch das Freizeichen. Ich saß eine Weile da, dann lief ich hin und her.

Es ist schwer, zu beschreiben, was in diesem Moment in einem vorgeht. Alle Versuche, es zu beschreiben, wirken so unbeholfen, verharmlosend. Allein der Versuch, es aufzuschreiben zu wollen, ist vermessen.

Heute kann ich nicht mehr aufrufen, was ich damals gefühlt habe. Ich weiß nur, ich habe nicht geweint, ich war auch nicht verzweifelt. Das kam später. Zunächst habe ich Sreykeo angerufen. Von dem Gespräch kann ich nur noch erinnern, dass sie sagte: »Maybe the test is wrong.« Ich sagte ihr, dass der Test mit Sicherheit stimmt. Sie sagte: »I hope they have good medicine.« Ich antwortete ihr: »No. There is no medicine against HIV.« Ich wollte sie nicht anlügen, nur um sie später noch mehr zu enttäuschen.

Die Aussicht zu sterben, schien gar nicht ihre größte Sorge zu sein. Viel wichtiger war ihr die Frage, ob sie Kinder haben könnte. Ich antwortete auch diesmal: »No«. Bestimmt sagte ich auch etwas Aufmunterndes, doch ich weiß nicht mehr, was. Was soll man in diesem Moment auch sagen? Was man auch sagt, es ist immer falsch.

Alleinsein war unerträglich. Sascha war nicht in der Wohnung, er musste an diesem Tag bis tief in die Nacht arbeiten. Eine halbe Stunde später saß ich bei Sebastian auf dem Sofa. Ich weiß nicht mehr, was er sagte, nachdem ich ihm erzählt hatte, dass sie Aids hat. Was auch, »Wird schon wieder«? Er tat genau das Richtige: Er ließ mich bei sich sitzen und die beruhigenden Geräusche der Anwesenheit eines anderen hören, das

Klappern einer Tastatur, das Klirren von Gläsern. Ohne zu viele Fragen zu stellen.

Ich fand die Vorstellung unerträglich, dass sie alleine in Phnom Penh war. Alleine mit der Krankheit. Sie hat niemandem davon erzählt. Niemandem außer mir. Schon gar nicht ihrer Familie. »They will just talk and make me more hurt«, sagte sie, als ich sie danach fragte. Ich saß hier, und wenn ich sie anrief, wusste ich nicht, was ich sagen sollte. Und das ausgerechnet einen Tag vor ihrem Geburtstag am 27. März.

Eigentlich wollte ich an diesem Tag in Phnom Penh sein. Sie hatte sich sehr gefreut, dass jemand an ihren Geburtstag denkt. Sie hatte noch nie ein Geschenk bekommen, denn in ihrer Familie wusste niemand das Geburtsdatum des anderen, die Mutter kannte noch nicht mal ihr eigenes. Aber die Zeitung hatte eine Überarbeitung des Layouts geplant, und so konnte ich keinen Urlaub nehmen. Sie war sehr enttäuscht gewesen. Ich auch. Und jetzt diese Nachricht.

Ich saß auf dem Sofa und zappte durch die Kanäle des Fernsehers. Ich wollte mich ablenken. Damals war meine Sicht der Welt stark vom Fernsehen geprägt. Ich dachte, das Leben sei wie eine Folge von »Raumschiff Enterprise«: Man weiß von Anfang an, wer sterben wird. Wenn ein neuer Charakter eingeführt wird, der nett, aber ein bisschen blass ist, kann man sich denken, wie er enden wird. Wenn sich ein Mitglied der Crew in ihn verliebt, sinken seine Überlebenschancen rapide. Und wenn es dann noch heißt, dass er auf eine »Außenmission« mitgehen soll, denkt man sich: »Bereue deine Sünden.« Dafür wird die Crew oder das Schicksal seinen ungewollten Tod sühnen, so wie es das Gesetz der epischen Gerechtigkeit verlangt, dem jedes Drehbuch folgt.

Ich dachte, das Leben sei auch nur ein Drehbuch. Einem Menschen könnte man das Sterben ansehen, weil das Drehbuch des Lebens ihn dazu bestimmt hat. Aber das stimmt nicht.

Junge lernt Mädchen kennen. Sie verlieben sich ineinander. Dann: Das Mädchen stirbt an Aids. Der Film ist aus. Das macht keinen Sinn. Das ist doch ein Scheißfilm.

Bis dahin waren HIV für mich drei Buchstaben gewesen, die ab und zu in den Nachrichten zwischen den Werbeblöcken auftauchten. Eine Abkürzung, eine Metapher. Jetzt lernte ich mehr darüber: Da war ein Mensch, der lange Wimpern hat und doppellagige Schokoladenkekse säuberlich auftrennte, um zuerst die Füllung und danach den Keks zu essen. Auf dem Nasenrücken hatte er eine kleine Narbe, weil er als Kind die Treppe vom Stelzenhaus der Mutter heruntergefallen war. Er hatte noch nie etwas von Globalisierung gehört. Dafür konnte er Fische mit der Hand fangen, Motorrad fahren und besiegte jeden irischen Kneipenschläger im Billardspiel.

Wenn nicht schnell etwas passieren würde, würde dieser Mensch von Hautkrankheiten und Eiterbeulen zerfressen werden, wegen endloser Durchfälle abmagern und schließlich von einer Lungenentzündung oder Tuberkulose getötet werden.

Leider interessierte das niemanden. Sie würde einfach von der Dynamik der Ereignisse zerquetscht werden.

42 Millionen HIV-Infizierte. Das war eine Zahl, die ich erst jetzt erfassen konnte. 42 Millionen Sreykeos. Das ist eine Zahl, so groß, dass sie schon wieder harmlos wirkt. Ich hatte bereits die Logik unserer Nachrichten übernommen: Zehn tote Deutsche sind eine Katastrophe, mehr als zehntausend tote Afrikaner eine Randnotiz. Wir denken, wenn in der so genannten Dritten Welt hunderttausend Menschen auf einmal an Aids oder an was auch immer sterben, sei der Tod des Einzelnen weniger schlimm. Stimmt nicht.

Ich fragte Sebastian, ob er nicht eine DVD mit einem sinnfreien Actionfilm hätte. Ich wollte mich ablenken. Es sollte kein Film sein, in dem jemand leidet, aber mit vielen Explosionen, die Bösewichte sollten kurz und schmerzlos tot umfallen und am Ende sollte das Gute siegen. Über meinen Schmerz sprechen hätte alles nur noch schlimmer gemacht. Es ist ein großer Irrglaube, dass »darüber reden« alles besser macht. Nicht, wenn es um Dinge geht, die man nicht ändern kann.

Er hatte nur »Strange Days« da. In einer nahen Zukunft werden Recorder entwickelt, die Gefühle und Erlebnisse von Menschen aufzeichnen können. Irgendwelche Verrückten überfallen Banken und bringen Menschen um, um dann die Bänder mit ihren erlebten Gefühlen zu verkaufen. In einer Szene vergewaltigt ein Mann eine Frau und erdrosselt sie dabei, während er sie über den Recorder miterleben lässt, was er dabei fühlt.

Ich würgte, ich hätte mich fast übergeben. Ich presste die Hände auf die Ohren, blickte unverwandt auf den Fußboden und wartete verzweifelt, bis die Szene vorbei war. Für mich war sie schrecklich real. Ich wusste, dass Sreykeo mehrere Male Erfahrungen mit Männern gemacht hatte, die wir im Westen als Vergewaltigung bezeichnen würden. Aber das war ein Wort, das sie nicht kannte. Sie war ein Barmädchen, da passiert so etwas eben, sie fand es noch nicht mal erwähnenswert. Sie machte danach einfach weiter. Warum sollte sie darüber reden, wenn sie nichts dagegen tun konnte? Ich hasste den Drehbuchautor. Wie konnte er eine Vergewaltigung unterhaltsam finden? So einen Film kann nur jemand machen, der nie erlebt hat, dass Menschen so etwas tatsächlich tun.

Tillmann kam nach der Arbeit vorbei, nahm mich in den Arm und klopfte mir auf den Rücken. Er hatte zwei Dosen Bier mitgebracht, die wir auf dem Fußboden sitzend austranken. Dann zogen er und Sebastian mich die Treppe runter. Im Erdgeschoss von Sebastians Haus gab es eine Bar.

Die Villa Verde war so stimmungsvoll, wie es nur eine Bar

sein kann, die ihren Besitzer in den Ruin treibt. Sie hatte einen von innen beleuchteten Tresen aus Marmor, der alles in ein schummeriges Licht tauchte und so warm war, dass er die Gäste dazu verleitete, mit dem Gesicht darauf einzuschlafen.

Sascha kam nach der Arbeit dorthin. Er war genauso sprachlos wie alle anderen und sagte erst mal nur: »Scheiße.« Tillmann bestellte einen teuren Whisky, hielt das Glas hoch und sagte: »Auf das Leben«, und alle legten die Hände auf meine Schultern. Er hat einen leichten Hang zum Pathos, aber dies war einer der Momente, in denen das keiner übertrieben fand. Nach Stunden der Lähmung spürte ich einen feinen goldenen Faden aus Glück in meiner Brust, wie jemand, der in der absoluten Dunkelheit einer Höhle eine Schnur findet und sich an ihr entlangtastet, in der Hoffnung, dass sie zum Ausgang führt.

See you next life

Ich kam nach Hause. Nach dem Lärm überfiel mich die Stille der Wohnung. In der Bar hatte ich eine Zigarette zum Festhalten, die Wärme der anderen und den Alkohol. Für ein paar Stunden waren wir eine Bruderschaft, vereint vom gemeinsamen Feind und vom Whisky. Und jetzt tropfte der Wasserhahn. Ich dachte, das kann nicht sein: Sie hat diese Krankheit mit drei Buchstaben, die immer auf der Titelseite des »Spiegels« steht und nach der man UN-Organisationen benennt. Es muss jetzt irgendetwas passieren. Greenpeace muss eingreifen. Oder das A-Team. Stattdessen tropft der Wasserhahn und der Kühlschrank brummt heiser, wie es auch schon gestern gewesen war, als alles noch, na ja, eben wie gestern war. Ich musste etwas tun, jetzt. Ich schrieb ihr eine E-Mail.

»You may feel very sad now. Don't worry my love. I will care for you and I am always by your side! I will do everything to be with you. So don't be sad, smile! But right now, you should go to see the doctor, ok?«

Ich konnte lange nicht einschlafen. Ich ließ die Gedanken treiben, um einen Sinn in dem Ganzen zu finden. Ich hatte mich so lange einer Illusion hingegeben, hatte so viele Zeichen nicht sehen wollen. Ihre Schwester hatte bereits Aids, doch ich hatte mir gesagt, Sreykeo ist klüger als ihre Schwester, sie hat doch immer Kondome benutzt. Der Husten – ich hatte ihn in meiner Phantasie zu einer Mandelentzündung gemacht. Der Zoster – ich hatte ihn zu einer Folge der eingebildeten Mandelentzündung zurechtgebogen. Obwohl ich bereits gelesen hatte, dass er ein typisches Zeichen für eine Immunschwäche ist.

Ich hatte die Realität geschönt, getunt und gedreht, bis sie aussah wie Disneyland, nur um die Wahrheit nicht sehen zu müssen. Aids hatte es in meinem Leben nicht gegeben. Aids haben käsige Junkies und dürre Afrikaner. Nicht Mädchen mit langen Wimpern, die Motorrad fahren und Fische mit der Hand fangen können.

Am nächsten Tag las ich in der Redaktion ihre Antwort. Sie hatte nochmals mit dem Arzt gesprochen, und er hatte ihr aufgetragen, eine Reihe von Blutuntersuchungen durchzuführen.

»hi darling, I go to doctor today he say to me go to check 4 more think about check blot.
this is CD4 count, HBsAg, anh-HCV, SGOT/SGOT. doctor marlow he saed to me come back in 4 more day and he will till me somthing, and I have to pay hime more $ 20. I HOLP WE SEE NEXT LIVE WE BE IN GOOD TIME I LOVE YOU FOR AVER«

Die Tests wurden im Institut Pasteur durchgeführt. Sie schickte mir das Ergebnis eine Woche später per E-Mail. Es war eine DIN-A4-Seite Text auf Französisch. Sie hatte alles bis auf das letzte Komma genau abgetippt, ohne auch nur ein Wort davon zu verstehen. Es musste eine riesige Arbeit für sie gewesen sein, die sie mit viel Geduld bewältigt hatte.

Mit einem Ausdruck ihrer Testergebnisse in der Hand ging ich ins Internet. Als Erstes wollte ich herausfinden, wie lange sie noch leben würde. Ich fand eine Menge Informationen über HIV im Internet. Es war verblüffend, wie wenig ich über das Virus wusste. Mir war bekannt, dass es durch Sex und benutzte Spritzen übertragen wird. Ich wusste, dass HIV die Bezeichnung des Virus ist, während Aids die Sammelbezeichnung für die Anzeichen der Immunschwäche ist, die zum Ende führt. Und dass man sich durch Kondome davor schützen konnte. Und das war es.

Das US-amerikanische Center für Diseases Control hatte in den achtziger Jahren eine Klassifizierung für HIV-Infizierte eingeführt, die bis heute gültig ist. In die Kategorie A fallen Menschen, die mit dem Virus infiziert sind, aber keine Symptome zeigen. In die Kategorie B fallen alle anderen, die bereits Symptome zeigen, aber noch kein Aids haben. Kategorie C sind jene im finalen Stadium, die Aids-Kranken. Wer in welche Kategorie fällt, wird durch die Infektionen festgelegt, die ein Infizierter sich während des Fortschreitens seiner Immunschwäche zuzieht.

Sreykeo hatte einen Herpes Zoster, eine Pilzinfektion und eine »periphere Neurophatie«, eine Störung des Nervensystems durch das Virus, die sich in brennenden Schmerzen in den Händen zeigte. Die Zahl ihrer CD4-Lymphocyten – das sind jene Zellen des Immunsystems, die von dem Virus angegriffen werden – war auf 403 in einem Kubikmillimeter Blut gefallen. Normal wären 700 bis 1400 gewesen. Anders ausgedrückt: Sie war eine HIV-Infizierte Kategorie B2. Ohne medizinische Versorgung würde sie nur noch einige Jahre leben.

Wenn ich über diese Zeit nachdenke, kann ich mich noch an alles erinnern, was ich tat, an jedes Detail – aber nicht an meine Gefühle. Das macht mich nicht traurig. Es ist, als habe mein Unterbewusstsein die Erinnerungen an diese Gefühle gelöscht. Ich funktionierte einfach wie ein Roboter. Aber davon schrieb ich ihr natürlich nichts.

»Don't worry, we will see us this life again – and next life also. We can't have children this life, but we will have a lot next life. WE WILL HAVE BETTER TIMES NEXT LIFE!! BUT WE WILL ALSO HAVE GOOD TIMES THIS LIFE!!«

Es war nicht die Tatsache, dass sie bereits über das nächste Leben nachdachte, die so bitter war. Es war die große Selbstverständlichkeit, mit der sie es tat.

Ich hatte mich daran erinnert, dass sie gesagt hatte, sie wünsche sich, dass ihr zu ihrem Geburtstag ganz viele Menschen E-Mails schreiben. Alle meine Freunde habe ich daher gebeten, sie sollten ihr eine kurze Nachricht schreiben und dabei die Erkrankung nicht erwähnen.

Ich rief sie an, sagte ihr Herzlichen Glückwunsch und sang Happy Birthday. Sie hatte tatsächlich zehn Mails von Sebastian, Sascha, Caspar und dem ganzen Rest bekommen und sich darüber sehr gefreut. Ich fragte sie, wie sie ihren Geburtstag verbracht hatte. Sie hatte mit einer Bekannten zusammen eine Ecstasy-Pille geschluckt, zum ersten Mal überhaupt. Sie sagte nicht, warum sie die Pille geschluckt hatte, aber das musste sie auch nicht. Ich kam mir idiotisch vor. Doch ich wollte nicht, dass ich mit ihr nur noch über die Krankheit spreche.

Das Grausame an dem Virus ist das langsame Fortschreiten der Krankheit. Es fängt mit kleinen Infektionen an, Hautproblemen, etwas Durchfall. Die Symptome lassen nach, bis die nächste Krankheit kommt. HIV nimmt sich, was es will, sehr langsam, aber unaufhaltsam. Es ist zermürbend. Es gibt immer wieder Phasen der Erholung, in der man Hoffnung schöpfen kann, aber man weiß, die zurückliegende Infektion war nur ein Vorgeschmack auf das, was kommen wird. Jede neue Infektion zeichnet das Bild der Zukunft etwas dunkler. Es ist ein entwürdigender Tod. Man magert ab, man wird zu einem Skelett, schwitzend, übersät mit Hautkrankheiten und Tumoren, das nach Kot stinkt. Niemand will so etwas sehen. Niemand will so jemandem die Hand halten oder ihn in den Arm nehmen.

Sie schickte mir ab und zu Fotos von sich. Tatsächlich sah sie bereits abgemagert aus, ihre Kleider schienen immer größer zu werden. Es sah aus, als würde sie immer jünger werden. Sie wirkte auf den Fotos wie ein dreizehnjähriges Mädchen, nur wenn man genauer hinblickte und in ihr Gesicht sah, wusste man, dass sie älter war.

Natürlich dachte ich darüber nach, wie ich mich jetzt entscheiden sollte. Ich konnte mir nicht vorstellen, mein Leben mit jemandem zu verbinden, der zu einer Existenz im Unglück verdammt war.

HIV ist tatsächlich ein liebestötendes Virus.

Unsere Vorstellung von Liebe ist von den unzähligen Liebesgeschichten geprägt, die wir im Kino und im Fernsehen gesehen haben. In ihnen müssen zwei Protagonisten ihren Gefühlen folgen, egal welches Hindernis sich ihnen in den Weg stellt, sie sind getrieben von ihren Emotionen, die mit ihnen spielen wie der Wind mit Herbstblättern. In der Realität jedoch kann man sehr wohl entscheiden, ob man jemanden lieben will oder nicht. Jeder möchte, dass seine Liebesgeschichte ein Happy End nimmt. Und wenn man erfährt, dass der Partner HIV-infiziert ist, dann findet man schnell einen anderen, für den man von Geburt an bestimmt gewesen ist. Dann sagt man so etwas wie: »Du bist mir wirklich wichtig – aber nicht mit HIV.« Diese Option gibt es immer.

Aber ich wollte sie jetzt nicht verlassen. Sie würde sterben. Ich wusste einfach nicht, was ich tun sollte. Ich wollte nicht darüber nachdenken.

Liebe ist nichts anderes als das Träumen von einer gemeinsamen Zukunft, von einer gemeinsamen Wohnung, gemeinsamen Kindern, einem gemeinsamen Alltag. Aber was ist, wenn einer der beiden keine Zukunft mehr hat? Ich weiß nicht, ob ich durchgehalten hätte, wenn mir Sebastian nicht von einem schwulen Freund erzählt hätte, der ebenfalls mit HIV infiziert war. Es war dieser kleine Informationsschnipsel, in den ich meine Hoffnungen setzen konnte.

Sebastian erzählte von einem »Pillencocktail«, den dieser Freund schlucken musste. In meiner Vorstellung sah ich ihn jeden Morgen im Bad ein Martiniglas voller bunter Tabletten hinunterkippen, die Dr. Seltsam aus »Wie ich lernte die Bombe zu lieben« ihm verschrieben hatte. So wie Sebastian es erzählte, schienen die Pillen schlimme Dinge mit ihm anzustellen, aber sie konnten die Krankheit hinauszögern. Ich gab »Medikamente« und »HIV« als Suchbegriffe bei Google ein. Nicht weil ich viel Hoffnung in diese Tabletten setzte. Sondern weil es das Einzige war, was ich tun konnte, außer E-Mails zu schreiben und am Telefon zu schweigen.

Ich hatte bald den Fachbegriff herausgefunden: »Hochaktive Antiretrovirale Therapie«, kurz HAART. Ich musste ihr diese Medikamente besorgen. Das Problem war: In Deutschland konnte man sie nur als Markenprodukte kaufen. Im Arzneimittelverzeichnis stand, dass das billigste Medikament, Lamivudin, für eine Person 250 Euro pro Monat kostete – das teuerste, T-20, sogar 2500 Euro. Und ein Patient musste immer drei Medikamente auf einmal nehmen. Das konnte ich mir nicht leisten. Außerdem konnte man sie natürlich nur auf Rezept kaufen.

Ich erfuhr im Internet, dass Brasilien unter Verletzung der Patente einiger Pharmaunternehmen die Medikamente als Generika, also als Imitate, herstellte und zu niedrigeren Preisen verkaufte oder sogar kostenlos an HIV-Infizierte abgab. Eine Zeit lang dachte ich darüber nach, die Medikamente von einem Bekannten in Brasilien kaufen zu lassen, der sie mir per Post nach Deutschland schicken würde, damit ich sie dann schließlich mit nach Phnom Penh nehmen würde. Ich rief bei einer Hilfsorganisation an, und man sagte mir, dass es bereits mehrere HAART-Projekte in Phnom Penh gäbe, doch dass die Wartezeiten für die Patienten sehr lang seien. Dort erfuhr ich auch, dass die thailändische Regierung in ihrem staatlichen Pharmaunternehmen ebenfalls antiretrovirale Medikamente herstellte und zu niedrigen Preisen verkaufte.

Ich rief Sreykeo an und sagte ihr, dass es Medikamente gäbe, die die Krankheit nicht heilen könnten, aber die für viele Jahre verhindern würden, dass sie daran stirbt. Sie fragte: »So we can stay together?« Ich sagte schnell »Yes«, aber das war eine Notlüge. In Wahrheit wusste ich es nicht. Ja. Nein. Vielleicht. Ich traute diesen Medikamenten nicht sehr viel zu.

Ich wollte Sreykeo sofort zu einem der Projekte der Hilfsorganisationen schicken. Nichts ist schlimmer als zu warten und nichts tun zu können. Ich wollte etwas tun, und zwar so schnell wie möglich. Daher schrieb ich eine Mail an Dr. Marlow. Er antwortete allerdings, ich solle mich beruhigen. Den Hilfsorganisationen stand er sehr skeptisch gegenüber, er wollte sie nicht voreilig zu einer von ihnen schicken. Ich solle erst mal nichts tun, bevor ich nicht in Kambodscha sei und die Lage dort überblicken könne. Und das war es, was ich tat. Nichts.

Fasten your seatbelts

Als ich einen Monat später nach Phnom Penh abreiste, hinterließ ich ein großes Chaos. Ich hatte noch eine Reportage für die Wochenendausgabe der Zeitung abzuliefern. Doch ich schaffte es nicht mehr, den Text zu beenden, weil mir zu viele Dinge im Kopf herumgingen. Ich war völlig darauf fixiert, die Medikamente zu besorgen, und war davon ausgegangen, der Rest der Welt würde dafür sicherlich Verständnis haben. Einige Stunden vor dem Abflug rief ich meinen Bruder an und sagte ihm, dass ich den Text im Flugzeug auf dem Laptop schreiben und dann aus einem Internetcafé in Bangkok in die Redaktion schicken würde. Er sagte o.k., vergiss nicht, deinen Akku zu laden. Ich spürte förmlich, wie er seine Wut unterdrückte.

In Bangkok checkte ich in einem Gästehaus ein, da ich eigentlich, um Geld zu sparen, erst am nächsten Morgen mit dem Bus nach Phnom Penh fahren wollte. Doch dann kaufte ich mir entgegen aller Vernunft ein Flugticket. Ich hatte Monate gewartet, aber dieser eine Tag länger, nur dieser eine Tag, war zu viel.

Das Flugzeug war fast leer, und so konnte ich mich auf einen Fensterplatz setzen. Als ich auf der Erde keine Lichter mehr sah, wusste ich, dass wir im kambodschanischen Luftraum waren. Ein Signal ertönte, die Anschnallzeichen leuchteten auf. Ein Tropengewitter. Mit bemüht-lustigen Kommentaren überspielten die Passagiere ihre Besorgnis. Ich setzte meine Teetasse zum Trinken an, doch in diesem Moment sackte das Flugzeug ab und der Tasseninhalt sprang mir mit einem Satz ins Gesicht. Auf der anderen Seite des Ganges saß ein Khmer, der sich vor Lachen krümmte.

Später stieß die Maschine durch die Wolkendecke, und ich sah Fäden aus Wasser gegen das Fenster peitschen. Wir drehten eine Schleife und flogen aus Nordosten kommend über die

Stadt, um zur Landung anzusetzen. Ich sah einen blauen Blitz, der sich sekundenlang wie ein Torbogen über den Horizont spannte und sein Licht über die Stadt warf. Für einen Augenblick erkannte ich die ganzen Orte, die mir vertraut und fremd zugleich waren: der See mit den Gästehäusern, die Stupa auf dem Berg Phnom im Norden der Stadt. Alles wirkte wie ein Ort, den ich in einem anderen Leben besucht hatte. Ich fragte mich, was mich dort unten erwartete. Eine halbe Stunde später trat ich aus der klimatisierten Luft des Flughafens und roch Holzkohlefeuer, Regen und Räucherstäbchen. Ich war wieder zurück.

Wir hatten verabredet, uns in einem Gästehaus am See zu treffen. Ich hoffte, sie dort auf einem Stuhl sitzend auf mich warten zu sehen, doch Sreykeo war nicht da. Enttäuscht buchte ich einen Raum. Als ich meinen Namen und meine Personalausweisnummer in das Gästebuch eintragen wollte, las ich in einer Zeile darüber, dass bereits ein »Benjamin« aus »Germany« eingecheckt war. Ich deutete auf das Papier und sagte: »Here, that is me!« Der Hotelangestellte reichte mir ein Stück Hochglanzpapier. Es war ein Prospekt des Le Petit Bordeaux. Sreykeo hatte mit einem Filzstift in schiefen Blockbuchstaben darauf geschrieben: »Please Darling come meet me here.« Auf dem Faltblatt befand sich auch ein kleiner Stadtplan.

Ich nahm den Schlüssel für das Zimmer, um meinen Rucksack abzustellen. Sie hatte bereits ihre Sachen dorthin gebracht, ein paar Kleider und eine weiße Blechkiste, in der sie alles verstaute, was ihr wichtig war: Fotos, Briefe von mir, etwas Schmuck und das Kartenspiel, mit dem sie sich die Zeit vertrieb und die Zukunft vorhersagte. Sie hatte ein kleines Vorhängeschloss gekauft, damit niemand aus ihrer Familie Zugang dazu hatte. Auf einem Schrank lag ein grünes Notizbuch mit Kunstledereinband, auf das sie »Lovebook Sreykeo and Benjamin Prufer« geschrieben hatte. Ich blätterte darin herum. Alle

SMS, die ich ihr geschickt hatte, waren von ihr fein säuberlich darin aufgeschrieben. Außerdem gab es einige Fotos von ihrer Familie und von mir. Ich fand sogar Bilder von meinen Eltern, die ich ihr per E-Mail geschickt hatte und die sie ausgedruckt hatte.

Das Zimmer sah genauso aus wie jenes, in dem ich vor acht Monaten gewohnt hatte, der gleiche karierte Plastikfußboden, eine Matratze mit einem ähnlich ausgewaschenen Blumenmuster. Ich erinnerte mich daran, wie ich mit meinen Mitreisenden zusammengesessen hatte, bevor wir in jener Nacht am 8. September losgegangen waren. Ich, Ed, Edda, die Australierin und der Neuseeländer, dessen Name ich vergessen hatte. Wir hatten Bier getrunken und über unsere Drogenerfahrungen gesprochen. Einer der Khmer hatte das Wort »cocaine« gehört, war zu uns herübergekommen und hatte gesagt: »You wanna buy?«

Wir waren auf ein Zimmer gegangen und hatten den Deckenventilator ausgeschaltet, damit er das Pulver nicht wegweht. Ich hatte als Erster das Briefchen geöffnet und das Zeug durch einen Geldschein in die Nase gezogen. Es hatte heftig auf den Schleimhäuten gebrannt. Ich hatte keine Ahnung, was für eine Droge ich da nahm und ob sie überhaupt dazu gedacht war, sie durch die Nase zu ziehen. »That's a strong stuff, be careful«, war mein einziger Kommentar gewesen. Dann hatte ich festgestellt, dass mir seltsam warm wurde und ich nicht mehr in der Lage war, mir die Schuhe zu binden. Ich war nicht in Panik, ich hatte nur gedacht: »Hey, für lächerliche fünf Dollar macht dieses Zeug verdammt breit.«

Ich war den Gang des Gästehauses nach draußen gelaufen, mich wie ein Seemann im Sturm an den Wänden abstützend. »Leute, heute Nacht müsst ihr auf mich aufpassen«, hatte ich zu den anderen gesagt. »Ich bin in keinem guten Zustand.« Jemand hatte vorgeschlagen, ins Heart of Darkness zu gehen. Herz der Finsternis. Apocalypse now. Der Geruch von Napalm am Morgen. Das Grauen. Hatte sich gut angehört. Wir waren auf Moto-Taxis gestiegen, der Fahrtwind wehte uns die Hitze der Nacht ins Gesicht. Die Lichter der Stadt waren vor meinen Augen zu einem Reigen verschwommen.

Neben mir hatte ich Edda auf dem Rücksitz eines Motos sitzen sehen. Sie hatte die Droge erst vor einigen Minuten probiert und nun begann sie, auch bei ihr zu wirken. Sie hielt sich mit den Händen an den Schultern des Fahrers fest. Ihr Mund stand offen und sie konnte den Kopf nicht mehr gerade halten: Er hing ihr in den Nacken und schwankte bei jeder Unebenheit stupide hin und her. Ich hatte lachen müssen. Ich hatte dieses Glücksgefühl gespürt, das man nur als Jugendlicher kennt: Wenn man begreift, dass einem alle Möglichkeiten offenstehen.

Es waren nur wenige Monate vergangen, doch jetzt war alles anders. Ich hatte keine Lust mehr auf Drogenexperimente. Ich wollte zum Le Petit Bordeaux.

Es war eine kleine Bar. Sie stand in einem weinroten Rock und einer weißen Bluse hinter dem Tresen. Wir konnten uns nicht unterhalten, da sie arbeiten musste. Ich setzte mich auf einen Barhocker und bestellte eine Dose Bier bei ihr. Sie nahm kurz meine Hand und drückte sie, bis es wehtat. Dann schob sie mir einen kleinen Zettel über den Tresen. Ich faltete ihn auseinander und las ihre krakelige Schrift: »I am so happy to see you again.«

Ein Mensch. Man hält seine Hand. Man kennt jeden Kratzer, jede Falte an ihr. Und doch hat sich alles verändert, es ist nicht mehr dieselbe Hand. Ab jetzt ist man nicht mehr zu zweit, nie mehr allein, es ist noch ein Dritter im Bunde, den man nicht ignorieren darf.

Sie freute sich sehr, mich zu sehen. Benjamin war tatsächlich zurückgekommen, sie konnte es kaum glauben. Ich witzelte und versuchte, meine Anspannung zu überspielen, um ihr nicht wehzutun. Ich hatte erwartet, dass sie abgemagert sei. Aber sie sah gar nicht dünn aus. Im Gegenteil. Als wir später auf dem Moto zum Gästehaus saßen, sagte sie mir, dass sie die letzten Wochen viele Eier, Bananen, Bier und Milchshakes zu sich genommen habe, um nicht dünn und krank auszusehen, wenn ich komme. Es war so lieb von ihr, und trotzdem tat es weh, das zu hören.

The best girl in the world

Als ich feststellte, dass das Kondom gerissen war, schoss mir nur für eine Sekunde das Blut in den Kopf. Ich sprang auf und rannte so schnell es ging in das kleine Bad, seifte mich gründlich ein und spülte den Schaum mit viel Wasser ab. Dann setzte ich mich zum Pinkeln hin. In Deutschland wäre man jetzt zur nächsten Notfallambulanz gefahren, um sich die Medikamente zur so genannten »Postexpositionsprophylaxe« verschreiben zu lassen. Doch in Kambodscha blieb mir nichts anderes übrig, als mich zu waschen, zu pinkeln und die drei Monate in Ungewissheit zu warten, bis eine HIV-Infektion durch einen Test nachweisbar wäre.

Als ich aus dem Bad kam, saß sie zusammengesunken auf der Bettkante. Es muss ihr wehgetan haben, mich in Panik ins Bad rennen zu sehen. Doch HIV lässt keine Rücksicht auf solche Gefühle zu, es drängt sich in die Intimität und zerfrisst diese durch Angst. Ironischerweise war es ein Kondom, das man mir bei der Aids-Hilfe in Hamburg in die Hand gedrückt hatte. Anscheinend hatte es etwas zu lange an diesem sonnigen Ort in dem Marmeladenglas auf dem Tresen gestanden. Verdrängen ist manchmal das einzig Sinnvolle. Deshalb legte ich mich wieder zu ihr ins Bett und nahm sie in den Arm.

Bevor ich zu meiner Reise nach Phnom Penh aufgebrochen war, hatte ich erwartet, dass sie depressiv sein würde. Doch das Gegenteil war der Fall, sie war geradezu übertrieben fröhlich. Ich erinnere mich an ein Bild. Wir waren im Pool eines Hotels schwimmen. Sie stand in der Mitte des Wassers, breitete die Arme aus und rief: »I want be the best girl on world!« Sie wollte zur Schule gehen und Englisch, Französisch und Chinesisch lernen und alles wissen.

Es war, als wollte sie die Erinnerung an die Hoffnung wiederbeleben, die wir während unserer ersten gemeinsamen Zeit in Kambodscha gespürt hatten, die Vision, dass wir uns in einer gemeinsamen Zukunft zu den Menschen entwickeln würden, die zu sein wir uns sehnten. Doch damit wurde nur noch deutlicher, dass diese Hoffnung jetzt eine leblose Hülle war. Ich wusste nicht, wie ich darauf reagieren oder was ich sagen sollte. Sie war ein Barmädchen, das Aids hatte, sie würde nirgendwo hingehen und nichts lernen, im besten Fall würde sie überleben. Woher kam ihre aufgesetzte Fröhlichkeit? Wahrscheinlich wollte sie das Gesicht wahren und ihre Unsicherheit überspielen. Und bestimmt wollte sie auch, dass ich sie als ein fröhliches, munteres Mädchen in Erinnerung behalte, damit ich wieder zu ihr zurückkehren würde.

Sie wollte, dass wir Fotos von uns anfertigen ließen. Es war ein kleines, ärmliches Studio: ein fensterloser Gang im Erdgeschoss eines Gebäudes, an den Wänden links und rechts hingen Unmengen muffiger Kleider und Anzüge, auf dem Boden warteten herausgeputzte vietnamesische und kambodschanische Mädchen, die sich für ihre Verlobten ablichten lassen wollten. Am Ende des Ganges standen Blitzlichter und einige auf Leinwand gemalte Hintergrundmotive: ein Strand, ein Ballsaal, ein Park bei Mondschein, Lilien und Orchideen. Wir machten ein Foto vor dem Ballsaal-Hintergrund. Ich in einem schwarzen Anzug, sie in einem roten Kleid mit einem Diadem und einer goldenen Schärpe, zusammen einen verstaubten Strauß aus Plastikblumen haltend.

Erst als wir das Foto von der Entwicklung abholten, merkte ich, dass es aussah wie ein Hochzeitsporträt. Sie scannte es in einem Internetcafé ein und schickte es an meine Eltern und meine Freunde, deren E-Mail-Adressen hatte sie noch in ihrem Account gespeichert. Später erfuhr ich, dass das Foto in Deutschland viel Trubel auslöste. Die meisten schlossen daraus natürlich, dass wir geheiratet hätten. Sebastian schrieb: »Hey ihr beiden, wenn es das ist, was ich denke, herzlichen Glückwunsch!« Aber es war nicht das, was er dachte.

Sie redete mich immer mit »look p'dey« an. Das bedeutet so viel wie »Herr Ehemann« und klingt auch für Kambodschaner sehr gestelzt. Eine Gruppe Frauen hörte das einmal auf einem Markt, konnte nicht aufhören zu lachen und wiederholte es immer und immer wieder spöttisch. Normalerweise hätte sie mich mit »baong« anreden sollen, was »älterer Bruder oder ältere Schwester« bedeutet. Aber so würde in Kambodscha auch eine Geliebte ihren Lover ansprechen. Sreykeo wollte jedoch, dass jeder wusste, dass wir kein Tourist mit seinem Barmädchen waren, sondern ein Ehepaar. Ich sollte sie daher mit »praopun« anreden, was »Ehefrau« heißt. Doch ich sträubte mich dagegen, denn für mich kam das dem Versprechen gleich, sie zu heiraten, und das wollte ich nicht geben. Noch nicht. Oder nie. Sie sank wieder in sich zusammen und sagte nichts.

Es folgten Phasen der Depression. Sie konnte bei nichts Entscheidungen treffen, und das machte mich wahnsinnig. Ich fragte sie, was sie essen wolle, sie blickte auf die Speisekarte und sagte »I don't know«. Ich fragte sie, ob sie lesen könne, was da steht. Sie sagte »No«. Dann las ich ihr vor, was da stand, und sie sagte wieder »I don't know«. Und dann sagte sie »You decide«. Ich fragte sie, ob sie vielleicht eine Tom-Yam-Suppe essen wolle, und sie antwortete: »If you like.« Ihre Unentschlossenheit machte mich rasend, ich musste schwer schlucken, um meine Wut zu unterdrücken.

Ich habe oft darüber nachgedacht, wo Sreykeo sich infiziert haben konnte – es ist ein Gedanke, der einen verfolgt. Ihrem Gesundheitszustand nach zu urteilen, musste es vor einigen Jahren gewesen sein. Sie redete nicht viel darüber. Es ist unwahrscheinlich, dass es ein Westler war. Sie wusste von ihrer Schwester, was HIV ist und wie das Virus sich überträgt, und hat immer auf einem Kondom bestanden.

Die meisten Westler benutzen Kondome und gehen bei jedem Zipperlein zum Arzt. Sie hatte zweimal gegen ihren Willen Sex mit Kambodschanern gehabt. Einmal mit Gewalt, ein anderes Mal haben ihr drei Männer Drogen in die Cola gegeben. Ich hielt es für das Wahrscheinlichste, dass sie sich dabei angesteckt hat. Spürte ich Hass auf diesen Mann? Nein. Er ist vermutlich schon tot. Die Wahrscheinlichkeit, dass er in Kambodscha eine Behandlung bekommen hat, ist nicht hoch. Wenn er immer noch lebt, ist er genug gestraft.

Die meisten Menschen in Kambodscha, auch Sreykeo, sind Buddhisten. Sie glauben, dass alles, was mit ihnen geschieht, von ihnen selbst verursacht wurde: Glück durch gute Taten, Unglück durch schlechte, entweder in diesem Leben oder in einem vorherigen. Ich habe sie gefragt, ob sie glaube, dass ihre Krankheit von ihr selbst durch eine schlechte Tat ausgelöst wurde. Sie antwortete: »Yes, but I don't know what I do wrong.« Das einzig Schlechte, was sie in ihrem Leben getan habe, sei, dass sie in einer Bar gearbeitet habe.

Dann erzählte sie mir, sie habe als Kind eines Tages in einem Baum ein Nest mit jungen Vögeln gefunden. Sie fand die Jungen so süß, dass sie das Nest nahm und es nach Hause trug. Natürlich sind die Jungen nach einigen Tagen gestorben, weil die Eltern sie nicht füttern konnten. Die Vorstellung, wie die Vogeleltern von der Futtersuche zurückkehrten und ihre Jungen nicht mehr wiederfanden und wie die Jungen nach ihren Eltern schrien und schließlich verhungerten, muss sie als Kind lange verfolgt haben. So sehr, dass sie glaubte, sie könnte deshalb mit dem Virus bestraft worden sein.

Wir gaben viel Geld aus in dieser Zeit. Geld, das ich nicht hatte. Ich wollte nicht bei ihrer Familie wohnen, von den Streitereien hatte ich genug. Stattdessen blieben wir in einem Gästehaus am See. Als ich das erste Mal in Kambodscha war, wollte ich Erfahrungen sammeln, Schicksal und Armut erleben. Es war diese typische Abenteuerlust, die aus der Langeweile einer Mittelklasseexistenz heraus entsteht. Doch vom Armutstourismus hatte ich inzwischen die Schnauze voll, ich hatte meine Erfahrungen gehabt und wollte nicht noch mehr davon. Stattdessen gingen wir Schwimmen oder ins Kino, jeden Tag etwas anderes. Es war wichtig, eine Zeit lang vergessen zu können und sich abzulenken, aber Ablenkung kostet nun mal immer Geld.

Doch Ablenkung war wichtiger denn je. Die Krankheit schritt voran. Sreykeo hatte Eiterbeulen am Hinterkopf, die so groß waren wie Ein-Euro-Stücke. Sie bat mich, sie aufzustechen, und bald bekam ich Routine darin. Zuerst pickte ich mit einer Nadel eines der Haare heraus, das auf der Beule wuchs. Dann wickelte ich es mir um den Finger und riss es mit einer raschen Bewegung aus. Anschließend desinfizierte ich die Nadel über einer Flamme oder mit Alkohol, vergrößerte die entstandene Wunde und drückte schließlich den Eiter heraus. Unter anderen Umständen wäre es mir vielleicht unangenehm gewesen, das zu tun. Aber nicht bei ihr. Auf den dabei entstehenden Narben wuchsen keine Haare mehr. Also steckte sie sich die Haare hoch, um diese Stellen zu verstecken.

Sie begann, vom nächsten Leben zu reden. Nicht melodramatisch, sondern völlig nebenbei. Sie ging zum Beispiel an einem Haus vorbei und sagte lächelnd: »Maybe I will have a house like this«, als würde sie nicht vom nächsten Leben sprechen, sondern von einem geplanten Urlaub.

I tried to be good

Ich wollte Sreykeos Familie ein Gastgeschenk machen, wenn ich sie besuchte. Für unser Verhältnis würde das bestimmt gut sein. Ich fragte Sreykeo, was wir ihrer Mutter schenken könnten. Sie überlegte kurz und meinte, sie würde sich bestimmt über einen neuen Fernseher freuen. Bei dem alten war das Bild immer verschneit, und die Röhre saß etwas schief. Also kauften wir ein kleines, gebrauchtes Gerät auf dem Markt. Ich schleppte es die Treppe hoch und stellte es voller Erwartung vor der Mutter auf den Boden. Sie freute sich nicht darüber. Ich und Sreykeo knieten uns entsprechend dem Brauch vor ihr nieder, sie murmelte ihren Dank und ihren Segen, aber ohne wirkliche Gefühlsregung. Wir überreichten ihr mit aneinandergelegten Händen die Fernbedienung.

Dann stritt sie sich mit Sreykeo. Ich verstand nicht, warum. Sreykeo übersetzte es mir wütend. Ihre Mutter habe gefragt, warum sie mich um einen Fernseher gebeten hätte – und nicht um Geld oder eine Goldkette. Sie würde immer nur an sich denken.

Sreykeo packte noch ein paar Sachen zusammen, um ganz mit mir in das Gästehaus zu ziehen. Sie verstaute sie in einem Koffer, dessen Stoffwände an der Längsseite mit einem Messer aufgeschlitzt waren. Ich fragte sie, wie das passiert war. Sie sagte, ihre Mutter habe das getan. Sie habe Gegenstände gesucht, die sie hätte verkaufen können. Und da Sreykeo den Koffer abgeschlossen hatte, hatte sie ihn aufgeschnitten.

Ich habe es schließlich gesagt. Es ist schwierig, das aufzuschreiben, denn es ist kein Moment, an den ich mich gerne erinnere. Ich weiß nicht mehr, wie das Gespräch begonnen hatte. Sie fragte: »Will you marry me?« Sie hatte dabei eine hohe, leise Stimme. Es klang nicht so, als würde sie wirklich auf eine Antwort warten. Ich glaube nicht, dass sie wirklich wissen wollte, was in mir vorging. Sie wollte nur bestätigt haben, was sie ohnehin schon wusste.

Ich habe es nur geflüstert. »No, I can't.« Sie drehte ihr Gesicht von mir weg, wie sie es immer tat, wenn sie weinte. Ihr Mobiltelefon klingelte. Es war mein Bruder. Er war in der Redaktion und hatte festgestellt, dass ich die Reportage noch nicht geschickt hatte. Ich sagte ihm: »Es ist gerade kein guter Moment.« Er kochte vor Wut: »Wir müssen reden, wenn du wieder hier bist.« Es gab keinen Moment, in dem ich mir so überflüssig vorkam. Und das ist das Schlimmste.

Ich wollte sie gar nicht verlassen. Was ich sagen wollte, war: Ich brauche mehr Zeit, um einen Plan zu fassen. Um einen Weg zu finden. Stattdessen sagte ich einfach nein. Wenn ich in ihre Zukunft blickte, sah ich da nur die Krankheit – und die Möglichkeit, mich selbst zu infizieren. Ich hatte Angst, wusste nicht, was ich tun sollte. Ich suchte nach einem anderen Weg, aber ich fand ihn nicht. Da erschien es am einfachsten, erst einmal nein zu sagen. Bis auf weiteres. Es galt nur für diesen einen Moment. Für mich hatte er keine große Bedeutung. Ich hatte es schon ein paar Tage später vergessen, dass ich nein zu ihr gesagt hatte. Es ist mir erst viel später klar geworden, wie viel dieser eine Moment zerstört hat.

Danach fing sie an, sich einzureden, dass sie von mir schwanger sei. Sie sagte, ihr sei morgens immer übel. Wenn sie ihren Puls fühlte, meinte sie, einen zweiten Herzschlag zu fühlen. Einmal kaufte sie einen Schwangerschaftstest. Er zeigte nichts an, aber sie behauptete, sie sehe zwei Striche. Sie fing an, besonders viel Fisch zu essen, weil sie glaubte, das würde das Kind schlau machen. Sie sprach von »Benjamin two«. Für mich war diese Vorstellung entsetzlich. Zu den Problemen, die wir bereits hatten, noch ein Kind, oh mein Gott.

Sugar brother

Ihre Schwester Djiat rief sie auf dem Handy an und fragte, ob sie in La Building vorbeikommen könnte. Als wir dort ankamen, lag sie auf dem Boden und schlief. Über ihren ganzen Körper waren Pickel verstreut. Sie schwitzte stark. Auf der rechten Hälfte ihres Gesichtes hatte sich etwas ausgebreitet, das wie ein blauer Fleck aussah. Der Rest der Familie sprach kein Wort, sie schienen sich schon von ihr verabschiedet zu haben. Nur Rottana schien davon nichts zu bemerken und war fröhlich wie immer.

Djiat fragte mich, ob ich ihr Geld für die HIV-Medikamente geben könnte. Ich wollte wissen, welche dies seien. Sie zeigte mir eine leere Plastikdose. Es waren Tabletten, die als Generika von einem Unternehmen in Indien hergestellt wurden. Sie enthielten die Wirkstoffkombination, die typischerweise in Ländern der Dritten Welt verwendet wird: Stavudin, Lamivudin, Nevirapin. Irgendetwas in dieser Geschichte stimmte jedoch nicht. Djiat bekam die Medikamente in einem staatlichen Krankenhaus im Süden der Stadt. Eine internationale Ärzteorganisation hatte dort eine Station für HIV-Patienten aufgebaut. Von denen hätte sie die Pillen umsonst bekommen müssen. Jetzt bat sie mich um 50 Dollar. Ich nahm an, dass es ein Trick von ihr war, um Geld von mir zu bekommen. Doch ich konnte es ihr nicht verweigern. Wenn sie die Medikamente tatsächlich bezahlen musste, aber kein Geld dafür hatte, hätte sie die Therapie unterbrechen müssen. Daher ließ ich ihr durch Sreykeo sagen, dass ich mit ihr die Tabletten kaufen würde.

Eine halbe Stunde später saß ich mit Djiat und Sreykeo am Schreibtisch ihres behandelnden Arztes, einem Kambodschaner. Er drehte nervös seinen Kuli in den Fingern. Die Tabletten würden 60 Dollar kosten, sagte er. Ich entgegnete, dass Djiat beim letzten Mal nur 50 Dollar bezahlt hätte. Er sagte, o.k., 50 Dollar, und gab uns die Flasche mit den Tabletten. Ich bat Djiat, sie solle den Deckel öffnen, um zu kontrollieren, ob die Flasche zuvor geöffnet worden war. Er wurde rot und beteuerte, die Tabletten seien o.k. Wir gingen, ohne uns zu verabschieden.

Es war traurig. Die Mitglieder dieser Hilfsorganisation kamen mit westlichen Spendengeldern in den Taschen aus Europa nach Kambodscha, um Aids zu bekämpfen. Sie hatten korruptes einheimisches Personal eingestellt. Ihr guter Wille in Kombination mit ihrer Naivität richtet mehr Schaden an, als er nutzt. Die meisten HIV-Infizierten kamen aus der ärmsten Schicht, und von denen konnte keiner jeden Monat 50 Dollar zahlen. Wenn sie die Medikamente nicht kontinuierlich einnahmen, sondern nur dann, wenn sie mal Geld hatten, brachten sie ihnen zwar die Nebenwirkungen, aber nicht den schützenden Effekt. Noch schlimmer: Das Virus wurde dadurch gegen die Medikamente resistent – und andere Tabletten gab es in Kambodscha nicht.

Damals war die Behandlung von HIV-Infizierten in der Dritten Welt für Hilfsorganisationen eine recht neue Sache, dementsprechend kam es bei den ersten Projekten manchmal zu Problemen wie diesen. Diese Organisation hatte andere in Kambodscha, die sehr erfolgreich waren. Doch diese eine war ein Fehlschlag. Aus dieser Begegnung lernte ich eines: Sreykeo würde ich nicht zu einer Nichtregierungsorganisation bringen. Ich vertraue Idealisten nicht. Wir mussten einen anderen Weg finden.

Wir hatten einen Termin mit Dr. Marlow ausgemacht. Er

war überrascht, als er mich sah: »You are young!«, sagte er mit hochgezogenen Augenbrauen. Er hatte anscheinend einen »sugar daddy« erwartet, einen alternden Europäer, der sich in ein blutjunges Barmädchen verliebt hatte. »You look more like a sugar brother!« Es war eine Form von kumpelhafter Vertraulichkeit, die mir unangenehm war.

Ich hatte zwei Entscheidungen zu treffen: zuerst einmal, welche Medikamente sie nehmen sollte. Die Nichtregierungsorganisationen verwendeten die Stavudin-Kombination, die auch Djiat einnahm. Sie hatte den Vorteil, dass sich alle drei Wirkstoffe in eine Tablette pressen lassen, die Patienten müssen daher nur zweimal pro Tag eine Tablette einnehmen. Sie wurde in Deutschland aber so gut wie nicht mehr verwendet, da sie starke langfristige Nebenwirkungen hat. Es kann zu einer Störung des Fetthaushaltes kommen – die Patienten magern im Gesicht und an Armen und Beinen ab, lagern aber Fett am Körper und auf dem Rücken an. Ich wollte eine andere Kombination verwenden, die auf AZT basiert. Die Patienten müssen zweimal am Tag zwei Tabletten einnehmen. Sie bereitet ihnen zudem mehr Schwierigkeiten am Anfang, vor allem Übelkeit ist die Folge. Aber wenn die Patienten die Nebenwirkungen der ersten Wochen überstanden haben, dann ist sie ein Selbstläufer.

Sie ist außerdem etwas stärker in der Unterdrückung des Virus und wird in Deutschland immer noch als Ersttherapie empfohlen, auch wenn es inzwischen Medikamente gibt, die weniger Nebenwirkungen haben. Das bedeutete, wenn Sreykeo einmal nach Deutschland kommen würde, müsste sie ihre Medikamente nicht umstellen. Das war widersprüchlich: Einerseits hatte ich gesagt, dass ich sie nicht heiraten und in mein Land holen werde. Andererseits setzte ich mich für ein Medikament ein, das sie auch in Deutschland nehmen konnte. Aber genauso waren meine Gefühle: widersprüchlich, irgendwo zwischen Liebe und Angst.

Dann musste ich mich entscheiden, wann wir mit der Therapie anfangen sollten. Wenn ich zu lange wartete, hätte sie eine Infektion bekommen können, die schnell lebensbedrohlich werden konnte. Ihr Immunsystem würde einen Schaden nehmen, von dem es sich nicht mehr so leicht erholen würde. Wir durften aber auch nicht zu früh mit der Therapie anfangen. Jedes Medikament verliert irgendwann seine Wirkung, es ist nur eine Frage der Zeit. Wenn alle verbraucht waren, würde sie sterben. Würde ich zu früh anfangen, würde ich Lebenszeit vergeuden. Und auch Geld. Das klingt vielleicht zynisch – aber nur für jemanden, der eine Krankenversicherung hat.

Dr. Marlow riet uns, zuerst einen Virenlasttest zu machen, um besser entscheiden zu können, wann wir mit der Therapie anfangen sollten. Dabei wird die Zahl der Viren auf einem Kubikmillimeter Blutplasma bestimmt. Es ist ein sehr aufwendiges Verfahren, das in Kambodscha nicht möglich war, wir mussten dazu nach Thailand fahren. Er riet uns außerdem davon ab, Medikamente in Kambodscha zu kaufen, da man sich nicht darauf verlassen könne, dass in den Flaschen auch das drin ist, was draufsteht. Sreykeo hörte sich unsere Diskussion an, blickte von einem zum anderen und verstand kein Wort. Wir sprachen zwar englisch, aber sie meinte hinterher, es wäre so gewesen, als hätte man einer Kuh das Radio angestellt. Dr. Marlow verlangte 20 Dollar für die Beratung.

Wir besorgten einen Pass für Sreykeo und kauften Bustickets nach Bangkok. Sie hatte ihr kleines, rückständiges Kambodscha bisher noch nie verlassen. Thailand dagegen ist Teil der westlichen Welt: Dort gibt es Geldautomaten, eine U-Bahn, Seven-Eleven-Supermärkte, McDonald's und Kentucky Fried Chicken.

Sreykeo fiel fast nicht auf. Nur einmal, als der Bus nach der

Grenze für eine Pinkelpause an einer Autobahntankstelle hielt. Der Fahrer drückte auf die Hupe, um allen zu signalisieren, dass sie wieder einsteigen sollen. Nur sie kam nicht zurück. Alle warteten. Nachdem ich ausgestiegen war, um sie zu suchen, sah ich, dass sie auf dem Dach des Busses saß. Ich fragte sie, was sie da oben mache. Sie sagte, vom Geruch der Klimaanlage würde ihr schlecht werden, es würde nach Plastik stinken. Sie wollte die Fahrt über die Autobahn auf dem Dach sitzend verbringen, wie sie es gewohnt war.

Wenn man aus Kambodscha kommt, wirkt Bangkok erdrückend groß: Ein Dschungel aus Hochhäusern und verschlungenen mehrstöckigen Autobahnen, durch dessen Tiefen sich der ewige »traffic jam« wälzt. Offen gesagt, ich war ein bisschen enttäuscht, dass der Anblick des Lichtermeeres mich mehr beeindruckte als sie. Wir nahmen ein Zimmer in einem Gästehaus in Banglamphu, dem Touristenviertel rund um die Khao Sun Road.

Sreykeo hatte ein anderes Zeitgefühl als der Rest der Stadt. Sie konnte stundenlang einem Mann zugucken, der am Straßenrand Blumen aus Seife schnitzte. Oder die Guppys in dem Terrakotta-Topf auf der Terrasse des Gästehauses beobachten, wie sie auseinanderschossen, wenn sie mit dem Finger die Wasseroberfläche berührte, um dann um so neugieriger zurückzukehren. Sie konnte immer wieder einen Löffel Milchpulver in ihren Kaffee geben, nur um zu betrachten, wie es sich auflöst und spiralförmige Muster in das Braun zeichnete. Sie sah eine Frau, die Reis auf die Straße warf, um die Tauben zu füttern. Als ich sie fragte, ob wir nicht weitergehen könnten, sagte sie, sie wolle zählen, wie viele Tauben kommen würden, bis der Reis aufgepickt ist. Einmal sahen wir einen Mann, der eine Angel in einen Fluss hielt. Als ich sie fragte, worauf sie warte, sagte sie, sie wolle wissen, wie groß der Fisch wäre, den er fangen würde. Sie verfügte über eine andere Form der Wahrnehmung, die mir nur als Erinnerung aus meiner Kindheit vertraut war.

Ich wollte ihr etwas von der anderen Welt zeigen. Sie müsse unbedingt McDonald's kennenlernen, sagte ich ihr. Sie fragte, was das sei. Ich erklärte ihr, dass es auf der ganzen Welt McDonald's-Läden gebe, in fast jedem Land und in fast jeder Stadt – und überall schmecke das Essen exakt gleich. Nur in Kambodscha gebe es McDonald's nicht. Das Essen sei schrecklich, aber man müsse es wenigstens einmal in seinem Leben probiert haben, das gehöre einfach dazu.

Sie wehrte sich mit Händen und Füßen dagegen. Wir kämpften im Spiel, ich schob sie durch die Glastür, sie hielt sich an dem Griff fest, und ich löste ihr mit sanfter Gewalt jeden Finger einzeln ab. Sie setzte sich, und ich bestellte ihr eine kleine Tüte Pommes frites und einen Double Cheeseburger. Ich machte sogar ein paar Fotos. Schließlich war es ein historischer Augenblick: Sreykeo isst ihren ersten Double Cheeseburger.

Sie aß noch zwei. Wenn ich sie fragte, was sie essen wolle, sagte sie von nun an jedes Mal mit einem kindlichen Strahlen: »Double Chee' Burger!« Nun war ich es, der sich fragte, ob es so eine gute Idee gewesen war, sie zu McDonald's zu bringen. Hätte man mir vor einem Jahr gesagt, dass meine zukünftige Freundin am liebsten Britney Spears hört und Double Cheeseburger isst, hätte ich geantwortet: »Das wird nie passieren.«

Dr. Marlow hatte uns die Visitenkarte eines privaten Krankenhauses in Bangkok in die Hand gedrückt. Es glich mehr einem Hotel als einer Klinik: Ein Mann in einem schwarzen Anzug, der ein Headset trug, half Sreykeo aus dem Tuk-Tuk. Im Eingangsbereich erklang Klaviermusik, statt enger Aufzüge gab es Rolltreppen. Die Krankenschwestern sahen aus wie Stewardessen und schienen vor allem damit beschäftigt, Getränke zu bringen.

Wir trafen uns mit einer Ärztin, die auf Infektionskrankheiten spezialisiert war. Das Ergebnis des Tests konnten wir eine Woche später abholen. Sreykeo hatte 105 000 Virenkopien auf einem Kubikmillimeter Blutplasma. Ich versuchte mir meinen Schock nicht anmerken zu lassen und ein sachliches Gespräch mit der Ärztin zu führen. Sie riet uns, bald mit der Therapie anzufangen. Die Virenlast war hoch, und das bedeutete, dass die Krankheit rasch voranschreiten würde: je mehr Viren, desto weniger CD4-Zellen.

In dem Moment machte ich mir jedoch mehr Sorgen um mich selbst: das gerissene Kondom bei 105 000 Viren auf einem Kubikmillimeter. Je höher die Zahl der Viren, desto höher die Wahrscheinlichkeit, dass ein paar davon in meine Blutbahn gelangt waren. Bisher hatte ich mir eingeredet, dass es unwahrscheinlich sei, dass ich mich infiziert hatte. Jetzt dachte ich das nicht mehr.

Wir fuhren mit dem Bus nach Hause. Ich überlegte mir, ob das vielleicht unser Schicksal sei: verbunden durch ein gemeinsames Virus, bis der Tod uns scheidet.

An dem Abend, als sie zusammenbrach, wollten wir Schlittschuhlaufen gehen. Wir stiegen gerade aus dem Skytrain, als sie zu mir sagte, dass sie nicht mehr weitergehen könne. Ich dachte erst, sie wollte mir sagen, dass sie müde sei. Dann fing sie an zu zittern und sank auf der Treppe zusammen. Ich habe sie unter den Armen gegriffen und in ein Kaufhaus geschleppt, sie dort auf eine Bank gelegt und jemanden vom Sicherheitspersonal geholt. Er sprach kein Wort Englisch, verstand aber, dass eine Frau in Not ist, und war schrecklich nett. Sie durfte sich im Pausenraum des Personals auf ein Sofa legen, ausruhen und Wasser trinken. Dann besorgte er einen Rollstuhl und fuhr sie damit zum nächsten Taxistand. Ich ließ uns zum nächsten Krankenhaus fahren.

Es war das Polizei-Krankenhaus. Auf den Gängen standen

Liegen, dahinter war eine große Tür. Sreykeo lag auf einer Liege in einem großen Raum. Dann sagte man mir, ich solle den Raum verlassen. Das war keineswegs notwendig, sie lag nur auf der Liege und blickte an die Decke, während sie auf ein Blutbild wartete. Man verabreichte ihr eine Kochsalzlösung und gab uns einen Haufen Eisentabletten mit. Ein Schwächeanfall ist ein Schwächeanfall, da kann man nicht viel machen, nur warten, bis er vorbei ist. Sreykeo flehte geradezu darum, dass ich bei ihr bleiben konnte. Es war nicht notwendig, dass ich hinausging, es ging nur um die Einhaltung von Vorschriften. Man schickte mich also raus, und dann wurde die große Stahltür geschlossen. Draußen wartete ich auf einem festgeschraubten orangen Plastikstuhl. Ich war kurz davor, zu randalieren. Was nahmen diese Ärzte sich heraus! Sie konnten auch nichts tun, aber mussten trotzdem die Klappe aufreißen. Ich spürte, dass ich mich verändert hatte. Früher war ich nie wütend oder ausfallend gewesen.

Doing nothing is the best

Ich wollte ein Krankenhaus in der thailändischen Provinz finden, das antiretrovirale Therapien durchführt und das Sreykeo von Kambodscha aus in einer Tagesreise erreichen konnte. Bangkok war zu schwer zu erreichen, zudem waren die Medikamente dort zu teuer. Wir sahen in zwei Wochen sieben verschiedene thailändische Krankenhäuser an. Es war immer die gleiche Prozedur: Sie bekam eine Karte mit einer Nummer ausgestellt, dann wurde ihr Blutdruck gemessen, der Puls gezählt, Fieber gemessen, die Körpergröße notiert und das Gewicht festgehalten. Dann mussten wir stundenlang auf festgeschraubten orangefarbenen Plastikstühlen sitzen und uns thailändische Werbeblöcke auf einem unter die Decke geschraubten Fernseher angucken, bis wir mit einem Arzt sprechen durften.

Am nächsten Tag nahmen wir wieder einen Überlandbus, checkten abends in einem Gästehaus ein und saßen am nächsten Morgen wieder auf einem festgeschraubten orangen Plastikstuhl, um auf einen neuen Arzt zu warten. Ihr Rucksack wurde zu einer Apotheke. Eisentabletten, Paracetamol, Antibiotika, Antimykotika, Vitamine, Augentropfen, Ohrentropfen, Betaisodona. Jeder Arzt gab uns neue Tabletten mit. Sreykeo sortierte die Pillen immer beim Frühstück: Alle, die sie morgens nehmen musste, in einen Beutel, von jeder Farbe eine. Und alle für den Abend in einen anderen Beutel.

Manche Ärzte sagten uns, dass sie leider keine HIV-Therapien durchführten. Manche rieten uns, wir sollten die Therapie anfangen, andere, wir sollten warten, wieder andere konnten uns nichts sagen, weil sie nicht englisch sprachen. Manche machten Hundeaugen, als wir von ihrer Infektion erzählten. Einer sagte uns, es kämen andauernd Infizierte aus Kambodscha zu ihm, er machte aus seiner Verachtung für sie kein Geheimnis. Dann warf er mit einer herablassenden Geste eine Plastikflasche mit den Tabletten auf den Tisch. Was ich gesucht hatte, habe ich nicht gefunden.

Die letzten Tage verbrachten wir auf Ko Chang, einer der Urlaubsinseln im Golf von Thailand. Sie wird vor allem von westlichen Backpackern besucht: weiße Strände, Palmen, Gästehäuser mit kleinen Bambusbungalows, auf der Frühstücksterrasse werden Banana Pancakes serviert. Rucksackreisende sind ja immer auf der Suche nach Bekanntschaften und haben die Angewohnheit, jeden mit den Worten »Hey guys, where are you going?« anzusprechen. Sreykeo erzählte ihnen dann, dass ihr Vater Pol Pots Friseur gewesen sei, und ich gab ihnen meistens zu verstehen, dass ich kein Interesse an Konversation hätte. Sie müssen uns für ein komisches Paar gehalten haben – wir waren auf einer ganz anderen Reise als sie.

Sie war natürlich nicht schwanger. Eines Abends bekam sie ihre Periode. Sie war schwer getroffen. Einen Abend lang sagte sie nichts. Es war ihre letzte Hoffnung gewesen, dass ich sie doch nicht verlassen würde. Mir fiel es schwer zu verheimlichen, wie erleichtert ich war, ich musste vor Erleichterung sogar lachen. »Why are you so happy?«, sagte sie nur.

Das Meer brachte sie auf andere Gedanken. Sie selbst war noch wie ein Kind. Ich saß den ganzen Tag im Schatten einer Palme und sah zu, wie sie den Strand rauf und runter lief. Sie sammelte kleine Muscheln in einer Plastikflasche, um daraus eine Kette zu machen. Dann kam sie angerannt, giggelnd, in der linken Hand die wassergefüllte Flasche, deren Hals sie mit der rechten verschloss. Sie hielt sie hoch, und ich sah darin eine kleine Krabbe. Dem Tier konnte sie ewig zugucken, wie es mit den Scheren die Wände des Glases abtastete. Abends breitete sie die Muscheln auf dem Boden aus, sortierte die weniger schönen aus und füllte die hübschesten in die Flasche zurück. Sie ließ sie nachts neben unserem Bett stehen, sagte »night-night« zu der Krabbe. Am nächsten Tag lief sie ans Meer, um die Krabbe freizulassen, und winkte ihr zum Abschied hinterher.

Wir hatten für die Therapie nur einen Versuch, der nicht schiefgehen durfte. In Deutschland könnte man sich noch einen zweiten leisten. Wenn dort ein Infizierter seine Medikamente nicht regelmäßig einnahm und dadurch seine Kombination verdarb, gab es noch ein breites Portfolio von weiteren Medikamenten – die lediglich Mehrkosten für die Krankenkasse verursachten. In Kambodscha gab es nur zwei Kombinationen, gegen die das Virus auch noch Kreuzresistenzen entwickelt hatte: Wenn es gegen die erste resistent würde, würde gleichzeitig auch die zweite ihre Wirkung verlieren.

Ich musste an alles denken. Wenn sie mal nicht an die Medikamente kommen würde – dann wäre es das gewesen. Was, wenn ihr jemand eine Flasche mit den falschen Tabletten verkaufen würde, und sie könnte das Etikett nicht lesen? Was, wenn Thailand mal für ein paar Wochen seine Grenzübergänge schließen würde, wie es in der Vergangenheit schon öfter vorgekommen war? Was, wenn das Krankenhaus geschlossen würde? Und hatte ich immer das Geld, um ein Visum für Thailand, die Arztkosten, die Tabletten, die Bustickets, das Gästehaus zu bezahlen? Außerdem hatten wir keinen Arzt, dem wir vertrauten. Dr. Marlows Unterlagen über HIV waren von 1997 – aus einer Zeit, als man noch kaum Erfahrung mit der antiretroviralen Therapie besaß. Das hieß, ich musste zumindest so viel wissen, dass ich beurteilen konnte, ob der Arzt wusste, was er tat. Ich konnte nicht entscheiden, wann und wo wir die Behandlung beginnen sollten. Keine Therapie ist besser als eine schlechte. Nichtstun ist manchmal das einzig Richtige. Aber es kann einem sehr schwerfallen.

Am Tag meiner Abreise waren wir aufgewacht und hatten wortlos wartend nebeneinander im Bett gelegen. Mein Bus nach Bangkok ging mittags. Es hatte die letzten Tage über häufig warme Regenschauer gegeben. Ich war vier Wochen hier gewesen und hatte doch das Gefühl, dass ich nicht das getan hatte, weshalb ich hierhergekommen war, dass ich irgendetwas vergessen hatte. Dann stand ich auf und packte meinen Rucksack, ich stopfte die Sachen irgendwie hinein. Sie musste in Thailand bleiben und auf ein Röntgenbild warten.

Wir verabschiedeten uns am Busterminal für die Überlandbusse in Chantaburi. Der Fahrer drückte auf die Hupe, als Signal, dass alle einsteigen sollten. Sie sagte: »Go now«, und als ich mich nicht bewegte, nochmal lachend: »Go now.« Ich hielt ihre Hand und dachte, ich sollte noch irgendetwas sagen, aber ich wusste nicht was. Und dann sagte sie: »I need you. Don't forget.«

Es war kalt im Bus. Der Regen lief an der Fensterscheibe herunter, doch die Klimaanlage war voll aufgedreht. Ich dachte darüber nach, was sie gesagt hatte. »I need you. Don't forget.« Warum sagte sie mir, dass ich sie nicht vergessen sollte? Glaubte sie, ich würde das tun?

Happy birthday

Der Flieger landete an meinem Geburtstag in Frankfurt. Meine Eltern holten mich am Flughafen ab. Sie hatten mir einen Geburtstagskuchen in einer Pappschachtel mitgebracht, den Kuchen, den meine Mutter jedes Mal bäckt, wenn eines ihrer Kinder Geburtstag hat: ein Schokoladen-Nuss-Kuchen mit einem Überzug aus Aprikosenmarmelade und einer Glasur aus Bitterschokolade. Ich erzählte ihnen wenig. Meine Mutter betrachtete die Entwicklung mit sehr großer Sorge. Sie sagte mir: »Wenn ich dir mit Sreykeo helfen soll, dann sag es.« Doch ich wusste nicht, was sie tun konnte. Die einzige mögliche Hilfe wäre Geld gewesen, und danach wollte ich nicht fragen.

Ich fuhr noch am gleichen Tag weiter nach Hamburg. Am Bahnhof holten mich Tillmann und Annette ab. Sie brannten auf dem Bahnsteig Wunderkerzen ab und sangen »Happy birthday«. Ich hatte immer noch meine Flip-Flops an und fror entsprechend. Annette schenkte mir einen weißen Plastikritter von Playmobil – eine humorvolle Anspielung. Ich fühlte mich allerdings überhaupt nicht als weißer Ritter.

Tillmann gab mir ein Notizbuch und einen Kugelschreiber als Geschenk. Es war einer von diesen Kugelschreibern, die angeblich von der NASA entwickelt wurden und auch unter Schwerelosigkeit und bei Feuchtigkeit funktionierten. »Weil du bald unter erschwerten Bedingungen recherchieren wirst«, sagte er leicht zynisch lächelnd. Ich hatte es ganz vergessen. Wir hatten noch ein Gespräch ausstehen.

Wir gingen zusammen in ein Restaurant in St. Pauli essen, aber ich war kein guter Gesprächspartner. Meine innere Uhr war fünf Stunden voraus, ich hatte Kopfschmerzen und feuchte Hände.

Die ersten Symptome stellte ich fest, als ich im Bett lag. Es waren die Lymphknoten an den Leisten. Sie fühlten sich dick und hart an, unter der Haut konnte ich sie wie rohe Erbsen ertasten. Ich tastete nach meinen Mandeln, sie waren ebenfalls geschwollen. Die Erschöpfung der Reise, dachte ich. Bestimmt eine Sommergrippe.

Als ich am nächsten Tag aufwachte, hatte ich Schnupfen und einen rauen Hals. Ich nahm zwei Schmerztabletten und fuhr in die Redaktion. Ich kam kaum die Treppe hoch.

Nach einer Woche gab ich den Suchbegriff »Sommergrippe« bei Google ein. Sie sollte nur ein paar Tage dauern. Ich hatte bereits von der akuten Phase gelesen. Die meisten denken, dass eine HIV-Infektion nicht an äußeren Symptomen zu erkennen sei. Das stimmt nicht ganz. Ich las es in einem Standardwerk über die Behandlung der Krankheit.

»Nach einer Inkubationszeit von einigen Tagen bis wenigen Wochen nach der HIV-Exposition manifestiert sich in der Mehrzahl der Fälle eine grippeähnliche Erkrankung.« Ich hatte über drei Wochen Fieber und geschwollene Lymphknoten. Zu lange für eine Grippe. 105 000 Virenkopien auf einem Kubikmilliliter. Ich betrachtete die Welt auf einmal durch eine neue Brille. Es war, als würde die Sonne nur für die anderen scheinen, aber nicht mehr für mich. Sie machten ihr Diplom, gründeten ein Geschäft oder eine Familie, planten ihre Zukunft. Ich nicht. Zu behaupten, ich hätte Angst vor dem Tod gehabt, wäre zu viel gesagt. Es war eher ein niedergeschlagenes Das-hat-mir-gerade-noch-gefehlt-Gefühl.

Ich dachte darüber nach, welche Versicherungen ich vor einem HIV-Test abschließen sollte. Wenn ich durch HIV meinen Beruf nicht weiter ausüben könnte und keine Versicherung hätte, würde das den sozialen Abstieg bedeuten: keine Arbeit, keine Berufsunfähigkeitsversicherung, keine Altersvorsorge. Und wer will schon einen HIV-Infizierten einstellen. Es bedeutete auch, dass ich die Therapie für Sreykeo nicht bezahlen könnte.

Die Anbieter von Lebens- und Berufsunfähigkeitsversicherungen in Deutschland haben irgendwann festgestellt, dass der Prozentsatz an HIV-Infizierten unter ihren Kunden viel höher ist als im Bevölkerungsdurchschnitt – und die haben sie nicht gerne als Kunden. Könnten sie mir nachweisen, dass ich bereits vor dem Abschluss einer Versicherung von der Erkrankung wusste, würden sie mir jede Leistung verweigern. Wenn ich schon mit HIV leben müsste, dann wollte ich wenigstens so gut versichert sein, wie es eben geht. Und deshalb ließ ich mich erst mal nicht testen, auch wenn mich die Ungewissheit wahnsinnig machte.

Am wichtigsten war die Berufsunfähigkeitsversicherung. Ich machte einen Termin mit einem Versicherungsvertreter aus, einem netten älteren Herrn. Ich versuchte, alle Fragen zur Gesundheitsprüfung so beiläufig wie möglich klingen zu lassen und meine Aufregung zu unterdrücken. Ich war so überzeugt, infiziert zu sein, dass ich einen Test gar nicht mehr für nötig hielt. HIV war nicht mehr nur eine Abkürzung für mich. Ich wusste, wie es roch, wie es sich anfühlte. Es war real geworden.

Freak

Die Beziehungen zu meinen Freunden litten unter meinen Problemen. Wir trafen uns zu dieser Zeit mehrmals die Woche in der Wohnung eines Freundes, kochten zusammen, und wenn wir vor einem Haufen dreckigen Geschirrs saßen, wurde meistens ein Joint herumgereicht, den ich immer mit den ironischen Worten ablehnte: »Ich habe meine Prinzipien: Niemals weiche Drogen!« Was immer ein paar Lacher auslöste. Aber an einem Abend hatte ich doch an dem Joint gezogen. Ich dachte, er würde mir vielleicht guttun. Um mich hatten alle die gleichen roten Augen, das Gekicher und das breite Gelaber, das ein Joint mit sich bringt. Ich blickte an mir hinunter, und plötzlich glaubte ich fühlen zu können, wie sich die Viren von meinem Penis aus über die Lymphknoten in den Leisten und dann im ganzen Körper ausbreiteten. Ich bekam nasse Hände. Ich versuchte langsam zu atmen und dachte, dreh jetzt nicht durch, lass dir nichts anmerken.

Nach meiner Rückkehr von der zweiten Reise nach Kambodscha hatte sich das Verhältnis zu meinen Freunden verändert. Wir sprachen immer weniger über Sreykeo. Wenn wir zusammensaßen, war ein Teil von mir immer abwesend, er war nie ganz von der Reise zurückgekehrt. Die Melancholie wurde abgelöst von einer viel harscheren Depression. Ich verlor jedes Zeitgefühl. Meine Stummheit muss für meine Freunde so ausgesehen haben, als hätte ich das Interesse an ihnen verloren.

Das Schlimmste an dem Virus ist nicht die Aussicht zu sterben. Das kommt als Letztes. Vorher wird man auf den Status eines Opfers reduziert. Es macht impotent. Es macht fruchtlos. Man wird zu einer bemitleidenswerten Figur. Jemand, der ein Problem ist. Der seine Eltern ins Unglück stürzt. Das ganze Leben wird im Rückblick zu einem Fehlschlag.

Ich habe meine Freunde nie um Hilfe gebeten. Hätten sie gewusst, wie sie mir helfen können, dann hätten sie es auch getan. Doch ich wusste ja selbst nicht, wie. Mit Geld? Auf keinen Fall, ich hätte sie nur mit in diesen Strudel gezogen und damit ihre Freundschaft aufs Spiel gesetzt. Mit Rat? Was sollten sie mir in einer solchen Situation raten? Der einzige mögliche Rat wäre gewesen, Sreykeo aufzugeben. Und das kam für mich nicht in Frage.

Und dann waren da meine Schuldgefühle. Schließlich hatte ich mir alles selbst eingebrockt, ich war an allem selbst schuld, ich musste auch selbst damit klarkommen. Ich schämte mich entsetzlich für alles. Ich schämte mich dafür, eine Last für alle zu sein. Wenn ich in den Spiegel blickte, dachte ich »du Freak«. Ich lebte wie in einer dunklen Parallelwelt: im Gefühl, als hätte ich etwas verbrochen, als hätte ich ein dunkles Geheimnis, das niemand erfahren darf. Ständig in der Sorge, dass jemand bemerken könnte, wie durchgedreht ich bin. Und immer darauf bedacht, den Schein zu wahren. Ich musste möglichst normal wirken, keiner durfte merken, wie es um mich stand, oder wie wenig Geld ich beispielsweise hatte.

Gemeinsame Aktivitäten kosten Geld, Geld, das ich nicht hatte. Man kann nicht mit seinen Freunden in eine Kneipe gehen, sich an den Tisch setzen und sagen: »Ich trinke nichts, weil ich kein Geld habe.« Es geht einfach nicht, also müssen sie einem das Bier ausgeben. Wer Freunde haben will, braucht Geld, um Getränke, Essen, Taxen und Geburtstagsgeschenke zu bezahlen. Das ist einfach so. Wenn wir ausgingen, kaufte ich mir ein Bier und trank es den ganzen Abend nicht aus, damit ich mir nicht noch ein zweites kaufen musste. Ich rauchte ihre Zigaretten. Wenn wir uns zum Essen trafen, brachte jeder einen Wein mit, nur ich nicht. Ich aß, aber sagte nichts.

Wir wurden uns auch zunehmend fremd, weil meine Freunde ein anderes Bild von meiner Beziehung zu Sreykeo hatten als ich. Sie hatten Sreykeo nie kennengelernt. Sie sahen in meiner Beziehung zu ihr eine Form von christlicher Nächstenliebe. Ich dagegen verstand uns als eine Schicksalsgemeinschaft. Dies wird oft als Gutmenschentum missverstanden – und nicht als das, was es ist: eine ganz normale Beziehung.

Einmal hatte ich einem Bekannten ein Bild von ihr gezeigt. Er war überrascht, wie gesund sie aussah, denn er hatte sich Sreykeo als ein Gerippe vorgestellt. Er war geradezu enttäuscht, nachdem ich ihm erzählt habe, dass wir ganz normal miteinander schlafen – nur eben mit Kondom. »Jetzt wirkt eure Beziehung so profan auf mich«, sagt er. Und das war sie ja auch, ganz profan. Aber er hatte sie als eine Form christlicher Selbstaufopferung interpretiert. Kein Wunder, dass er mich für durchgedreht hielt.

Meine Freunde mussten auch denken, ich sei verrückt geworden. Ich tat Dinge, die nicht mehr nachvollziehbar waren. Ein Teil von mir lebte in einer anderen Welt, in der andere Werte herrschten. Sreykeo hatte ganz andere Härten erlebt. Sie hatte keine Medikamente. Wie ich konnte ich mich da beklagen, dass ich kein Geld für Konsum hatte?

Es hat lange gedauert, bis ich jemandem von meiner Sorge über eine HIV-Infektion erzählen konnte. Ich sagte es als Erstes Sebastian. Ich traf ihn auf der Straße, nahm ihn am Arm und zog ihn in den Hausflur. »Ich muss dir was sagen, alleine.« Ich konnte nicht warten, bis wir in seiner Wohnung waren. »Ich glaube, ich habe mich infiziert.« Dann erzählte ich ihm von den Symptomen. Er lehnte erst mal an der Wand und sagte nichts. Ich glaube, die Nachricht war für ihn besonders schockierend – schließlich war er es, der mich zu dieser Reise überredet hatte. Doch er wirkt gleichzeitig auch erleichtert: »Jetzt weiß ich endlich, was mit dir los ist.«

Wir tranken ein Bier in Altona. Ich hatte mal wieder keine Zigaretten und fragte ihn, ob er eine habe. Er sagte nein und deutete auf den Aschenbecher an einem leeren Nachbartisch. Dort hatte sich jemand eine Zigarette angezündet und sie dann vergessen. Ich zeigte ihm einen Vogel: »Spinnst du? Da kann ich mir ja sonst was holen!« Die unfreiwillige Ironie wurde mir erst klar, nachdem ich sie bereits ausgesprochen hatte. Er fiel fast vom Stuhl vor Kichern. Ich musste auch lachen. Wie lange hatte ich das nicht mehr getan.

Footprints

Sebastian fragte mich, warum ich mich nicht endlich testen lasse. Er erklärte mir, dass das Gesundheitsamt HIV-Tests durchführt, die nicht nur kostenlos, sondern auch anonym waren.

Die Sprechstunden lagen während meiner Arbeitszeit, also sagte ich meinen Kollegen, ich hätte einen »Arzttermin« – was weder gelogen noch wahr war. Das Bernhard-Nocht-Institut befindet sich in St. Pauli auf einem Hang über der Elbe. Gemalte Fußstapfen auf dem Boden zeigen den Weg vom Empfang zu den HIV-Tests. Nach meinem Namen wurde tatsächlich nicht gefragt, man erstellte einen Code aus dem ersten Buchstaben des Vornamens meiner Mutter und aus meinem Geburtsdatum. Im Wartezimmer saßen viele Mädchen, die mit ihrem Vater da waren.

Zu dem Test gehörte ein Gespräch. Ich erwischte einen der Ärzte, die einen mit Hundeaugen anblicken. Ich erzählte ihm von dem gerissenen Kondom und von meiner Freündin. »Wo kommt Ihre Freundin her?«, fragte er sofort. Ich wusste, warum er fragte: Der Subtyp E, der sich in Südostasien verbreitet hat, gilt als besonders leicht auf heterosexuellem Weg übertragbar.

Ich sagte, sie käme aus Thailand, um das Gespräch zu verkürzen. Vielleicht wusste er nicht, wo Kambodscha liegt.

»Hatten Sie denn Symptome?«, fragte er.

»Ja.«

Er seufzte wieder. Er sagte mir, ich könnte das Ergebnis in einer Woche abholen. Die Ungewissheit wurde noch größer. Ich starb fast vor Anspannung.

Mein Bruder nahm mich eines Tages in der Kantine der Zeitung zur Seite. Unser Gespräch stand immer noch aus. Er sagte, meine Arbeit in der Redaktion sei kaum mehr tolerierbar, und dass ich kurz vor einer Abmahnung stünde, weil ich unkonzentriert und vollkommen abwesend arbeiten würde. »Es ist eine Katastrophe.« Ich kam zu spät zur Arbeit. Ich vergaß Dinge, konnte mich auf nichts mehr konzentrieren. Es war, als hatte mein Kopf ein Leck, als wäre ein Teil davon abgestorben. Dann fing er an zu weinen und sagte: »Ich brauche auch meinen Bruder zurück.« Ich saß da zwischen Matjesfilet und Königsberger Klopsen mit Brechbohnen und wusste nicht, was ich tun sollte. Ich sah nicht mehr, was um mich herum passierte. Ich war es, sein kleiner Bruder, von dem er immer hoffte, dass er mal etwas Besonderes tun würde.

Aus mir war ein depressiver Freak geworden, der sich wahrscheinlich mit HIV infiziert hatte. Und vor mir saß Tillmann, der nicht nur mein Bruder, sondern auch mein Teamleiter war, und weinte. Was war nur mit mir geschehen? Mein Leben war ein einziges Chaos geworden. Ich blickte in den Spiegel und sagte mir: herzlichen Glückwunsch. HIV würde den sozialen Abstieg besiegeln. Zuerst würden mich meine Freunde bemitleiden, dann würden sie mich verlassen. Die Aussicht, sabbernd, Selbstgespräche führend und unter einer Brücke Passanten anpöbelnd zu enden, schien mir damals nicht weit entfernt.

Aber ich machte weiter. Denn auf der anderen Seite fühlte ich einen grimmigen Stolz in mir. Es war das erste Mal, dass ich nicht jemanden imitierte, mein eigenes Leben wählte und das Risiko, das damit verbunden war, akzeptierte. Es veränderte mich. Machte mich flexibler – ich konnte auf meinen bisherigen guten Lebensstandard verzichten, weil es nötig war. Ich sah diese Zeit als eine Art Kriegszustand: Man hat Angst, man hofft, dass man stark bleibt, man sagt sich immer wieder »Es wird irgendwann vorbei sein«, man tut, was notwendig ist, man hofft, dass man es in einem Stück überlebt. Aber man beschwert sich nicht. Was mein Umfeld als zunehmende Verrottung ansah, sah ich als notwendige Maßnahme. Ich wurde pragmatischer, aggressiver, weniger verträumt, weniger egozentrisch. Ich konnte mich selbst besser leiden.

Ich hatte damals nur ein Ziel vor Augen: Eine HIV-Therapie zu organisieren, die nicht schiefgehen konnte. Dazu war es unbedingt notwendig, dass wir nicht abhängig von einem Medikamentenlieferanten, einem Arzt oder einer Nichtregierungsorganisation waren. Das hieß für mich, dass ich genug über die Behandlung wissen musste, um die Qualität eines kambodschanischen Arztes beurteilen zu können und um, wenn notwendig, die Behandlung selbst durchzuführen. Ich ackerte alle Standardwerke über die HIV-Behandlung durch und breitete in meiner Wohnung Papiere mit aufgemalten Pfeilen aus, die sich zu Baum-ähnlichen Gebilden formten. Jede Abzweigung stand für ein Ereignis, das im Laufe der Therapie eintreten konnte, jeder daraus hervorgehende Pfeil für eine mögliche Maßnahme. Auf einem Papier stand zum Beispiel »AZT + 3TC + Nevirapin als Firstline-Kombination«. Ein Pfeil führte zu »Hämoglobin < 8 g/dL, Anämie durch AZT«, von hier führte ein Pfeil zu »AZT reduzieren auf 250 mg, als Einzeltablette geben wenn möglich«, ein anderer zu »AZT durch D4T ersetzen, auf Kombipräparat umsteigen«. Und so weiter. Ich lernte es einfach alles auswendig, als wären es Vokabeln. Ein Freund von mir, Hi-Khan, half mir bei den Recherchen in Kambodscha. Er ist als Flüchtlingsjunge aus Kambodscha nach Deutschland gekommen, hier aufgewachsen und leitet heute Sorya, eine kleine Organisation, die einige Schulen in Kambodscha betreibt. Er klapperte mit seinem Mototaxifahrer Apotheken, Pharmaimporteure, UN-Büros und NROs ab, um herauszufinden, wo man in Phnom Penh welche Medikamente bekommen konnte. Ich wartete immer ungeduldig auf seine E-Mails.

Meinen Eltern sagte ich natürlich nichts von meiner Angst vor einer Infektion mit dem HI-Virus. Ich konnte nicht mit ihnen darüber reden. Stattdessen versuchte ich den Anschein zu erwecken, ich würde alleine klarkommen. Sie hätten sich viel zu viele Sorgen gemacht.

»They never give me warm«

Sreykeo hatte ihrer Familie schließlich erzählt, dass sie sich infiziert hatte. Doch das war eher unbeabsichtigt geschehen. Am Telefon erzählte sie mir, wie es passiert war. Sie war mit der Mutter in Streit geraten, es ging um ihre Zahnbürste. Normalerweise hatte die Familie ein paar zerkaute Bürsten auf einer Ablage im Bad herumliegen, und jeder benutzte gerade die, die ihm in die Hand kam. Jetzt kaufte sich Sreykeo eine eigene. Nach dem Benutzen ließ sie sie nicht im Badezimmer liegen, sondern nahm sie mit und versteckte sie unter ihren Sachen. Die Mutter hatte es gesehen und sie angeschrien, ob sie sich für etwas Besseres als den Rest der Familie halte? Sreykeo sagte nein, sie habe ihre eigene Zahnbürste, weil sie HIV-positiv sei und nicht wolle, dass sich ihre jüngere Schwester auch noch infiziert. Ihre Mutter schrie nur, sie lüge doch, sie wolle sich nur wichtig machen, und verdrosch sie mit einem Kleiderbügel.

Es half Sreykeo überhaupt nicht, dass ihre Mutter wusste, dass es stimmte. Sie sagte nur: »Wenn du stirbst, schmeißen wir deinen Körper in den Straßengraben. Für Djiat bezahlen wir ein Begräbnis, aber dich schmeißen wir in den Straßengraben.« Es war wohl richtig gewesen, ihr möglichst lange nichts von der Krankheit zu erzählen. Sreykeo schluchzte. »They never give me warm. They never do any good to me.«

Sreykeo heizte den Konflikt ihrerseits an. Sobald sie Streit mit der Mutter oder ihrer älteren Schwester bekam, sagte sie, wenn sie erst mal in Deutschland sei, müssten sie ohne sie klarkommen. Sie würde ihnen nicht helfen. Das war eine wirkungsvolle Drohung, denn ohne Sreykeo würden sie noch weiter in die Armut absacken. Als Aidskranke würde ich sie niemals heiraten und nach Deutschland holen, entgegnete ihre Mutter dann boshaft. Und redete auf sie ein, dass sie mich nach mehr Geld fragen sollte, es hätte keinen Sinn, weitergehende Hoffnungen in mich zu setzen, ich würde ja ohnehin nicht wiederkommen.

Es wäre alles so viel einfacher gewesen, wenn sie ohne die Familie gelebt hätte. Ich muss zugeben, dass ich selbst die Familie in erster Linie als ein Problem empfunden hatte, das amputiert werden musste wie ein fauliges Bein. Könnte sie sich nicht eine Wohnung nehmen und ohne die Familie leben? Wer nicht unter einem gemeinsamen Dach lebt, hat auch keine Verpflichtungen füreinander, versuchte ich mir einzureden.

Die Familie brauchte immer Geld. Die Mutter hatte Schulden zurückzuzahlen oder die Miete war noch nicht gezahlt oder Djiat brauchte Medikamente. Da ihre HIV-Infektion immer deutlicher sichtbar wurde, fiel ihre ältere Schwester als Geldquelle aus. Die Mutter setzte sie unter Druck, damit

Sreykeo Geld an sie weitergab. Sie sagte zum Beispiel: »Wenn du uns das Geld nicht gibst, schmeißt uns der Vermieter aus der Wohnung.« Oder sie versuchte, ihr ein schlechtes Gewissen einzureden: »Wir haben nur so hohe Schulden, weil wir dir das Krankhaus bezahlt haben, als du mit fünfzehn krank warst.«

Dabei hätten sie viel Geld sparen können, wenn sie nur etwas organisierter gelebt hätten. Sie hätten zum Beispiel einmal am Tag einkaufen, kochen und zusammen essen können. Stattdessen aß jeder an Straßenständen, wenn er gerade Geld hatte. Sobald er nach Hause kam, schnorrten ihn die anderen an, damit sie sich ebenfalls etwas auf der Straße kaufen konnten. Das führte dazu, dass die Schwestern einfach nicht nach Hause kamen, wenn sie etwas Geld in der Tasche hatten. Manchmal verschwanden die Schwestern dann ganze Tage lang und wohnten bei Bekannten. Die Familie hatte zwar gemeinsame Schulden, aber jeder gab sein Geld für sich aus. Die Mutter schrie und prügelte, aber sie konnte ihrer Familie keine Führung geben.

Und nicht nur die Familie verschlang Geld. Arztbesuche und die Medikamente waren teuer. Dr. Marlow verlangte für jeden Termin 20 Dollar, egal wie lange er dauerte. Oft leitete er sie weiter, zu einem Augen-, zu einem Frauenarzt, die wieder bezahlt werden mussten. Sreykeo musste Medikamente kaufen und Röntgenaufnahmen, Blutbilder, CD4-Tests machen lassen. Irgendwann stellte ich verwundert fest, dass die Frau am Western-Union-Schalter meine Personalausweisnummer problemlos auswendig kannte.

Wenn Sreykeo am Telefon anfing, leise zu sprechen, wusste ich schon, dass sie kein Geld mehr hatte. Manchmal brüllte ich sie dann an, oder ich sagte ihr einfach: »Sorry, I can't help you.« Es folgte meist eine große Stille. Das Geld zerstörte mein Vertrauen in sie, denn es lag nah, anzunehmen, dass sie nur wegen des Geldes mit mir zusammen war. Das sagte ich ihr auch, und das wiederum zerstörte ihr Vertrauen in mich.

Sie versuchte, dieser Konfrontation aus dem Weg zu gehen, indem sie sich Geld lieh. Wenn ich ihr dann Geld schickte, ging das sofort wieder für die Rückzahlung der Schulden drauf. Dann rief sie erneut an und fragte mit leiser Stimme, ob ich ihr Geld schicken könne – allerdings erst, wenn sie seit zwei Tagen nichts mehr gegessen hatte. Irgendwann fing ich an, die Überweisungen mit Kreditkarte zu bezahlen, mein Dispositionskredit war längst überzogen. So schaukelten sich meine und Sreykeos Schulden hoch. Wenig Geld zu haben ist eine Sache – gar kein Geld zu haben etwas vollkommen anderes.

Ich muss fairerweise dazusagen, dass ich schon Schulden hatte, als ich von meiner ersten Reise nach Asien zurückkehrte, das brachte mein sorgenfreier Lebenswandel mit sich. Aber nun wurde die Situation unlösbar. Jeder Blick auf den Kontoauszug wirkte wie ein Schlag in den Magen, die Schulden summierten sich zu einem Vielfachen meines Monatsgehalts. Irgendwann gab der Automat noch nicht mal in der kurzen Zeitspanne etwas her, in der mein Gehalt bereits eingezahlt, die Miete aber noch nicht abgebucht war.

Ich stand jeden Morgen eine Stunde früher auf, um zur Zeitung zu kommen, weil ich mir das S-Bahn-Ticket nicht leisten konnte. Stattdessen stapfte ich zu Fuß durch die halbe Stadt. In meinem Kühlschrank stand nur noch eine Flasche Bratensoße. Die Kantine der Zeitung wurde meine Rettung, denn dort konnte ich essen und mit meinem Hausausweis bezahlen – das Geld wurde von meinem Gehaltskonto abgezogen. Problematisch waren die Wochenenden: Manchmal wurde ich fast wahnsinnig vor Hunger. Dann kramte ich in den Schränken und suchte nach irgendetwas Essbarem, das sich halbwegs genießbar kombinieren ließ. Manchmal aß ich Sachen wie Reis mit Kokosflocken und Ketchup.

Ich musste sparen. Es heißt ja, Essen selbst zu kochen sei billiger als auswärts zu essen, aber das stimmt nur begrenzt. In

Altona gab es nämlich einen Türken, der »Pomm-Döner« verkaufte: eine große Tüte voller fettiger Pommes und Dönerfleisch. Ich bezweifle, dass man irgendwo mehr Kalorien für zwei Euro bekommt. Ich kratzte oft meine letzten Groschen zusammen, um einen Pomm-Döner zu kaufen, als handle es sich um das Geld für meinen nächsten Schuss. Es war zum Verzweifeln, wenn mir zehn Cent fehlten – eine läppische Münze, für die ich mich früher kaum gebückt hätte.

Ich tüftelte einen Einkaufsplan aus. Unschlagbar billig sind die Fertiggerichte aus der Tiefkühltruhe bei Aldi. Obst ist viel zu teuer. Es ist besser, sich für das Geld einen Stapel Tiefkühlpizza und Vitamintabletten zu kaufen. Außerdem sollte man immer Haferflocken im Haus haben: man kann nicht mehr Kohlenhydrate für sein Geld bekommen. Gleich danach kommt Reis. Er hat zudem den Vorteil, dass man ihn mit allem Möglichen kombinieren kann. Fett und Kohlenhydrate sind nicht teuer. Teuer sind Proteine. Die günstigste Proteinquelle ist übrigens Putenfleisch und Thunfisch aus der Dose.

Ich kündigte die Internet-Flatrate, E-Mails konnte ich schließlich bei der Arbeit versenden. Viel Geld kann man auch bei Hygieneartikeln sparen. Aus irgendeinem Grund konnte ich es früher nicht ertragen, meine Haare mit etwas anderem als Markenshampoo zu waschen. Ich dachte, es wäre, als müsste ich meine Haare mit Flusswasser waschen. Nassrasieren ist sehr teuer, aber wenn man sich mit stumpfen Klingen rasiert, sieht man bald übel aus. Jetzt wurde mir klar war, warum Rasierklingen die am häufigsten gestohlenen Waren sind. Ein elektrischer Trockenrasierer hat sich schnell amortisiert.

Die nächste Finanzquelle: Altglas. Ich nahm Wasserflaschen aus der Redaktion mit, sammelte das Altglas zu Hause, löste es ein und kaufte mir davon zu essen. Längst kaufte ich strategisch ein. Was ich bei Aldi nicht bekam, holte ich bei Penny, was ich bei Penny nicht bekam, bei Lidl, aber nur wenn es wirklich nötig war. Klopapier und Kaffee konnte ich in der Redaktion mitgehen lassen.

Um zu wissen, wie viel ich schon eingekauft hatte, nahm ich einen Taschenrechner zum Einkaufen mit. Meine größte Sorge war, dass ich an der Kasse stand, einen Haufen Kleingeld auf das Band legte – und dann würde es nicht reichen und ich müsste etwas zurückgeben. Das wäre das Erniedrigendste gewesen.

Möglicherweise war ich der Einzige in Altona, der löchrige Jeans trug, weil er tatsächlich kein Geld hatte, um sich neue Hosen zu kaufen. Auch für den Friseur hatte ich kein Geld. Einmal habe ich versucht, mir die Haare selbst vor dem Spiegel zu schneiden, manchmal schnitt sie mir meine Schwester. Zum Glück habe ich Locken, die verzeihen vieles.

Ich telefonierte regelmäßig mit Sreykeo, doch wir sprachen fast nur noch über Testresultate: CD4, Transaminasen, Hämatokrit. Es gab immer eine Krankheit, über die man reden musste. Sie hatte Sehstörungen und musste zum Augenarzt, dann gab es wieder eine Mittelohrentzündung. Oder war es immer noch dieselbe, die nur kurzfristig von den Antibiotika unterdrückt worden war? Sie verstand natürlich nicht, was die Ärzte ihr erzählten. Stattdessen scannte sie Rezepte und Testresultate in einem Internetcafé ein, schickte sie mir per E-Mail, und ich erklärte ihr dann am Telefon, was sie bedeuteten.

Doch wir führten auch die Rituale unserer Beziehung weiter, etwa das Fauch-Ritual, das wir während meines letzten Aufenthaltes in Kambodscha gefunden hatten: Am Ende eines Telefongesprächs fauchten wir uns an wie zwei Raubtiere. Es klang sehr süß, wenn sie das machte, wir mussten jedes Mal lachen. Das Fauchen schien aus einer anderen Zeit zu stammen – aus der Zeit vor dem Virus. Es half.

Schließlich zog sie aus der Wohnung der Mutter aus und nahm sich ein kleines Zimmer in der Stadt. Sie sagte, sie befürchtete, mich zu verlieren, wenn sie weiter bei ihrer Familie bliebe. Natürlich erzählte ich ihr nicht, dass ich mir sicher war, mich ebenfalls infiziert zu haben. Warum sollte ich das tun? Sie würde sich nur schuldig fühlen. Und das würde die Situation noch komplizierter machen

Negative

Als ich das Testergebnis abholen ging, bat ich Sebastian, mich zu begleiten. Schon an der Art, wie die Ärztin die Tür ihres Büros öffnete und uns hereinbat, erkannte ich, wie es lautete. Es war, als würde mein Leben wieder von Schwarz-Weiß auf Farbe umgestellt. Negativ. Sie sprach noch eine Weile mit uns, dass wir immer Kondome benutzen sollten und so weiter, was Ärzte eben sagen müssen, und Sebastian fragte sie ein bisschen über ihre Arbeit aus, was Journalisten eben so fragen müssen. Dann hielt sie mir ein Marmeladenglas mit Kondomen hin und fragte mich, ob ich einmal tief hineingreifen wolle. Ich lehnte dankend ab, ich kaufe mir meine lieber selbst.

Wir schlenderten durch St. Pauli. Ich sprach nicht viel. Ich blickte wie neu auf meine Hand und sagte mir: Diese Hand hat kein Aids. Diese Hand hat kein Aids. Diese Hand hat kein Aids. Dann riss der Himmel auf, und direkt vor uns reflektierte das Kopfsteinpflaster die Sonnenstrahlen. »Wenn ich eine Reportage über dich schreiben würde«, meinte Sebastian, »würde ich mit dem Moment enden, in dem die Sonne hervorkommt. Wäre doch ein geiler Schluss!« Ich hätte ihn im Scherz treten können, musste aber selbst lachen.

Es war nur meine Einbildungskraft gewesen. Es ist mir ein bisschen peinlich, das alles zu erzählen – vor dem Hintergrund, dass Sreykeo tatsächlich das Virus in sich trägt und sich den Horror nicht nur eingebildet hat, sondern ihn wirklich erlebt.

Meine eingebildete Infektion hatte meine Haltung allerdings komplett verändert. Auf einmal konnte ich mich in ihre Lage versetzen. Ich verstand, was es bedeutet, Aids zu haben, ich konnte die Isolation, die Hoffnungslosigkeit nachempfinden. Das hat meine Entscheidung, mit ihr zusammenzubleiben, beeinflusst.

Bangkok

Im Januar 2005 brach ich zu einer neuen Reise auf. Wir wollten uns in Bangkok treffen. Ihr Bus war morgens um sechs Uhr in Phnom Penh abgefahren, doch wann er abends eintreffen würde, wusste niemand. Die Straße nach Thailand war damals nämlich noch nicht vollständig asphaltiert, es konnte vorkommen, dass einer der überladenen Lastwagen in eine Erosionsrinne geriet, umstürzte und für Stunden die Straße blockierte.

Ich hatte ein Zimmer im »Rooftop Garden Guesthouse« gemietet, eines der billigeren Gästehäuser in Banghlamphu, ohne Frühstücksterrasse, Flatscreenfernseher und Massageservice. Eigentlich sollte es, wie der Name versprach, eine Dachterrasse haben, aber jedes Mal, wenn ich nach ihr fragte, hieß es, sie würde gerade renoviert – jetzt schon im dritten Jahr.

Ich hasse es, warten zu müssen. Immer wieder lief ich zu der Stelle gegenüber der Polizeistation, an der ihr Bus ankommen sollte, fand sie nicht, trottete wieder ins Gästehaus, fragte nach ihr, um gleich wieder zur Polizeistation zurückzugehen.

Ich wollte in Bangkok noch einen Virenlasttest bei Sreykeo durchführen lassen. Das war eine Voraussetzung dafür, um mit der Therapie zu beginnen. Man muss die Menge der Viren zu Beginn der Therapie messen, um später beurteilen zu können, ob sie erfolgreich verläuft. Die Menge der HI-Viren muss sich spätestens nach einem halben Jahr so weit reduziert haben, dass die Präzision der gängigen Testverfahren nicht ausreicht, um sie nachzuweisen. Im Medizinerdeutsch heißt das, die Virenmenge sinkt »unter die Nachweisgrenze«. Etwas genauer: unter 50 HIV-Kopien auf einem Milliliter Blutplasma. Es ist die frohe Botschaft für alle Infizierten, die Zahl, wonach sie auf jedem Testresultat als Erstes suchen: unter 50. Das bedeutet, das Virus ist unter Kontrolle. Und das heißt: »Du hast Zeit.«

Meine Entscheidung, mit der Therapie zu beginnen, hatte mit Medizin wenig zu tun. Ihr CD4-Wert – die Zahl der weißen Blutkörperchen jener Sorte, die von dem Virus als Wirt benutzt werden – war in den letzten Monaten auf 340 gesunken. Die meisten Ärzte in Südostasien hätten noch länger gewartet. Aber wir brauchten die Therapie. Die ständigen Erkrankungen verstörten und verängstigten Sreykeo. Und mich ebenso. Wir brauchten zur Abwechslung endlich mal wieder gute Nachrichten.

Das Virus machte es für uns unmöglich, unsere Probleme zu lösen. Sreykeo konnte keine Arbeit aufnehmen oder auch nur einen Sprachkurs machen, da sie ständig krank war. Es war gar nicht in erster Linie das regelmäßige Fieber oder ihre Kraftlosigkeit, was sie zermürbte. Ihr Stolz wurde zerstört. Die Voraussetzung für jede Eigeninitiative ist Stolz. Um zu einem Bewerbungsgespräch zu gehen, braucht man Selbstbewusstsein. Wie soll man das entwickeln, wenn man Eiterbeulen am Kopf hat und chronische Durchfälle? Wer eine fremde Sprache lernen will, braucht Disziplin und den festen Glauben, dass dies für die Zukunft nützlich sein wird. Wie soll man die Disziplin aufbringen, wenn man nicht weiß, wie lange man leben wird?

Das Schlimmste aber war, dass das Virus unsere Beziehung beinahe zerstörte. Es hatte mir zuletzt in Hamburg kaum noch Freude gemacht, mit ihr zu telefonieren. Immer nur neue Hiobsbotschaften, neue Krankheiten, immer nur die Themen Geld, Medikamente, Blutwerte. Dann war die Telefonkarte leer, wir sagten noch kurz »I love you!«, und schon ertönte das Freizeichen.

Ich fühlte mich wie ein Faustkämpfer, der in einer Ecke steht und nur noch versucht, die Deckung oben zu halten. Er kann nichts mehr machen, nur noch einen Schlag nach dem anderen einstecken. Es heißt immer, dass ein Kampf nicht mit den Fäusten, sondern im Kopf entschieden wird. Das stimmt. Fäuste sind nicht unwichtig, aber die Entscheidung fällt im Kopf: Denn es kommt der Moment, in dem sich einer der Kontrahenten wünscht, dass es aufhört. Wo er seine Ruhe haben will. Es gibt für ihn immer diese eine Möglichkeit, den Kampf schnell zu beenden. Verlieren. Aufgeben. Sich fallen lassen. Er fängt an, sich zu wünschen, am Boden zu liegen und der Gnade seines Gegners ausgeliefert zu sein. Er lässt seine Blocks etwas langsamer werden, und sein Wunsch wird ihm erfüllt.

Es macht keinen Unterschied, ob man um eine Beziehung kämpft oder um sein Leben: Es kommt der Punkt, an dem man sich entscheidet, zu verlieren. Und wir waren nicht mehr weit von ihm entfernt. Es hätte sie ihr Leben gekostet und mich meine seelische Gesundheit. Aber wir hätten unsere Ruhe gehabt. Keine Verantwortung mehr, die Dinge einfach laufen lassen. Wir hätten nichts mehr gehabt, um das es sich zu kämpfen lohnt. Verlieren ist verführerisch. Wenn man einmal verloren hat, ist man bereit, immer wieder zu verlieren. Man muss keine Angst vor der Zukunft haben, denn man weiß, was sie bringen wird. Man kann nichts mehr falsch machen.

Ein Verlierer zu sein bedeutet totale Freiheit. Es ist verlockend wie die zweite Dosis Heroin. Deshalb war es egal, was uns die Ärzte sagten, der CD4-Wert war nicht entscheidend. Entscheidend war, dass wir aus dieser Ecke herauskamen. Wir mussten endlich wieder durchatmen können. Deshalb brauchten wir die Therapie. Jetzt.

Wir liefen zufällig auf der Straße ineinander. Ihre Haare waren von der Busfahrt völlig aufgelöst. Sie klammerte sich an meinen Armen fest und biss mir in die Schulter. Wir hatten uns wieder.

Am nächsten Morgen fuhren wir zu einer anonymen Klinik des Thailändischen Roten Kreuzes, die speziell für HIV-Patienten eingerichtet worden war. Dort konnte man relativ günstig alle notwendigen Tests durchführen lassen, zwar nicht umsonst, aber zum Selbstkostenpreis.

Die Einrichtung befand sich in einem alten Wasserturm und sah überhaupt nicht wie eine Klinik aus. Kein Taxifahrer kannte sie, es gab am Eingang kein Schild, ohne eine genaue Wegbeschreibung konnte man sie nicht finden. Ich habe es später oft gesehen, dass HIV-Kliniken von außen nicht als solche zu erkennen sind – sonst würde niemand dorthin gehen. Niemand möchte, dass die vermeintliche Schande, die Krankheit zu haben, öffentlich gemacht wird.

Wir holten das Testergebnis eine Woche später ab. Ihr CD4-Wert war etwas gesunken, zugleich war auch die Virenlast nach unten gegangen, auf 55 000 Kopien, aber das hatte wenig zu bedeuten. Jetzt brauchten wir noch die Medikamente. Wir hätten sie natürlich in Thailand kaufen können, allerdings hatte ich im Internet gelesen, dass sich die thailändische Regierung dazu bereit erklärt hatte, ihre Medikamente nach Kambodscha zu exportieren. Wir brauchten eine Quelle, die zuverlässig war und die die Medikamente nicht nur einmal liefern konnte, sondern Monat für Monat, ohne Unterbrechung. Wer konnte das gewährleisten?

Living in a box

Unser Taxi hielt mitten in der Nacht vor Sreykeos Wohnung in Phnom Penh. Bei einem unserer Telefongespräche hatte sie mir bereits erzählt, das Zimmer sei »s'at«, was so viel wie »sauber und schön« bedeutet. Allerdings hatte sie mich auch gewarnt, dass ich darin wahrscheinlich nicht aufrecht stehen könnte. Ich hatte gefragt, ob es denn ein Fenster hätte – was man bei kambodschanischen Wohnungen nicht voraussetzen kann. »No, but room is very s'at!«, hatte ihre Antwort gelautet. Ich kam also nicht gerade mit hohen Erwartungen nach Phnom Penh, aber als ich alles nun tatsächlich sah, geriet ich schlichtweg in Panik. Das war kein Zimmer. Es war ein Kästchen.

Bei dem Gebäude handelte es sich um ein zweistöckiges Mietshaus auf der dem Walkabout gegenüberliegenden Straßenseite, ungefähr Anfang der siebziger Jahre gebaut. Bereits das Treppenhaus war beängstigend. Es war nur ein lichtloser Spalt, kaum breiter als meine Schultern, und ich habe wirklich kein besonders breites Kreuz. Dafür habe ich Platzangst.

Auf einem Absatz stolperten wir über eine Gruppe Jugendlicher, die um eine Kerze herum Jaba rauchten, ein Gemisch aus Metaamphetaminen. Das Treppenhaus führte auf einen Balkon, von dem aus man in einen großen Raum im ersten Stock gelangte. Auf dem gekachelten Boden saß eine Gruppe Frauen, rauchte, trank Bier und spielte Karten, ein Handtuch diente als Spieltisch. Jede saß im Schneidersitz und hatte ihr Geld zusammengerollt zwischen die Zehen gesteckt, damit es nicht geklaut oder vom Deckenventilator herumgewirbelt wurde.

Von der anderen Straßenseite her war die Musik aus dem Walkabout zu hören. Durch die Jasminsträucher auf der Terrasse der Bar hindurch konnte ich die Mädchen an den Pooltischen sehen. Zwischen den beiden Gebäuden war eine bunte

Lichterkette über die Straße gespannt, als sollte sie deren Verbundenheit unterstreichen.

Die gesamte Wohnung gehörte einer Familie, die auch noch ein paar weitere Mädchen aus dem Walkabout hier leben ließ; diese brachten oft Freundinnen mit, dann wieder waren alle für einige Tage komplett verschwunden. Es war schwer zu schätzen, wie viele Menschen hier eigentlich lebten. Für die Mädchen hatte man im hinteren Teil der Wohnung eine zweite Decke aus Holz eingezogen, über der waren kleine Zimmerchen eingerichtet, die wie Schwalbennester nebeneinanderhingen. Eines der Kästchen kostete 40 Dollar im Monat.

Sreykeo hatte das Zimmer ganz links gemietet. Mit einem mutlosen Seufzen stellte ich meinen Rucksack in eine Ecke und überlegte mir, wie ich hier die nächsten Wochen überstehen sollte. Die Decke des Raums bestand aus nacktem Beton, als Zugang gab es nur eine kleine Holztür, die Sreykeo mit einem Vorhängeschloss verriegelte. Die rechte Wand bestand aus einer beschichteten Pappe, die eigentlich als Kartonage für Sojamilchtüten gedacht gewesen und deshalb mit unzähligen Kindergesichtern bedruckt war. Auf dem Boden lag eine Matratze, die fast den gesamten Raum einnahm.

Sreykeo hatte einen Strauß aus Seerosenblüten gekauft, den sie nun in eine Vase auf einen Plastikhocker stellte; damit wirkte der kleine Raum jetzt nur noch trostloser.

Das Licht kam von einer einzelnen Neonröhre, die über einem Spiegel mit einem weißen Plastikrahmen hing. Dieser war mit Fotos beklebt: Da war ein Foto von mir, wie ich vor einem Wasserfall in der Provinz Mondulkiri stand. Ich hatte ihr das Foto per E-Mail geschickt, offenbar hatte sie es in einem Internetcafé ausgedruckt; mittlerweile bestand es nur noch aus einer Ansammlung von Grautönen auf gewelltem DIN-A4-Papier. Daneben das Foto von uns beiden, das in dem kleinen Studio aufgenommen worden war: Sie im goldüberladenen

Khmer-Kleid, ich in einem lächerlichen schwarzen Anzug, wir zusammen einen verstaubten Strauß Plastikblumen haltend.

Ferner ein Bild von meiner Familie, das ich ihr mit der Post geschickt hatte: Alle saßen auf der Terrasse eines Ferienhauses in Mecklenburg, Annettes Tochter hatte sich einen gelben Spielzeugplastikeimer über den Kopf gezogen, als sei es ein Hut.

Daneben hing ein Foto von ihrer vietnamesischen Freundin Ty Lai und deren Mann Terry, einem Amerikaner. Ty Lai hatte als Kinderprostituierte in Svay Pak gearbeitet, einem Dorf, das fast ausschließlich aus Bordellen besteht. Weil es elf Kilometer außerhalb von Phnom Penh liegt, wird es von den Sextouristen K11 genannt. Als sie Terry kennenlernte, war er achtzig und sie zwölf. Jetzt war sie Anfang zwanzig, er war über neunzig und hatte Krebs.

Ich konnte in dieser Nacht kaum schlafen. Sreykeo hatte einen Albtraum, aus dem sie mit einem Schrei aufwachte. Sie hatte regelmäßig solche Träume, einer handelte davon, wie sie langsam ertrinkt und niemand ihr Rufen hört.

In dem Wohnkästchen neben uns war eine Katze eingeschlossen, ein misstrauisches Tier, das offensichtlich, was mir bekannt vorkam, Platzangst hatte. Jedenfalls schrie es wie ein jähzorniges Kind und sprang dabei von Wand zu Wand. Dann war es auf einmal still. Bis jemand anfing, das Haus neben uns mit einem Presslufthammer zu zerlegen, es fühlte sich an, als sei die Baustelle ungefähr einen Meter von meinem Kopf entfernt.

Beim Aufstehen stieß ich mir den Kopf an der Betondecke. Als Nächstes stellte ich fest, dass die Katze in unseren Raum gekommen war: Sie hatte ein Loch in die Pappwand gerissen und sich dann über unseren getrockneten Fisch hergemacht; die Mäuse, die sie eigentlich fressen sollte, hatten ihr offensichtlich noch dabei geholfen. Und meine Kollegen glaubten, ich würde Urlaub machen.

Ich war einfach zu groß für das Zimmer. Ich stieß mir so oft den Kopf, dass ich mir eine primatenähnliche Haltung angewöhnte: den Rücken gebeugt, die Arme sinnlos vor dem Körper baumelnd, ängstlich nach dem nächsten Hindernis Ausschau haltend, das die Wohnung für mich bereithielt. Und davon gab es viele. Da war der T-Träger über der Tür, der mich als Erstes morgens nach traumlosem Schlaf begrüßte. War ich dem weißen Pinscher der Wohnungsbesitzerin ausgewichen, der nach meinen Füßen schnappte, rannte ich in die Holzkonstruktion, die die Kästchen hielt. Der Treppenspalt wurde nur von einer einzigen depressiven Glühbirne beleuchtet, die mehr Schatten als Licht verbreitete, und genau dort, wo sie keines hinwarf, lagen die Stufen aus irgendeinem Grund besonders weit auseinander, was ich schmerzhaft lernen musste. Nach jedem Sturz starrte ich im Treppenhaus konzentriert auf meine Füße, um nur in den nächsten T-Träger zu laufen.

Zu meiner Überraschung war ich nicht der einzige Westler, der sich so eine Wohnsituation antat. In dem Kästchen neben uns wohnte Patrick zusammen mit An, einem Mädchen aus dem Walkabout, beide waren sie Anfang zwanzig. Er war Australier mit einem bubenhaft ehrlichen Blick, sie war Khmer, hübsch, aber etwas langweilig. Vor zwei Monaten war er als Backpacker hierhergekommen, nun arbeitete er, wie so viele Westler in Phnom Penh, als Englischlehrer. In der Hierarchie der Weißen stehen die Englischlehrer in Phnom Penh ziemlich weit unten, knapp über den Unberührbaren – den Rucksacktouristen.

Die Lehrer haben den Ruf, ein Haufen alkoholabhängiger Puffgänger zu sein, Patrick widerlegte dieses Klischee nicht. Er zog sich morgens mit blutunterlaufenen Augen eine Anzughose und ein blaues Hemd an und ging eine Klasse kambodschanischer Studenten unterrichten. Dann lag er nachmittags unrasiert und bekifft auf dem Balkon, bevor er nachts mit An von Neuem durch die Bars zog. Trotzdem mochte ich ihn, wie ich mich offenbar zu jeder gescheiterten Existenz hingezogen fühle.

Allerdings gingen wir nie zusammen aus. Er hatte gerade Phnom Penh und die Freiheiten, die es bot, frisch für sich entdeckt. Der »Girls, Guns 'n' Gunja«-Lifestyle der Stadt hatte ihn eingenommen, er suchte das Abenteuer, die Gefahr, das Erlebnis, den Kontrollverlust. Genau davon hatte ich die Schnauze voll.

Auch Sreykeo wollte mit den beiden lieber wenig zu tun haben. Sie mochte An nicht. Ich fragte sie einmal ein bisschen über das Mädchen aus, als sie gerade auf dem Fußboden unseres Kästchens unsere Kleider in einer großen Plastikschüssel wusch.

»Why you want to know about An?«, fragte sie. Sie war immer misstrauisch, wenn ich Fragen über andere Mädchen stellte.

Doch sie erzählte mir, was sie wusste. An war Khmer, stammte aber aus Kampuchea Krom, einem Teil von Vietnam, in dem eine starke kambodschanische Minderheit lebt. Sie war mal mit einem gewissen Andy verheiratet gewesen, einem Briten, der für einen Fernsehsender in Phnom Penh arbeitete, und sie hatten sogar ein Kind zusammen, doch die Beziehung scheiterte. Nach Sreykeos Meinung war ein Grund für die Trennung gewesen, dass An immer Geld brauchte, aber Sreykeo wusste nicht wofür. Als er nichts mehr hatte, habe sie ihn verlassen. »Andy became skuad.« Skuad, verrückt. Andy habe angefangen, Metaamphetamine zu rauchen und Heroin zu spritzen. Seine Eltern kamen extra aus England angereist und nahmen das Kind mit, ihn aber ließen sie hier. Später hatte er sich eine Videokamera von Sreykeo ausgeliehen, die ihr jemand geschenkt hatte, und ihr seinen Reisepass als Pfand gegeben; sie bekam sie nie wieder zurück. Was aus ihm geworden ist, weiß keiner. Und An stand wieder am Pooltisch im Walkabout – bis Patrick auftauchte.

Der Reisepass eines Briten, den ich bei meinem ersten Aufenthalt in Kambodscha in La Building gefunden hatte – ein kleines Teil des großen Puzzles. Dennoch konnte ich Sreykeos Vergangenheit nie ganz erfassen. Teile von ihr tauchten unerwartet auf, wie Wasserleichen, die aus der Tiefe an die Oberfläche trieben. Manchmal stieß ich auf einen Hinweis, einen Namen, eine Bekannte, da war jemand, der sie auf der Straße ansprach, und ich versuchte, etwas von ihr zu erfahren. Sie erzählte mir das eine oder andere, gerade genug, um meine Frage zu beantworten. Bis sie immer wieder sagte: »I can't remember all.«

Einmal fand ich ein Foto, das sie mit einem Mann zeigte, einem Weißen. Sie hob es tief vergraben in ihrem weißen Blechkästchen auf. Es war offensichtlich von einem der Fotografen aufgenommen worden, die vor Wat Phnom warteten, um Fotos für Touristen zu machen. Der Mann posierte hinter ihr, schlang die Arme um sie, legte sie vor ihrem Bauch zusammen und lächelte unsicher. Ich fragte, wer das sei, und sie sagte: »First customer.« Er sah exakt so aus, wie man sich einen Sextouristen vorstellt: Sandalen und weiße Socken, Shorts, ein Schnauzbart, Brille, die Haare gingen ihm aus. Es war ein Deutscher. Sie sagte, sie war damals neunzehn, sprach noch kein Englisch und so konnten sie sich kaum verständigen. Als er sich von ihr verabschiedet hatte, habe er sie umarmt. Sein Herz habe laut geklopft und er habe geweint. »Really like a small child.«

Ich fragte, wo sie ihn kennengelernt hatte. Im Walkabout, antwortete sie. Eine Freundin habe sie dorthin mitgenommen, sie sei allerdings nur zum Schauen hingegangen, nicht zum Arbeiten. Er habe sie gesehen und beobachtet, dann sei er zu ihr gekommen und habe gefragt, ob sie sich neben ihn setzen wolle. Sie hatte gesagt: »I not know.« Sie hatte Angst vor Weißen.

Beim Abschied gab er ihr 200 Dollar und seine Telefonnummer in Deutschland. Sie hatte lange Zeit gehofft, dass er wiederkommen und sie heiraten würde. Sie rief ihn unzählige Male von einem Internetcafé aus an, aber sie hörte nur eine automatische Ansage.

»›Kein Anschluss unter dieser Nummer?‹«

»Yes.«

»And then you started working in the Walkabout?«

»Yes. But I can't remember all.«

Wir gingen hin und wieder ins Walkabout. Weil es nahe lag, weil die anderen Bars auch nicht besser waren und weil ich es in dem Kästchen nicht lange aushielt. Außerdem fand jeden Freitag der »Joker Draw« statt, eine Art Lotterie, und Sreykeo hoffte, auf diesem Weg unsere finanziellen Probleme lösen zu können. Dienstags wurde ein Poolwettbewerb veranstaltet, meistens machte sie dabei einen zweiten oder dritten Platz. Der Preis war ein Gutschein, von dem wir uns ein Frühstück mit Toast, Rührei, Beans, Kaffee, Orangensaft und Würstchen leisten konnten.

Einmal kam der australische Besitzer der Bar, zu mir herüber. Er reichte mir die Hand und sagte: »Hello, Benjamin.« Ich wunderte mich – ich mochte das Milieu nicht und hatte dort nie mit jemandem gesprochen. Woher kannte er meinen Namen, und weshalb wollte er mir die Hand geben?

Nach und nach lernte ich die Geschichten der Mädchen aus dem Walkabout kennen. Mit den wenigsten habe ich selbst gesprochen – sie hätten mir nichts über sich erzählt. Außerdem versuchte Sreykeo, mich von ihnen fernzuhalten.

Die meisten Besucher der Bar hatten ein Bild von den Mädchen, das von einem zum anderen weitererzählt wurde wie eine urbane Legende: Unter den Mädchen in den westlichen Bars gäbe es keine Opfer von Menschenhandel, denn schließlich seien sie alle »Freelancer«, die auf eigene Rechnung arbeiteten und daher kommen und gehen konnten, wann sie wollten. Das Geld würden sie ihrer Mutter geben, die auf dem Land lebte und damit ihre Geschwister ernährte. Das war die Version, an die die meisten westlichen Bewohner und Besucher von Phnom Penh glauben wollten – und ich selbst auch lange.

Ich wollte von Sreykeo mehr über das Leben der Mädchen erfahren.

»About what are the girls talking all day?«

»I don't know. About men.«

»What are they talking about the men?«

»They tell each other, which is bad man.«

»Men who hurt the girls?«

»Yes.«

»Do they talk about their families?«

»No. Never.«

»Do they talk about HIV?«

»No.«

»They are together in the bar 24 hours a day. They must be talking about something else.«

»They talk about each other. Which girl is good and which is bad. And they talk about playing pool.«

Es war wie bei jedem Kollegenverhältnis – man sprach über die Arbeit. Die meisten der Mädchen kamen nicht aus Kambodscha, wie ich automatisch angenommen hatte, Sreykeo schätzte, dass etwa die Hälfte von ihnen Vietnamesinnen waren. Ein weiteres Viertel waren Mädchen wie An, die zwar in Vietnam aufgewachsen waren, aber von der kambodschanischen Minderheit abstammten. Nur ein Viertel der Mädchen war in Kambodscha geboren.

Es gab eine Clique von knapp einem Dutzend Vietnamesinnen, die um zwei Anführerinnen herum organisiert waren:

Ata und Aileen. Sie lungerten meist auf ein paar Barhockern in einer Ecke am Pooltisch im Erdgeschoss herum. Ata hatte einen watschelnden Gang, etwas eng zusammenstehende Augen und eine rotblond gefärbte, hüftlange Mähne, die sie nach jedem Stoß am Pooltisch mit einer ausholenden Geste von den Schultern auf den Rücken schwang. Sie schien eher gefürchtet als beliebt zu sein. Wenn sie die Bar betrat, nahm sie den Queue in die Hand, obwohl auf der Liste der Herausforderer eigentlich noch eine Reihe andere Mädchen standen. Die schickte sie mit einer verächtlichen Handbewegung weg und verließ sich darauf, dass die anderen Vietnamesinnen sie verteidigen würden.

Die Mädchen der Clique spannten sich untereinander keinen Kunden aus. Dagegen versuchten sie so oft es ging, den Kambodschanerinnen die Männer abspenstig zu machen und sie an ihren eigenen Tisch zu führen. Hatte ein Mädchen dann einen Mann an der Hand, brachte sie ihn dazu, auch den anderen Drinks zu kaufen. Das schien ihnen leichtzufallen. Die Männer taten es gerne, wenn sie selbst schon ein paar Bier getrunken hatten und sich nun plötzlich in einer Runde junger Frauen wiederfanden, die ihnen bescheinigten, »very handsome« zu sein.

Manche der Mädchen mieteten sich zusammen eine Wohnung, in der sie ihre Kleidung aufbewahren konnten. Zum Schlafen hielten sie sich dort allerdings kaum auf, sie verbrachten vierundzwanzig Stunden im Walkabout und warteten auf jemanden, der sie ins Heart of Darkness mitnahm. Dort hofften sie auf einen Touristen zu stoßen, mit dem sie in das Lakeside-Viertel weiterziehen konnten. Wenn sie niemanden fanden und das Heart um zwei Uhr zumachte, gingen sie zurück ins Walkabout, wo sie auf die Mädchen trafen, die wie sie ebenfalls ohne Beute aus anderen Discos zurückkehrten.

Auf der Seite der Kambodschanerinnen gab es ebenfalls eine

Clique; sie hatte sich um Dary angesammelt, das Mädchen, auf dessen Geburtstagsfeier wir einst gewesen waren. Beide Gruppen standen in einem ständigen Konkurrenzkampf, jedes Poolspiel wurde dadurch zu einem Politikum. Zwischen Dary und Ata endete eines einmal damit, dass beide mit den Queues aufeinander einschlugen, bis Blut floss. Wenn zwei asiatische Prostituierte mit Queues aufeinander eindreschen, möchte man an einem anderen Ort sein.

Es gab einen großen Unterschied in den Lebensläufen der Vietnamesinnen und der Kambodschanerinnen. Die Vietnamesinnen hatten ihre Heimat verlassen und waren nach Kambodscha gekommen, um hier als Prostituierte zu arbeiten – entweder freiwillig oder erzwungen. In Vietnam ist das Gewerbe nicht nur verboten, sondern wird auch tatsächlich von der Polizei verfolgt. Viele von ihnen wurden im Alter von acht bis zwölf Jahren an ein Bordell in Svay Pak verkauft. Irgendwann hatten sie dort einen Westler kennengelernt, der sie mit ins Walkabout genommen hatte oder in eine andere westliche Bar. Svay Pak ist ein grausamer Fleischmarkt, in dem die Frauen in ärmlichen Holzverschlägen für einige Dollar pro Kunde arbeiten; wenn man dort gewesen war, musste einem das Walkabout wie der Himmel vorkommen. Die meisten hatten keine Familie mehr, die sie ernähren mussten, stattdessen verdienten sie Geld, um sich Kleider, Goldarmbänder, Handys und Jaba zu kaufen. Viel gaben sie gleich wieder vor Ort für Drinks und Bier aus. Manche hatten auch einen kambodschanischen »boyfriend«, dem sie eine Wohnung und Essen bezahlten.

Die Kambodschanerinnen hingegen waren nicht in die Prostitution verkauft worden, sondern meist langsam in sie hineingerutscht. Zwei Dinge hatte sie gemeinsam: Zum einen stammten sie alle aus einer kaputten Familie, in der entweder der Vater gestorben war oder die Eltern sich getrennt hatten. Zum anderen waren sie keine Jungfrauen mehr gewesen, sei es, weil sie vergewaltigt worden waren oder weil sie verlobt waren, dann jedoch verlassen wurden. Damit hatten sie die Möglichkeit verloren, einen Platz in der kambodschanischen Gesellschaft zu finden.

Die Khmer unterscheiden zwischen »weißen« Mädchen und »schwarzen« Mädchen. Was ein weißes Mädchen ist, ist einfach zu erklären: Es bleibt bis zu ihrer Hochzeitsnacht unberührt. Eine Frau, die unverheiratet ihre Jungfräulichkeit verliert, hat ihre Würde verloren und damit keinen Platz mehr in der Gesellschaft. Sie kann nicht mehr heiraten, oder nur als Zweitfrau. Sie ist ein schwarzes Mädchen geworden. Ohne einen Mann kann sie keine Familie gründen, und ohne eine Familie ist sie nichts. Sie hat kein Gesicht, sie hat niemanden, der im Alter für sie sorgt, niemanden, der sie zum Arzt bringt, wenn sie krank ist.

Beim Alltagstratsch erfuhr ich von den Schicksalen der Mädchen. Eines hatte in einem kambodschanischen Biergarten gearbeitet. Sie war ein weißes Mädchen und ging nie mit einem Mann mit. Eines Nachts fuhr sie mit dem Fahrrad nach Hause, als sie ein Auto von der Straße abdrängte. Ein Mann stieg aus, ein betrunkener Gast aus dem Biergarten, und vergewaltigte sie; er ließ sie neben der Straße liegen und gab ihr einige Geldscheine. Als sie es ihrem Vater erzählte, schlug er sie. Ihre Mutter setzte sie am nächsten Tag in ein Auto nach Phnom Penh.

Ein anderes Mädchen hatte eine Beziehung zu einem Weißen, der für eine Firma in Phnom Penh arbeitete. Er umwarb sie ein halbes Jahr auf die kambodschanische Art: immer unter Aufsicht eines älteren Bruders. Dann ließen ihre Eltern die Kontrolle schleifen. Als sie mal nicht in der Stadt waren, verbrachte sie ein Wochenende in der Wohnung ihres Freundes. Sie glaubte, sie würden ohnehin heiraten, warum sollte sie also auf ihre Jungfräulichkeit achten. Sie lebten ein halbes Jahr zusammen. Als sie eines Tages von einem Besuch in der Provinz zurückkehrte, stellte sie fest, dass ihr Freund das Land verlassen hatte, sein Vertrag war nicht verlängert worden, er hatte ihr aber nichts davon erzählt.

Ihm war natürlich bewusst, dass sein Verhalten nicht nur für westliche Verhältnisse schäbig war – aber möglicherweise ahnte er nicht, dass er darüber hinaus ihr Leben für alle Tage versaut hatte. Es gab für sie jetzt nur noch eine Möglichkeit, ein normales Leben zu führen: Sie musste jemanden aus dem Westen finden, der sie heiraten würde.

Die Frauen durchlaufen einen Prozess. Sie fangen in der Bar an und unterhalten sich mit Männern, lassen sich zu Drinks einladen und flirten mit ihnen. Wenn sie das Gefühl haben, dass der Mann sie wirklich mag, würden sie vielleicht mit ihm schlafen. Irgendwann stellen sie dann fest, dass ihr Lover abgereist ist, also werden sie es mit einem anderen probieren, der sie ebenfalls verlässt. Vielleicht ist irgendwann ein Familienangehöriger krank, und sie brauchen schnell Geld. Jetzt werden sie zum ersten Mal für eine schnelle Nummer »upstairs« gehen. Irgendwann kommt der Punkt, an dem sie alle ihre Illusionen fallen lassen und nur noch Geld verdienen wollen. Dann würden sie sich Darys Clique anschließen. Vielleicht werden sie dann irgendwann erfahren, dass sie sich mit dem HI-Virus infiziert haben. Dann ist sowieso alles egal. Niemand wird sie noch heiraten.

Wenn ein neues Mädchen als Bedienung in der Bar anfing, wachten die schwarzen Mädchen über sie. Sie warnten sie, nicht so zu enden wie sie, gaben ihr Tipps, welche Männer gut seien und welche schlecht. Sie rieten ihr zum Beispiel: »Der da drüben will nur ein Mädchen für eine Nacht.« Oder sie drohten: »Wenn ich dich einmal mit Drogen erwische, blüht dir was.«

Als ich am Tresen des Walkabout saß, erkannte ich, dass meine Meinung über die Barmädchen falsch war. Ich hatte sie als Opfer gesehen, die durch die Umstände in die Prostitution gezwungen wurden, und hatte gedacht, man müsse sie »freikaufen«, um ihnen dann Alternativen für ihr Leben aufzuzeigen. Ich dachte, sie täten es, weil sie ungebildet seien, weil sie nichts über HIV wüssten und weil sie keine andere Möglichkeit sähen, Geld zu verdienen. Man müsse ihnen eine Ausbildung geben, als Friseuse vielleicht, oder einen Englischkurs, damit sie ihr Geld auf eine andere Art verdienen. Doch das würde nicht funktionieren – weil sie in den Augen der Khmer immer noch schwarze Mädchen waren.

Sie gingen nicht freiwillig in die Prostitution, und doch war es von allen Alternativen diejenige, die ihnen am ehesten ein Leben in Würde bot. Vielleicht konnten sie einen Mann zum Heiraten finden, oder sie verdienten zumindest viel Geld, um sich Respekt zu erkaufen. Sie wussten alle, was HIV ist. Und sie gingen das Risiko bewusst ein. In ihrer Situation musste der Schritt in die Prostitution als das Vernünftigste erscheinen. Es ist traurig, sich das einzugestehen. Keine Regierung und keine Nichtregierungsorganisation konnte diesen Mädchen helfen. Es gab nur einen Weg, den Schritt in die Prostitution rückgängig zu machen: die Hochzeit. So unwahrscheinlich sie auch war.

Eines Abends zogen wir aus dem Walkabout ins Soho 2 um, eine Bar, die am anderen Ende der Straße lag. Dabei begegneten wir Patrick. Er schwankte und musste sich an der Wand abstützen.

»An left me«, sagte er.

»Why?«

»Because I am a fucking stupid *barang*! She took all my money and when there was nothing left, she went away.«

Er schnaufte.

»Aott luy, aott An«, schob er auf Khmer hinterher. Kein

Geld, keine An. Es war ungewöhnlich, dass ein Mädchen ihrem »boyfriend« sagte, er solle sich zum Teufel scheren, sie muss wirklich keinen Sinn in der Beziehung gesehen haben. Er meinte, er werde nach Vietnam aufbrechen und nie wieder nach Phnom Penh zurückkehren.

Am nächsten Tag sah ich An wieder im Walkabout am Pooltisch stehen. Patrick war natürlich nicht weggefahren. Er kehrte am Abend mit zwei Mädchen in sein Kästchen zurück, ich weiß das genau, denn ich musste lange genug dem rhythmischen Quietschen seines Bettes zuhören – zwischen unseren Betten war ja nur eine Pappwand. Ich konnte gar nicht verhindern, mehr mitzubekommen, als mir lieb war. Am nächsten Tag fiel ihm auf, dass er überhaupt kein Geld hatte, um die Mädchen zu bezahlen. Er rief einen anderen Englischlehrer an, um sich Geld von ihm zu leihen. »Dude, this is fucking serious!«, schimpfte er, offensichtlich wollte ihm sein Kumpel nichts geben.

Wahrscheinlich haben ihm seine Eltern etwas per Western Union geschickt, ein paar Tage später war er jedenfalls tatsächlich verschwunden.

D-Day

Um herauszufinden, wo wir in Kambodscha die richtigen Medikamente für Sreykeo kaufen konnten, gab es nur einen Weg: Wir mussten Nichtregierungsorganisationen fragen, wo sie ihre Pillen herbekommen.

Mit Mitarbeitern von NROs hatte ich allerdings keine besonders guten Erfahrungen gemacht. Ihre Auslegung von political correctness verbietet es ihnen, sich mit einheimischen Frauen einzulassen – sie könnten ja in den Verdacht geraten, sie »sexuell auszubeuten«. Für die Gutmenschen besteht die Welt aus »Ausbeutern« und »Vergewaltigern« auf der einen und »Opfern« auf der anderen Seite. Sie verhalten sich ein bisschen wie Kreuzritter, die Welt ist eingeteilt in Gut und Böse, für die vielen Schattierungen dazwischen sind sie eher blind.

Als Europäer mit einer kambodschanischen Freundin kann man somit von ihnen kaum Hilfe erwarten. Wenn ich sie um Informationen gebeten hatte, war die Antwort meist gewesen, dass Sreykeo an ihrem HIV-Programm teilnehmen sollte – und das war es. Diesmal wollte ich es anders anstellen. Ich zog mir eine schwarze Hose und ein weißes Hemd an, klemmte mir einen Aktenordner unter den Arm und fuhr zu einem NRO-Krankenhaus, von dem ich wusste, dass es HIV-Therapien durchführte. Dort erzählte ich am Empfang, ich würde als Freiwilliger für eine kleine private deutsche Nichtregierungsorganisation arbeiten. Und wir hätten festgestellt, dass zwei Frauen, die in unsere Organisation angestellt waren, mit HIV infiziert seien. Da sie in der Provinz lebten, könnten sie nicht in die Stadt kommen, um an einem der HIV-Programme der NROs teilzunehmen; wir müssten die Medikamente daher selbst kaufen. Ich fragte, ob ich deswegen den Leiter der HIV-Station sprechen könnte.

Es ist eigenartig: Wenn man sagt, man kümmere sich um seine asiatische Freundin, die Aids habe, wird man angesehen, als sei man etwas Pelziges mit acht Beinen. Sagt man dagegen, man kümmere sich aus lauter Selbstlosigkeit um gefallene kambodschanische Mädchen – dann stehen einem alle Türen offen. Man bekommt die private Handynummer, man hört: »Sie können mich zu jeder Uhrzeit anrufen«, und man wird zum Essen eingeladen. Ich habe die Lüge mehrmals erzählt, und sie hat mir jedes Mal geholfen.

So auch diesmal. Der Leiter hieß Paul und war Belgier. Er führte mich stolz durch das Krankenhaus. Da ich inzwischen tatsächlich viel über HIV wusste, konnte ich mit Fachbegriffen wie »Once-daily-regimes« oder »Directly Observed Treatment« um mich werfen. Er schluckte es. Und er gab mir die Information, die ich brauchte. Es gab eine Importfirma, welche die Medikamente aus Thailand importierte und sie auch in geringen Mengen an Privatpersonen verkaufte. Er gab mir sogar eine Liste von Ärzten, die in dem Krankenhaus ausgebildet wurden. Eigentlich durfte er das nicht, denn es war den Ärzten verboten, außerhalb ihrer Arbeitszeit Patienten auf eigene Rechnung zu behandeln.

Jetzt hatte ich alles beisammen. Wir hatten einen auf HIV spezialisierten Arzt, wir hatten eine zuverlässige Quelle für die Medikamente, wir konnten alle Checks durchführen und mit der Therapie anfangen.

Das heißt – noch nicht ganz. Sreykeo musste erst noch verstehen, was die Krankheit eigentlich bedeutete. Sie musste jeden Tag vier Tabletten schlucken, zwei um neun Uhr morgens und zwei um neun Uhr abends, Tag für Tag, für den Rest ihres Lebens. Das ist gar nicht so einfach. Ich finde es schon schwer genug, das eine Woche lang durchzuhalten. Wir kauften ihr als Erstes eine wasserfeste Uhr mit Alarmfunktion. Ich schärfte ihr ein, sie dürfe die Uhr nie ablegen. Dann kauften wir eine kleine Handtasche, denn sie musste die Tabletten den ganzen Tag mit sich herumtragen, und schließlich sollte das niemand sehen, da sonst jeder wüsste, dass sie infiziert war. Schließlich kaufte ich noch den lautesten Wecker, den ich finden konnte, damit sie morgens nie die erste Dosis des Tages verschlafen würde. Sie musste verstehen, was ein Immunsystem ist, warum das HI-Virus sie krank macht und warum sie die Medikamente jeden Tag ohne Unterbrechung nehmen musste.

Es ist gar nicht so einfach, das jemandem zu erklären, der noch nie in seinem Leben etwas von Zellen und Bakterien gehört hat. Ich sagte ihr, die weißen Blutkörperchen seien so etwas wie Polizisten im Körper, und HIV würde sie töten. Sie runzelte die Stirn. Offensichtlich konnte sie nicht verstehen, was gut daran sein sollte, Polizisten im Körper zu haben. Dann kapierte ich, worin das Missverständnis bestand. Polizisten waren für sie Männer in Uniform, die Waffen besaßen und einem Geld abnahmen. Was sollte daran gut sein? »Of course they are not like Cambodian policemen, who just take money! They are like German policemen, who actually help the people.« Jetzt verstand sie.

Ihre Armbanduhr klingelte, es war neun Uhr abends. Es war Zeit, mit der Therapie anzufangen: 300 Milligramm Zidavudin, 150 Milligramm Lamivudin, 200 Milligramm Nevirapin. Es war ein wichtiger Moment für mich. Ich war gereist, ich hatte gelogen, ich hatte mich informiert, es war richtig Arbeit gewesen. Ich hatte lange auf diesen Moment hingearbeitet. Für mich war es meine persönliche Landung in der Normandie. D-Day.

Irgendwie dachte ich auch, es müsste etwas Besonderes geschehen, wenn wir die Therapie anfangen würden. Die Erde müsste beben, der Himmel müsste sich öffnen und der Walkürenritt erklingen. Oder Sreykeo müsste wenigstens ein kleines bisschen grün anlaufen. Stattdessen war der Anfang enttäuschend unspektakulär. Sie schraubte zwei Fläschchen auf und schluckte zwei Tabletten mit etwas Ingwertee hinunter, bestellte sich danach einen Gin Tonic, und dann gingen wir nach Hause. Das war es.

Man hat wieder eine Zukunft, man kann wieder träumen, Visionen entwickeln. Und das heißt: Man kann wieder lieben.

Doch schon in diesem ersten Moment hatte sich viel verändert. Es handelt sich bei den Tabletten um so viel mehr als nur um Medizin. In den Zeitungen wird die Therapie mitunter so dargestellt, als sei sie eigentlich schlimmer als die Krankheit selbst. Und dass sie die Menschen dazu verleite, leichtsinnig zu sein, und daher für die steigende Zahl von Neuansteckungen in Deutschland mitverantwortlich sei. Solche Thesen machen mich wütend. Diese Wirkstoffe sind die größte medizinische Leistung seid der Entdeckung des Penicillins. Sie bedeuten, dass man der Krankheit nicht mehr hilflos ausgeliefert ist. Und das bedeutet, dass man zurückschlagen kann, dass man sich wieder auf das Leben konzentrieren kann, dass man wieder eine Beziehung führen kann. Diese Tabletten sind meine Freunde. Jede einzelne.

House of ghosts

Nach einer Woche wollte Sreykeo in eine andere Wohnung in die Nähe des Königspalasts ziehen. Sie bestand nur aus einem Zimmer, und als ich es zum ersten Mal sah, sah es schlimm aus. Die ausgeblichenen Holzwände hatte jemand mit Papier beklebt, das nun in Fetzen herunterhing und von der Feuchtigkeit des Monsunregens verfärbt war. Es gab drei kleine Fenster, doch es wäre zweifellos treffender gewesen, diese lediglich Öffnungen zu nennen. Dafür gab es eine zweite Wohnungstür, die buchstäblich ins Freie führte – die Straße befand sich zweieinhalb Meter tiefer. Es handelte sich um das erste Stockwerk eines kleinen Hauses, das in einer verwinkelten Gasse hinter dem Königspalast lag. Das Erdgeschoss war aus Ziegeln gebaut, darauf saß ein Zimmer aus Holz mit einem Dach aus Wellblech. Zum Schutz vor Moskitos hatte jemand ein Fliegengitter vor die Fenster geklebt, das inzwischen verrostet und aufgebogen war. Alles war von einer dicken Schicht Staub bedeckt, die sich mit dem zerrissenen Plastikboden verbunden zu haben schien. In dem Raum stand ein Ehebett mit einem kitschigen Kopfteil, das mit Plastikblumen verziert war. Es krachte sofort zusammen, als ich mich draufsetzte.

Das Zimmer sah aus wie der Raum auf Spitzwegs Gemälde

des armen Poeten. Es war gerade groß genug, um darin ein Rad zu schlagen. Aber ich war sofort in es verliebt. Mein Entschluss stand fest: »Let's take it.«

Ein Bad oder eine Küche gab es nicht. Dafür eine Metalltreppe, die zur Gasse hinunterführte. An dem Geländer war ein Waschbecken aus Blech und das Ende eines Gartenschlauchs angebracht: das Bad. Die Toilette musste man sich mit mehreren Familien teilen, Wasser zum Spülen brachte man selbst in einem Eimer mit.

Das Blechdach war an einer Stelle über dem Bett undicht geworden, und jemand hatte eine Konstruktion aus Tüten und zerschnittenen Plastikflaschen gebaut, um das aufgefangene Wasser wieder auf die Straße zu leiten. Sie hatte ihre eigenen Geräusche, das Ganze schien zu atmen. Wenn morgens die Sonne auf das Dach schien, fing das Blech zu ticken an. Ich konnte Stunden damit verbringen, die Geckos zu beobachten, die an der Decke entlanghuschten. Dann wieder jagten Katzen Mäuse und Geckos über das Blechdach, nicht ohne dabei einen unglaublichen Lärm zu veranstalten. Nachts versammelten sie sich auf dem Dach und machten ihre Katzenmusik. Bis dahin hatte ich immer geglaubt, das gäbe es nur in Garfield-Comics. Nun schmiss ich einen Schuh an die Decke, und alle rannten auseinander. Am angenehmsten war es jedoch, wenn nachts einfach nur der Regen auf das Blech trommelte.

Das Ehebett haben wir gleich auf den Müll geschmissen. Dann rissen wir den Plastikboden von den Holzbohlen und kauften einen neuen, diesmal in Sreykeos Lieblingsfarbe rosa. In Kambodscha gibt es ja kein IKEA. Wer wenig Geld hat, hat auch nur wenige Gestaltungsmöglichkeiten für seine Wohnung. Es gibt nur die eine Sorte Plastikstühle, die eine Sorte Klapptische, die eine Sorte Moskitonetze.

Für 20 Dollar erstanden wir eine neue Matratze – ebenfalls in Rosa –, die wir uns von einem Cyclo-Fahrer bringen ließen, und besorgten ein Moskitonetz – natürlich rosa –, das wir über der Matratze aufspannten. Sreykeo hatte mit dem Western-Union-Bonussystem so viele Punkte gesammelt, dass wir von der Bank noch einen Reiskocher und einen Standventilator geschenkt bekamen.

Um die Wände zu verschönern, suchten wir einen Stapel großformatiger Pappbilder aus. Es gibt in Kambodscha viele hässliche Wände zu verdecken, daher hat sich ein eigener Markt für riesige Plakate mit kitschigen Motiven entwickelt. Auf einem war eine Alm in den Alpen abgebildet. Kambodschaner lieben Bilder schneebedeckter Berge, einmal Schnee anzufassen ist ein Wunsch, den viele äußern. Weite und Einsamkeit sind dagegen Begriffe, die sofort Beklemmung bei ihnen auslösen. Also hatte der Künstler per Bildbearbeitungssoftware so viele Mühlen, Kühe und Frauen in Dirndln in das Foto kopiert, dass die Alm wie der Sihanouk-Boulevard zur Rushhour aussah. Auf einem anderen Bild war ein Südseeatoll abgebildet, mit einer Armada aus Segelbooten, die anscheinend gerade in einem »traffic jam« steckten. Ein weiteres Plakat war eines dieser 3D-Bilder, deren Motive man nur erkennen kann, wenn man ein bisschen schielt. Die Marktfrau, die es verkaufte, wusste noch gar nicht, wie das geht. Sie riss die Augen auf, als ich es ihr demonstrierte und aus dem Bild plötzlich ein meditierender Buddha hervortrat. Dann vervierfachte sie den Preis.

Auf dem Boden, zwischen der Matratze und einem alten Schrank, stand ein Hausschrein. Da es eine kleine Wohnung war, war es auch nur ein kleiner Schrein: Ein Häuschen, aus einfachen Holzbrettchen zusammengenagelt. Unter dem Grau der Staubschicht konnte man noch seine signalrote Farbe erahnen. In seiner Mitte stand ein sandgefüllter Becher, in dem hunderte abgebrannter Räucherstäbchen steckten, zwischen denen sich feine Spinnweben spannten. Ich dachte mir: »Da schaut's ja aus wie Sau!«

Während Sreykeo einkaufen war, beschloss ich, als Erstes den Schrein wieder herzurichten – quasi als symbolischer Akt, der den Beginn unseres neuen, aufgeräumteren Lebens zeigen sollte. Zuerst schmiss ich die alten Räucherstäbchen weg. Mit einem Messer, dass ich über einer Gasflamme erhitzt hatte, schabte ich die alten Wachsreste weg. Dann trug ich den Schrein nach draussen, drehte den Gartenschlauch auf, spritzte den Schrein ab und sah voll Befriedigung, wie Staub, Asche und Spinnweben im Abfluss verschwanden.

Plötzlich hörte ich eine aufgeregte Stimme: »What are you doing?« Sreykeo stellte entsetzt die Einkaufstüten ab und drehte den Wasserhahn zu.

»It is for ghost!«, sagte sie.

Ich blickte auf den blitzblanken, aber triefnassen Schrein.

»But it was dirty«, sagte ich.

»You must not touch it!«

»What? You never clean it?«

»No. Only on khmer new year.«

Der Schrein sollte anscheinend eine Art Naturschutzgebiet für tote Ahnen und Hausgeister sein. Deshalb waren die Dinger immer so verstaubt. Vor meinem inneren Auge sah ich eine Versammlung kleiner asiatischer Greise ihre bodenlangen Bärte auswringen und dabei unverständliche, aber umso tödlichere Verwünschungen fluchen.

Betreten wischte ich das Häuschen mit einem Handtuch trocken und stellte es an seinen Platz zurück, wo es inmitten der noch dreckigen Wohnung auffällig signalrot leuchtete.

»What will happen now?«, fragte ich sie. »Do you think the ghosts are angry?«

»You are *barang*. You not know. No problem«, sagte sie.

Am Abend stellten wir eine große Schale mit Früchten und Süßigkeiten vor den Schrein. Das Gute an den Geistern ist: Sie nehmen einem nie etwas lange übel.

Das Verhältnis zu ihrer Familie war durch Sreykeos Auszug völlig zerbrochen. Es gab zwar nie Streit zwischen ihnen und mir, dazu waren sie viel zu pragmatisch. Aber wir konnten uns ja auch gar nicht streiten, da wir keine gemeinsame Sprache hatten. Ihre Geringschätzung zeigte sich auf andere, viel subtilere Weise.

Eines Tages stand Sreykeos Mutter vor unserem Haus und rief nach ihr. Dann kam sie die Metalltreppe herauf und setzte sich auf das Bett. Ich begrüßte sie, auch wenn ich mich über ihren Besuch nicht wirklich freute, und sie grüßte fast schüchtern zurück. Ihr Kommen konnte nur bedeuten, dass sie Geld brauchte, und wahrscheinlich würde es damit enden, dass sich beide anschrien und Sreykeo danach den ganzen Tag schlechte Laune hatte.

Sie sprach mit Sreykeo in ihrer leisen Murmelstimme, die meistens ein Problem ankündigte. Sie murmelte immer, wenn ich im Raum war, obwohl ich ihre Sprache ohnehin nicht verstand. Dann übersetzte Sreykeo, was sie sagte. Es handelte sich, wie erwartet, um ein Problem. Sie habe eine Hepatitis, sagte sie, und daher sei sie bei einem Arzt gewesen, der ihr für insgesamt 50 Dollar Infusionen gegeben habe. Nun fragte sie, ob ich das bezahlen könnte.

Ich glaubte ihr nicht. Zum einen, weil der Betrag, um den es sich handelte, so erstaunlich rund war. Zum anderen wusste ich, dass sie durch ihre Anstellung bei Handicap International krankenversichert war. Warum zahlte die Versicherung nicht? Außerdem verfüge ich über ein bisschen medizinische Allgemeinbildung: Eine Hepatitis erfordert eine langwierige Behandlung, die sich über Jahre hinzieht, sie wird nicht mit einer einmaligen Infusion behandelt. Ich sagte ihr, ich würde mit dem Arzt sprechen und dann die Kosten übernehmen.

Wir gingen zunächst zu Handicap International, und ich fragte nach der Personalleiterin. Die wusste nichts von ausstehenden Arztkosten, sagte uns aber, dass die Versicherung für keine chronischen Krankheiten aufkomme – wie Hepatitis oder HIV. Wir fuhren weiter zu dem Arzt. Er zeigte uns die Leberwerte der Mutter, sie waren tatsächlich erhöht. Als ich ihn fragte, ob es stimme, dass Sreykeos Mutter ihm 50 Dollar schulde, guckte er erst verdutzt und antwortete dann: »Ah, yes, 50 Dollar.«

Irgendetwas stimmte nicht: Entweder log der Arzt sie an, oder sie log mich an. Als wir am Abend mit Sreykeos Schwester Djiat telefonierten, erfuhren wir, wie es sich verhielt. Die Mutter war tatsächlich bei dem Arzt in Behandlung gewesen und hatte einige Dollar Schulden. Daher hatte sie ein Abkommen mit dem Arzt getroffen: Wenn ich auftauchte, sollte er mir sagen, sie schulde ihm 50 Dollar. Davon würde sie sein Honorar bezahlen und den Rest des Geldes würde er an sie weiterreichen.

Was ihre Mutter von mir und Sreykeo hielt, zeigte sich, wenn sie uns wie in diesem Fall anlog. Und zwar mit einer Professionalität, die verblüffend war.

Sreykeo führte oft Selbstgespräche und murmelte auf Khmer vor sich hin. Ich fragte sie, mit wem sie rede. Sie sagte: »I talk to my small boy.« Sie deutete auf ein Foto, das über dem Ahnenschrein und dem 3D-Bild hing. Es zeigte einen asiatischen Jungen, vielleicht zwei Jahre alt. Er lachte, war mit Schmuck und Blumen behängt, trug eine kleine Krone und war in goldene Gewänder gehüllt. Sie hatte das Foto auf dem Markt gekauft.

»Who is it?«

»My small boy. He take care of me.«

Es war ihr persönlicher Schutzgeist. Sie sagte, er sei im Traum zu ihr gekommen, in der Nacht, als sie ihre erste Periode hatte. Einmal, als wir einen Auffahrunfall mit dem Motorroller hatten, habe sie ihn kurz vor dem Zusammenprall vor uns herlaufen sehen, er habe Schlimmeres verhindert. Ich erfuhr zum ersten Mal von der Existenz dieses Schutzgeistes. Anderthalb Jahre kannte ich sie jetzt, und noch nie hatte ich etwas von ihm bemerkt. Ich hatte noch viel zu lernen.

Der small boy war kein selbstloser Beschützer. Wohl half er ihr, aber er konnte auch Unglück bringen, wenn er sich vernachlässigt fühlte. Er war eben ein Kind, und ihm wurde schnell langweilig. Andauernd fragte er sie nach Süßigkeiten. Sie legte sie ihm auf das Dach des Ahnenschreins: Schokodrops, eingeschweißte Softkekse mit Fruchtfüllung oder Kaugummi. Manchmal sprach sie mit erzieherischem Nachdruck mit ihm. Dann verdrehte sie die Augen und sagte mir, er wolle noch mehr Süßigkeiten.

Sie sprach jeden Tag mit ihm, manchmal bittend, manchmal in einem Tonfall, der wohl bedeuten sollte: »Jetzt streng dich mal ein bisschen an.« Wenn sie sich sicher war, dass er von ihren Keksen genascht hatte, aß sie die restlichen auf. Ich fragte sie einmal, ob ich auch einen haben könnte, aber sie meinte, sie wisse nicht, was passiere, wenn ein *barang* etwas esse, von dem vorher ein Geist genascht habe. Deshalb aß sie sie auch weiterhin lieber alleine, sicher ist sicher.

Natürlich glaube ich selbst nicht an solche Geister. Aber ich habe mich nie über Sreykeos Glauben lustig gemacht oder versucht, ihr das auszureden; ich weiß auch, dass insbesondere die Geister der Ahnen eine wichtige Rolle in einer kambodschanischen Familie spielen: Sie sorgen für Zusammenhalt und sind eine moralische Instanz. Und das macht sie doch sehr real. Sagen wir es so: Mein Verhältnis zu den Geistern ist recht pragmatisch – solange sie keine kostspieligen Opfergaben verlangen, können sie gerne bei mir im Haus wohnen.

Mein Versuch, eine Arbeitsteilung zwischen uns nach westlichem Vorbild einzuführen, scheiterte kläglich. Einmal hatte ich versucht, ihr das Wäschewaschen in der Plastikschüssel auf unserer Metalltreppe abzunehmen. Ich glaube, sie verstand das als persönliche Beleidigung. Sie blieb die ganze Zeit neben mir stehen und gab mir Tipps, die mir wohl zeigen sollten, wie erbärmlich ich mich anstellte. Sie sagte, dass ich die Hände anders halten und schneller schrubben sollte, sonst würde ich ja nie fertig werden.

Nun, wenn eine Frau etwas nicht tun sollte, dann ihrem Mann Ratschläge geben, so gut sie auch gemeint sein mögen. Ich versuchte es mit Kochen. Als sie sah, wie ich mich mit dem Campingkocher an einem Currygericht versuchte, musste sie lachen. Das war zu viel für mich. Wir hatten einen Abend lang Streit, aber sie hatte erreicht, was sie wollte. Ab da hielt ich mich aus Dingen raus, die sie als Frauensachen ansah. Also schmiss sie den Haushalt weiterhin alleine, ging einkaufen, kochte und so weiter.

Unser Zusammenleben veränderte sich in dieser Zeit. Sie drückte sich beim Schlafen an mich, legte ein Bein über meine Hüfte, einen Arm um meinen Hals und den Kopf auf meine Schulter. Sie schmiegte sich so fest an mich, dass sie mich im Lauf der Nacht fast von der Matratze schob. Wenn ich das Ende der Matratze erreicht hatte, sagte ich: »Could you please move a bit?« Sie rückte dann wieder in die Mitte des Bettes, und das Ganze ging von vorne los. Doch sie hatte nicht mehr so oft Albträume wie früher. Nur manchmal noch stand sie nachts auf, holte das Hackmesser, wickelte es in ein Papiertaschentuch und legte es unter ihr Kopfkissen.

Ich war nun auch dazu übergegangen, sie »praopun«, Ehefrau, zu nennen. Vielleicht war das mein unbewusster Entschluss, sie doch zu heiraten, der sich da ankündigte. Sie rief mich weiterhin »look p'dey«, was nicht zuletzt unsere Nachbarn amüsierte. Wir riefen die Bezeichnungen oft mit einer ironischen Überbetonung, und manchmal hörte man dann aus der Tiefe der Gasse die leise Stimme eines alten Waschweibes, das uns kopfschüttelnd nachäffte.

Außerdem fingen wir damals an, uns sehr heftig zu streiten. Das war neu. Früher hatten wir das nie getan, zumindest nicht mit dieser Intensität. Ich hatte sie manchmal angeschrien, fast immer war es dabei um Geld gegangen. Aber das waren keine Streits gewesen, sondern recht einseitige Auseinandersetzungen: Ich brüllte sie an, und sie versank in depressivem Schweigen. Sie machte mir nie Vorwürfe deshalb, versuchte sich höchstens mit ein paar Sätzen zu verteidigen, bevor sie in ihrer Stummheit versank.

Jetzt konnten sich an den alltäglichsten Dingen Streits entzünden. Es ging meist um irgendetwas Alltägliches. Sie war eifersüchtig, sie stellte fest, dass auf meinem Handy der Name einer vietnamesischen Frau gespeichert war und unterstellte mir eine Geliebte. Ich fand den Vorwurf lächerlich, es war nur die Nummer der Schwester eines Freundes aus Deutschland, sie sagte, ich wolle sie verlassen, um eine Frau zu finden, die nicht infiziert sei. Das machte mich fassungslos: Hatte ich nicht alles versucht, um ihr zu zeigen, wie sehr ich sie liebte?

Ich wusste nicht, was ich tun sollte. Erst hielt ich eine Zeit lang ihre Hand und redete sanft auf sie ein, aber es machte mich auch wütend, dass sie mir das unterstellte. Irgendwann schrie ich sie an, und dann sah sie ihre Befürchtung bestätigt. Die Streitereien mündeten meist von ihrer Seite in Sätze wie: »You look down on me.«

Unser gemeinsamer Wortschatz war etwas begrenzt, keine Frage, aber ich hatte das nie als Problem gesehen. Im Gegenteil: Für alles, was wir uns zu sagen hatten, mussten wir die simpelsten, unmissverständlichsten Worte wählen. Uns fehlten diese ganzen Begriffe, die auf »ung« oder »anz« enden, mit denen man eine Beziehung kaputt reden kann. In unserer Kultur nimmt man Worte so schrecklich wichtig, aber hier waren es eben nur – Worte. Hier in Kambodscha war viel wichtiger, was man tut, deshalb wird viel über symbolische Gesten ausgedrückt: Man zerreißt seine Kleider, zerbricht Teller, man verlässt wutschnaubend das Haus und kehrt tagelang nicht zurück, man zerbricht den Ahnenschrein.

Einmal packte ich voller Wut meinen Rucksack und sagte, ich würde gehen. Sie antwortete: »If you go out the door, come back I am not here.« Ich verließ türenknallend das Haus – ohne meinen Rucksack. Ich stapfte die Straße runter, am Unabhängigkeitsdenkmal vorbei, und lief immer weiter, bis ich mich beruhigt hatte. Dann ging ich in einen Buchladen und stöberte in den Regalen, um etwas Zeit vergehen zu lassen. Sie sollte schmoren. Ich fand ein Deutsch-Lehrbuch und kaufte es ihr. Als ich wiederkam, war sie fort. Die Wohnung sah seltsam leer aus. Ich entdeckte, dass sie alle ihre Sachen hinter einem Schrank versteckt hatte – ich sollte erschrecken und glauben, sie sei tatsächlich gegangen.

Trotz meiner Wut freute ich mich ein bisschen. Ich sehe Streit nicht als ein Problem an, das in einer Beziehung grundsätzlich vermieden werden muss, sondern als etwas, das einen zwingt, sich weiterzuentwickeln. Sie fühlte sich selbstbewusster in der Beziehung und zeigte öfter, was ihr nicht passte und was in ihr vorging. Und das machte die Dinge für mich nicht schwerer, sondern viel einfacher.

Sie war nicht weggelaufen. In Wirklichkeit suchte sie mich, und weil sie nicht wusste, was sie tun sollte, schrieb sie mir eine E-Mail, die ich erst Wochen später las. Keine zehn Minuten später stand sie in der Tür, in ihrer typischen Problemhaltung: kompakt, Schultern nach vorne gesenkt. Dann drückte sie mich so fest, dass ich kaum atmen konnte. In der E-Mail stand: »lok phaiy, please come back i jus tak bushit.«

Doch einige Male führten die Streits auch dazu, dass sie in einer Welt verschwand, zu der ich keinen Zugang hatte. Sie lag dann auf der Matratze, ihre Augen schwammen in Tränen und sie blickte an die Decke. Ihre Arme lagen schlaff neben ihr. Es war, als hätte sie ihr Bewusstsein verloren. Ich redete auf sie ein. Sie reagierte nicht. Ich schrie sie an. Sie reagierte nicht. Ich schlug ihr auf den Handrücken. Sie reagierte nicht. Ich kniff sie in den Oberschenkel. Keine Reaktion. Einmal kontrollierte ich sogar ihre Atmung und drehte sie in die stabile Seitenlage. Ich verstand nicht, was los war.

The truth will set you free

Wir verabschiedeten uns auf dem Flughafen. Es war wie in einem schlechten Film: Zwischen uns eine Glasscheibe, sie presste ihre Hand dagegen, ich meine von der anderen Seite. Sie lächelte, und Tränen liefen ihr über die Wangen. Dann der Aufruf. Die Rolltreppe bewegte sie unerbittlich weg von mir. Sie blickte mir nach und weinte.

Ich saß wieder im Flugzeug nach Deutschland. Und ich dachte mir: »Es wird nicht einfach werden, aber wir werden es schaffen. Diese Frau wirst du heiraten.« Ich hatte mich in diesem Moment dazu entschlossen. Ich wollte sie heiraten.

Ich war mir sicher, dass eine Ehe mit Sreykeo funktionieren würde. Sie würde ihr zu wichtig sein, um sie einfach irgendwann aufzugeben, und ich hatte keine Angst mehr, mich selbst zu infizieren.

Inzwischen wusste ich mehr über die Krankheit und über die Übertragungsmöglichkeiten. Selbst das Risiko, sich beim Reißen eines Kondoms zu infizieren, ist nicht immer gleich hoch; es hängt von einer Reihe von Faktoren ab. Der wichtigste war die Menge der Viren im Blut. Hat sich ein Mensch mit HIV infiziert, schießt die Virenmenge für einige Monate unkontrolliert in die Höhe, bis das Immunsystem reagiert und lernt, das Virus zu bekämpfen. Die meisten Übertragungen finden in dieser Zeit statt. Dann, wenn die Infizierten noch nicht wissen, dass sie das Virus haben, aber eine große Menge Viren mit sich herumtragen. Danach bleibt die Virenmenge auf einem niedrigen Niveau, Infektionen werden unwahrscheinlicher. Erst wenn der Infizierte erste Aids-Symptome entwickelt, schießt die Menge wieder in die Höhe. Doch die antiretrovirale Therapie senkt das Infektionsrisiko erneut eklatant.

Es gibt noch andere Faktoren, die das Risiko erhöhen. Im Blut befinden sich mehr Viren als in der Scheidenflüssigkeit, daher ist es wahrscheinlicher, sich bei einer Frau zu infizieren, wenn sie ihre Tage hat. Ein anderer Faktor sind Geschlechtskrankheiten. Zum einen, weil sie Verletzungen in den Schleimhäuten verursachen, zum anderen, weil sich dann viele weiße Blutkörperchen in den Geschlechtsteilen versammeln – und wo sie sind, sind auch HI-Viren.

Markenkondome, die korrekt gelagert wurden, reißen nicht so einfach. Nachdem das Kondom bei mir einmal gerissen war, habe ich das nie wieder erlebt. Und wenn es doch einmal passiert, kann man immer noch einiges tun, um das Risiko, sich anzustecken, zu senken. Indem man sich zum Beispiel wäscht. Außerhalb des Blutplasmas sind die Viren äußerst empfindlich. Sie haben eine Hülle aus Lipiden, also Fett, und alles, was irgendwie fettlösend wirkt – Seife, Spülmittel, Alkohol –, tötet sie. Es bleibt natürlich trotz aller Vorsichtsmaßnahmen ein gewisses Risiko. Aber wenn man weiß, was man tut, ist es kalkulierbar.

Bei meiner Rückkehr nach Deutschland holten mich meine Eltern am Flughafen ab, und ich übernachtete bei ihnen. Wir saßen im Wohnzimmer, und mein Vater machte wie immer eine Flasche Weißwein auf. Als wir über Sreykeo sprachen, erkundigten sie sich, was die Medikamente für ihre Behandlung kosten würden und sagten, dass sie dafür aufkommen wollten. Mein Plan war es, mir eine Arbeit in Kambodscha zu suchen, sobald ich meine Schulden zurückgezahlt haben würde. Ich erzählte meinen Eltern davon. Sie guckten etwas besorgt, aber an diesem Abend erzählten sie mir nicht, was sie darüber dachten. Ich konnte es später im Tagebuch meiner Mutter nachlesen. Ihre Tagebücher sind mehr Protokolle der Familie als intime Notizen. Sie tippt sie abends in ihren Computer und gibt sie uns jede Weihnachten als gebundenes Buch. An diesem Abend schrieb sie. »Benjamin hat uns Fotos gezeigt. Wir fühlten uns bescheuert. Er hat uns gesagt, dass er nach Kambodscha gehen will. Wir halten das für keine gute Idee.«

Aber davon wusste ich damals nichts. Noch am gleichen Abend ging ich ins Internet und schaute, ob irgendeine Entwicklungshilfeorganisation Arbeit für einen Journalisten hätte. Ich wollte mich damals auch beim DAAD bewerben, doch ich glaube, das hätte nicht gepasst. Die Abkürzung steht ja für akademischer Auslandsdienst, und ich hatte nur zwei Wochen Politik studiert und dann noch mal zwei Wochen Geschichte. Das reichte wohl nicht aus.

Can't take the bar out of the girl

Die Wirkung der Medikamente war verblüffend. Schon nach anderthalb Monaten ging es ihr deutlich besser, die Ohrenschmerzen verschwanden, starke Nebenwirkungen gab es keine. Das Nevirapin löste einen leichten Hautausschlag auf dem Rücken und auf der Brust aus, der wie ein leichter Sonnenbrand aussah und nach zwei Wochen verschwunden war. Manchmal war ihr morgens leicht übel, immer zwei Stunden, nachdem sie die Tabletten genommen hatte und der Spiegel des Zidavudins im Blut seinen höchsten Stand erreicht hatte. Es war für ihr Körpergewicht etwas zu stark dosiert, aber Tabletten mit einer kleineren Menge waren in Kambodscha nicht zu bekommen. Ich hatte mit viel Schlimmerem gerechnet.

Es ging nicht nur ihr besser. Wenn auf dem Display meines Telefons die kambodschanische Vorwahl aufleuchtete, musste ich nicht automatisch neue Hiobsbotschaften erwarten. Es machte mir wieder Spaß, mit ihr zu telefonieren. Bis zu dem Tag, an dem ich die E-Mail las.

Es war in der Redaktion. Ich hatte ihre Mails von Anfang an kontrolliert. Am Anfang war es aus Misstrauen. Später aus Sorge. Ich habe nicht daran gezweifelt, dass sie mit mir zusammenleben wollte. Aber ich war mir nicht sicher, dass sie keine Fehler machen würde. Nach einer Weile ist mir klar geworden, dass das Milieu für sie mehr war als eine Möglichkeit, Geld zu verdienen. Ihre Abhängigkeit von dieser Welt ging weiter. Sie wusste, dass diese Halbwelt sie umbringen würde – aber gleichzeitig war sie auch ein Umfeld, in dem alles bekannt und berechenbar war. Dort war sie akzeptiert. Außerhalb des Milieus dagegen wurde sie mit Ablehnung und Verachtung empfangen. Die Umstände ihres Lebens konnte ich nicht verstehen, deshalb wollte ich nicht nur auf das vertrauen, was sie mir am Telefon sagte, wollte eine weiter Informationsquelle. Es ist mir nicht peinlich, das aufzuschreiben, denn es war die richtige Entscheidung. Manche werden mir vorwerfen, dass man einem Menschen, den man liebt, doch blind vertrauen sollte. Doch angenommen, man liebte einen Heroinabhängigen. Wäre es hilfreich, ihm blind zu vertrauen, dass er keine Drogen mehr nimmt? Nein. Und das Milieu war wie eine Droge für sie.

Sreykeo hatte nur einmal ihr Passwort geändert, aber das neue war nicht schwer zu erraten: Benjamin. Sie bekam nicht oft Mails, vielleicht alle zwei Monate mal eine. Manche waren von alten Kunden, die sie mochte; sie beklagten sich dann meistens, dass sie wieder in London oder Wisconsin seien, einen langweiligen Job und kein Geld hätten und deshalb nicht nach Kambodscha zurückkehren konnten. Einige kannte ich mittlerweile vom Namen her.

Doch plötzlich kam eine E-Mail von einem Deutschen, der Tim hieß. Der war neu. Offensichtlich war er als Traveller nach Phnom Penh gekommen. Er schrieb, er sei jetzt in Laos und habe dort einen Freund aus Amerika getroffen. Und dann stand da: »Anyway, I'm actually writing to apologize for the last day, I hope you forgive me for that. I felt really strange the last time, and didn't know how to deal with it.« Er hätte nicht gewusst, was er tun sollte. Dieses gefühlsduselige Befindlichkeitsgelaber eben, das Europäer für so wichtig halten.

Ich hatte keine Ahnung, wovon er sprach, aber offensichtlich hatte sie einige Tage mit ihm zusammen verbracht und sich dann mit ihm gestritten. Es gibt unter Tauchern eine Regel: Wenn ein Problem auftritt, denke an Folgendes: Stop. Breath. Think. Act. Ich bin kein Taucher, ich habe das nur einmal in einem Roman gelesen. Aber man kann etwas davon lernen: Die erste, gefühlsmäßige Reaktion ist meistens eine falsche. Wer sein Gehirn nicht benutzt, der stirbt.

Ich hatte mir überlegt, ob ich sie von einem leer stehenden Büro aus anrufen und zusammenschreien sollte, um alles zu beenden. Oder ob ich abwarten sollte, bis ich mehr Informationen hätte. Ich warf einfach eine Münze, und die sagte: abwarten.

Ich machte erst mal nichts, nur einfach weiter meine Arbeit. Dann genehmigte ich mir eine Pause, lief ein Stück an der Elbe entlang, lies mich vom Wind durchblasen und dachte nach. Sollte ich sie sofort konfrontieren? Das war es, wonach mir zumute war. Genau genommen wusste ich bisher nur, dass sie mehrmals einen Tim getroffen hatte, wovon sie mir nichts erzählt hatte. Natürlich war alles ziemlich offensichtlich, aber es gab eine realistische Chance, dass alles nur ein Missverständnis war. Ich wollte mir hundertprozentig sicher sein, bevor ich sie mit Vorwürfen konfrontierte. Ich beschloss zu warten, was passieren würde.

Natürlich war ich wütend, aber der Zorn war nur oberflächlich. Stärker war das Gefühl, dass irgendetwas schiefgelaufen war. Ich konnte nicht verstehen, warum sie es getan hatte. Das Wichtigste für sie war eine Familie. Warum setzte sie also unsere Beziehung aufs Spiel?

Ich beschloss aber gleichzeitig, gemein zu sein. Ich loggte mich in ihren Account ein und verfasste unter ihrem Namen eine E-Mail an diesen Tim, ihr gebrochenes Englisch imitierend. Dann schrieb ich eine E-Mail an sie, und fälschte dabei die Absenderadresse. Ich hoffte, dass die Antworten mir irgendwie mehr Informationen geben würden. Ich erfuhr, dass er ihr Geld zu ihrem Geburtstag – den ich völlig vergessen hatte – schickte. Zumindest diese Gewissheit hatte ich nun: Er hatte das Gefühl, für irgendetwas in ihrer Schuld zu stehen.

Es war so absurd. Ich hatte seine Telefonnummer, seine Adresse, ich hatte sogar die Telefonnummer seiner Eltern. Ich hätte jetzt den Hörer abnehmen und die Eltern anrufen können. Was er studierte, habe ich inzwischen vergessen, seine Uni war irgendwo in einer süddeutschen Kleinstadt. Sie unterschrieb ihre Mail mit »take care«. Es stand noch nicht einmal »miss you« darunter, sie versuchte also gar nicht, ihm etwas vorzumachen.

Nun rief ich Sreykeo an. Mein Plan war, dass ich zuerst Verständnis vortäuschen würde. Ich wollte nicht gleich mit Vorwürfen kommen, damit sie nicht ihrerseits mit Gegenvorwürfen reagieren und vielleicht alles abstreiten würde. Erst wenn sie es zugeben würde, könnten wir darüber reden.

Ich sagte: »I am sad because I know, that you have been with another man.«

Sie stritt es gar nicht ab. »I just wanted the money from him.« Das war der Moment, wo ich sie anschrie. Ich weiß nicht mehr, was ich brüllte. Sie hatte ihn im Walkabout kennengelernt. Er war jünger als sie, deshalb, so sagte sie mir, wollte sie keine Beziehung mit ihm, sondern nur sein Geld. Sie hatte ihm erzählt, dass Rottana ihre Tochter sei und sie Geld für die Schule ihres Bruders brauche.

Das Geld hatte sie auch wirklich ihrem jüngeren Bruder Nak gegeben, der sich seit langem wünschte, Mönch zu werden. Es war sein Beitrag dazu, das Unglück der Familie zu beenden: Er hoffte, dass sich das gute Kharma, das er als Mönch sammeln würde, auf seine Familie übertragen und damit den Strom des Unglücks beenden würde. Außerdem wollte er nicht Djiat sterben sehen.

Das Leben als Mönch sollte in der Theorie natürlich nichts kosten, doch es musste eine Aufnahmezeremonie durchgeführt werden, bei der Essen für alle Mönche und die alten Menschen der Gemeinde gekocht wurde. Dazu kamen Schulbücher, Kleidung, Unterrichtsmaterialien, alles in allem zweihundert Dollar. Ich erinnerte mich daran, dass Sreykeo mich einmal nach dem Geld gefragt hatte, doch ich hatte ihr ablehnend geantwortet. Das Ganze war ein kambodschanisches Paradoxon: Als buddhistischer Mönch musste er keusch leben, er durfte noch nicht einmal eine Frau berühren. Doch das Geld, das ihm sein begierdefreies Leben ermöglichte, verdiente seine Schwester als Prostituierte.

Ich fragte sie, warum sie alles hingeschmissen habe.

»You wan' go away from me.«

»Why do you think, I wanted to go away from you?«

»Because you wan' wife not have HIV.«

»I bought the medicine for you.«

»You not want to tell me, you go away from me. So you try

find another way.« Ein anderer Weg. Das war eine überraschend präzise Beschreibung von dem, was ich lange Zeit gesucht hatte.

Ich sagte: »I wanted to marry you. When I have been the last time to Cambodia, I decided that I will marry you.«

Sie fing zu weinen an.

»Why you never tell me?«

Eine gute Frage. Sie verblüffte mich. Aus irgendeinem Grund habe ich es ihr nicht gesagt. Damals wusste ich keine Antwort, heute, glaube ich, weiß ich sie.

Damals war ich der Stärkere in der Beziehung: Ich konnte mich jederzeit von ihr trennen, aber sie sich nicht von mir. Und das war ein Zustand, den ich beibehalten wollte. Eine Hochzeit hätte uns dagegen gleichgestellt. Ich will damit nicht andeuten, dass ich ein komplexüberladener Macho bin. Ich denke, es ist ganz normal, dass der Stärkere in einer Beziehung seine Position erst dann aufgibt, wenn es zum Konflikt kommt – wenn er merkt, dass er den Schwächeren sonst verlieren wird. Sie war abhängig von mir, und ich wollte, dass das so bleibt. Jetzt hatte ich sie verloren und stellte fest, dass ich von ihr ebenso abhängig war.

»You always talk about how you feel. You never talk about how I feel. You never know how I feel, when yo say you cannot help me.«

Ich schrie: »Bargirl!«

Das war das Schlimmste, was man zu ihr sagen konnte. Ich wusste, es gab nichts, was sie stärker treffen würde. Es tat ihr nicht nur weh, es hinterließ bleibende Schäden in ihrem Selbstbewusstsein. Sie schrie auf, als hätte ich ihr einen Schlag verpasst. Ich hörte ihr eine Weile beim Weinen zu.

»You try to find reason go away from me. Now you found reason.«

Dann sagte ich die berühmten Worte: »It's over.«

Und legte auf.

Ich lag abends in meinem Bett und dachte mir: Sreykeo ist weg. Ich kann mir jetzt eine Frau suchen, die eine Straße weiter wohnt, kein HIV hat und irgendwas mit Medien studiert, deren Eltern Architekten sind oder Mediziner oder Lehrer an einer Waldorfschule. Ich hatte wieder alle Möglichkeiten offen. Ich versuchte mir vorzustellen, wie ein Leben ohne sie wäre. Die Geschichte wäre vorbei gewesen. Alles, was passiert war, wäre im Rückblick gegenstandslos geworden. Ich hatte mich verändert, ich hatte viel gelernt, hatte gerade angefangen, mich zu mögen. Und das wäre dann auch gegenstandslos geworden. Fühlte es sich besser an? Nein. Irgendwie hohl. Nicht traurig, nicht melancholisch. Leer. Das ist viel schlimmer.

Sie war nicht wütend gewesen, als sie herausfand, dass ich ihre E-Mails las. Ein Deutscher hätte das wahrscheinlich als krasse Verletzung seiner Privatsphäre angesehen. Sie war sogar froh darüber, ihr bewies es, dass sie mir etwas bedeutete, dass ich eifersüchtig war, dass ich Engagement zeigte. Ich hatte ihr nie verboten, weiter ins Walkabout zu gehen, weil es für sie keinen vertrauten Ort in Phnom Penh gab, an dem sie sich aufhalten konnte, wenn sie ihrer Familie aus dem Weg gehen wollte; und die Familie hatte ich damals als die Ursache allen Übels angesehen. Allerdings hatte ich ganz selbstverständlich angenommen, dass sie dort nur zum Poolspielen hingehen würde. Und das stimmte ja auch, meistens. Sie hatte allen in der Bar von mir erzählt, jeder kannte dort die Geschichte von mir und ihr. Sie hatte mit dem Anschaffen aufgehört – bis ich ihr sagte, dass ich sie nicht heiraten würde. Sie hatte es mir sogar übel genommen, dass ich ihr nie verboten hatte, weiter ins Walkabout zu gehen – für sie bedeutete es, dass es mir nicht wirklich ernst war.

Ich hatte nicht verstanden, warum sie überhaupt anschaffen ging. Ich dachte, sie tue es, um Geld zu verdienen. Aber das stimmte nicht. Sie tat es, um ihren Traum zu verwirklichen: Sie wollte eine Mutter sein. Eine Frau, die von ihrem Mann geliebt und von ihren Kindern bewundert wird. Die Familie, die sie in ihrer Kindheit nur bei anderen als ihre Vorstellung von Glück beobachten konnte, wollte sie sich selbst schaffen. Sie wusste, dass sie diesen Traum nie mit einem kambodschanischen Mann würde verwirklichen können. In der kambodschanischen Gesellschaft war für sie nur noch als Prostituierte oder ewige Geliebte Platz, was nicht weit voneinander entfernt ist. Also wollte sie einen Westler kennenlernen, und das konnte sie nur an diesem Ort.

Es war kein guter Weg, um ihren Traum zu verwirklichen, doch für sie war es der einzige. Ich hatte ihr die Hoffnung gegeben, dass sie tatsächlich eine Familie haben könnte, und diese Vision wieder verraten, als ich ihr sagte, ich wolle sie nicht heiraten, da wir keine Kinder haben könnten. Sie sagte mir am Telefon: »I go back work because I have to save a man.«

Ich erinnerte mich daran, dass sie mir am Telefon hin und wieder »I don't need your money« gesagt hatte, wenn wir uns gestritten hatten. Damals hatte ich nicht verstanden, was sie meinte, und es für eine Phrase gehalten. Doch es war ernst gemeint: Sie brauchte niemanden, der ihr Geld schickte. Sie brauchte jemanden, der bei ihr blieb, für immer.

Mir wurde noch etwas klar: Sie würde mit ihrer Sicht der Dinge recht behalten. Oder zumindest würde sie das glauben. Ich wollte nicht zugeben, dass ich mich nur deshalb von ihr trennen wollte, weil sie Aids hatte, es wäre ihr letzter Triumph gewesen. Hätte ich mich von ihr getrennt, würde sie bis zum Ende ihrer Tage glauben, dass sie im Recht sei: Ich wäre ein Mann, der weggelaufen ist, weil sie Aids hat. Wie sollte sie glauben, dass ich sie tatsächlich heiraten wollte, ich hatte es ihr nie gesagt und nie einen Schritt getan, um es zu beweisen. Was bringt Liebe, wenn sie nur im Kopf stattfindet? Sie muss ausgesprochen werden, damit sich in der Realität zeigen kann, was sie aushalten kann.

Mein Verhalten bedeutete auch, dass ich mir von einer Ansammlung von Fetten und Proteinen, mit zwei Ribonukleinsäuren in der Mitte, die nichts anders kann, als sich selbst zu vervielfältigen, meine Beziehung zerstören lasse. Dieses Ding liebt nicht, es isst nicht, es atmet nicht, es lebt nicht. Es tut nichts Gutes, hat keinen Platz im Kreislauf des Lebens, ist noch nicht mal ein Glied der Nahrungskette. Es hat keine Aufgabe in dieser Welt. Es ist keine biblische Strafe, die in die Welt gesetzt wurde, um uns Menschen für unsere Dekadenz zu kasteien. Es ist nur durch eine Aneinanderreihung von Zufällen entstanden, und der einzige Grund für seine Existenz ist, dass sie physisch möglich ist. Es hasst uns nicht. Es bringt uns nur deshalb um, weil bestimmte Lymphozyten in unserem Körper ein Protein auf ihrer Oberfläche besitzen, an das es andocken kann. Es könnte in unserem Körper leben, ohne uns zu töten, so wie jenes Immunschwächevirus, das Schimpansen befällt. Es bringt uns aber trotzdem um, weil es keinen Grund gibt, es nicht zu tun, denn wir sterben so langsam, dass wir genügend Zeit haben, um noch weitere Menschen zu infizieren, sodass sein Fortbestand gesichert ist. Unseren Körper zerstört es als Letztes. Vorher zerstört es Freundschaften, Liebe, Träume, Hoffnungen, unseren Stolz, unsere Würde, unsere Selbständigkeit. Und das alles nur, um sich zu replizieren und seine sinnfreie Existenz zu sichern.

Ich fühlte mich gar nicht so sehr niedergeschlagen wie an jenem Weihnachtsabend, an dem sie mich angerufen hatte, um mir zu sagen, dass sie wieder anschaffen gegangen war. Diesmal war ich wütend, verärgert und enttäuscht. Ich ärgerte mich über mich selbst. Es war genau das Gefühl, das man hat, wenn man merkt, dass man durch eine kleine Nachlässigkeit einen großen Plan versaut hat. Dabei hatte ich endlich alles zusammen, was ich brauchte, um den Knoten aufzulösen: Wir konnten HIV behandeln. Und ich hatte mich entschlossen, sie zu heiraten, damit wäre das Thema Prostitution für immer erledigt gewesen. Auf dieser Grundlage konnten wir an einer gemeinsamen Zukunft bauen. Die Lösung war auf einmal so nah. Und jetzt sollte es zu spät sein? Ich hatte sie verloren.

Ich bin ein schlechter Verlierer. Eine Woche später rief ich sie an und sagte ihr: »I will not separate from you. But I will change a lot of things. Believe me, perhaps you will wish I had separated from you.«

Als Erstes änderte ich das Passwort zu ihrem Mail-Account, sodass sie keinen Kontakt mehr mit ihren ehemaligen Freiern aufnehmen konnte. Dann fing ich an, sie ein- bis zweimal pro Tag anzurufen. Mindestens einmal, wenn ich von der Arbeit nach Hause kam. Aufgrund des Zeitunterschieds klingelte das Telefon bei ihr etwa um ein bis zwei Uhr nachts. Ich kannte ja die Geräusche ihrer Wohnung und konnte so ziemlich leicht feststellen, wo sie sich aufhielt.

Babysitter

Dann waren da die finanziellen Probleme, die sich zu einem wahren Berg aufgehäuft hatten. Bis dahin wollte ich immer nur die Katastrophe begrenzen: Ich versuchte zu sparen, ohne aktiv nach einer Lösung zu suchen. Jetzt nahm ich meine EC- und meine Kreditkarte in die Hand. Die Kreditkarte stürzte mich tiefer und tiefer ins Unglück. Es war zu verlockend, finanzielle Probleme kurzfristig mit ihr zu lösen, um sie langfristig doch nur zu verschlimmern. Ich betrachtete sie lang, drehte sie in den Händen hin und her, doch dann, in einer Kurzschlussreaktion, drückte ich die Faust zusammen und zerbrach sie. Von der EC-Karte konnte ich mich leichter trennen, sie hatte ohnehin keine Funktion mehr, denn der Geldautomat hatte schon seit Monaten nichts mehr rausgerückt.

Anschließend druckte ich meine Kontoauszüge aus und sortierte alle Rechnungen und Mahnungen, die sich mit der Zeit angesammelt hatten. Dann setzte ich mich an meinen Computer und schrieb einen Brief an meine Eltern. Ich hatte sie bis dahin nie um Geld gefragt, weil ich Angst hatte, dass es mir zur Gewohnheit werden könnte.

»Hallo Mama, hallo Papa,
ich möchte das Problem mit meinen Schulden jetzt offensiv angehen – und nicht mehr einfach nur gucken, wo ich noch mehr sparen kann. Und dabei sollt ihr mir helfen. Zum einen brauche ich natürlich etwas Geld. Ich möchte allerdings nicht, dass daraus eine finanzielle Abhängigkeit von Euch wird und ich langfristig ohne Eure Zahlungen nicht mehr leben kann. Ich möchte so wenig wie möglich von Euch in Anspruch nehmen – aber ich brauche einige Anfangsinvestitionen, um überhaupt handeln zu können. Dass ich Geld für die S-Bahn, was zu essen und was zum Anziehen habe, was nicht total verwahrlost aussieht.«

Ein großer Teil unserer finanziellen Probleme kam daher, dass Sreykeo mit dem Geld, dass ich ihr schickte, nicht umgehen konnte. Ich hatte ihr immer unterstellt, dass sie alles Geld ihrer Familie gebe. Das machte sie aber nur selten. Einen weit größeren Betrag gab sie für Telefonkarten aus, um bei mir anzurufen. In der Nähe ihrer Wohnung gab es kein Internetcafé. Da sie mich aufgrund der Zeitverschiebung meistens nachts anrufen musste, konnte sie auch nicht alleine eine halbe Stunde zum nächsten Internetcafé laufen – es wäre zu gefährlich gewesen. Also rief sie mich von ihrem Handy aus an, und das kostete sie einen Dollar pro Minute.

Dann nahm sie Schulden bei einer Nachbarin auf, bei der sie

bis zu 125 Dollar Kredit aufnehmen konnte. Die nahm aber 25 Prozent Zinsen. Wenn sie mich anrief und nach Geld fragte, schrie ich sie regelmäßig an. Sreykeos Schulden und Zinsschulden, die Western-Union-Gebühren, Dispozinsen, Überziehungszinsen, Kreditkartengebühren fraßen lächerlich hohe Beträge auf.

Ich bat meine Eltern um 400 Euro, um laufende Rechnungen bezahlen zu können. Wichtiger als das Geld war mir aber ihr Rat und ihre Kontrolle. Wenn man Schulden hat, neigt man dazu, die Probleme nach außen hin herunterzuspielen – und im schlimmsten Fall dazu, mehr Schulden aufzunehmen, um den Schein wahren zu können, man habe alles unter Kontrolle. Ich gab ihnen die Zugangsdaten zu meinem Online-Konto, damit sie jederzeit kontrollieren konnten, wie es wirklich um mich steht.

Ich glaube, dieser Brief war wie eine Erlösung für meine Eltern – er nahm ihnen viele ihrer Sorgen. Er war für sie ein Zeichen, dass ich langsam die Kontrolle über mein Leben zurückerlangte, meine Beziehung zu Sreykeo sachlich und realistisch beurteilen konnte und in der Lage war, um Hilfe zu bitten, wenn ich sie brauchte. Ihre eher misstrauische Einstellung zu Sreykeo änderte sich danach schnell.

Dann rief ich bei meiner Bank an. Sie hatten mir schon regelmäßig E-Mails geschickt und auf dem Handy angerufen, weil mein Dispositionskredit bis zum Gehtnichtmehr überzogen war. Meistens fingen diese Nachrichten mit »Herr Prüfer, es kann so nicht weitergehen« an. Ich hatte es verdrängt, mich darum zu kümmern, und war nie ans Telefon gegangen, wenn die Nummer der Bank aufleuchtete. Ich machte einen Termin mit der Bank aus, bei dem ich eine Umschuldung vereinbarte. Das Resultat: Mit einem neuen Ratenkredit konnte ich meinen Dispositionskredit ausgleichen, den neuen Kreditrahmen ließ ich auf 500 Euro begrenzen. Die Bankangestellte lachte, als ich ihr gleich zu Anfang sagte: »Bitte, ich möchte den Kreditkartenvertrag loswerden.« Es war ein Anfang.

Eine wichtig Rolle kam meiner Schwester Annette zu. Da ich nun weder Kredit- noch EC-Karte hatte, gab es für mich nur noch einen Weg, um an mein Konto zu gelangen: Einen Betrag per Online-Banking auf ihr Konto überweisen, um dann mit dem Fahrrad zu ihr zu radeln und ihn an ihrer Haustür abholen. Allein das Bewusstsein, dass meine ältere Schwester jederzeit wusste, wie viel Geld ich ausgab, garantierte, dass ich meine Mittel vernünftig einteilte. Außerdem übernahm sie von jetzt an das Geldversenden an Sreykeo. Dass ich ihr diese Verantwortung übertrug, war ein Eingeständnis, dass ich mit der Situation nicht mehr rational umgehen konnte. Annette half mir auch, indem sie mich als Babysitter für ihre Tochter engagierte. Dies hatte etwas von einer Arbeitsbeschaffungsmaßnahme: Meistens saß ich nachts nur bei ihr auf dem Sofa, während ihre Tochter tief und fest schlief, zappte durch die Fernsehprogramme und fraß nach und nach den Kühlschrank leer. Aber über viele Monate war mein Babysitter-Lohn das einzige Bargeld, das ich in die Hände bekam. Auch Sascha trug seinen Teil bei. Er arbeitete als Assistent für einen Werbefotografen in Hamburg. Wenn Statisten gebraucht wurden, rief er immer erst mal bei mir an. So konnte man mich – ganz klein – in einer Kampagne für Anti-Pickel-Creme, einer für süßen Rum und einer für einen österreichischen Mobilfunkanbieter sehen.

Eastern Oriental Express

Zufällig kam zu diesem Zeitpunkt ein Angebot für eine Pressereise in die Redaktion. Fast jede Zeitung hat irgendeine Reiseseite, allerdings verfügt keine über das Budget, um einem Autor beispielsweise ein Ticket für eine Atlantik-Überfahrt mit der Queen Mary zu bezahlen. Die Lösung sind so genannte Pressereisen: Eine Gruppe von Journalisten wird von der Public-Relations-Agentur eines Tourismusunternehmens zu einer Reise eingeladen, um sich die neue Business-Class einer Airline, ein neues Hotel auf den Malediven oder was auch immer anzusehen; Flugtickets und Unterkunft werden kostenlos zur Verfügung gestellt.

Diese Einladung kam von der Orient-Express-Hotelkette. Sie betrieben unter anderem einen Luxuszug, den sie Eastern & Oriental-Express nannten und zwischen Bangkok und Singapur pendeln ließen. Nach der Fahrt mit dem Zug sollte die Gruppe in ein Flugzeug steigen und nach Kambodscha fliegen, um dort die Ruinen von Angkor Wat zu besuchen.

Mein neuer Teamleiter – Tillmann war mittlerweile befördert worden – fragte mich, ob ich die Reise mitmachen wolle, ich sagte natürlich sofort zu. Ich würde kostenlos nach Kambodscha fliegen, könnte mich mit Sreykeo treffen und mit ihr reden. Es kam mir wie ein Geschenk von ganz oben vor. Ich hatte nur keine Ahnung, wie ich den anderen Journalisten Sreykeos Anwesenheit erklären sollte. Und den ganzen Rest.

Die Gruppe traf sich am Flughafen Düsseldorf, es waren vier Journalisten. Eine Journalistin von der *FAZ am Sonntag* und ein Redakteur der *Zeit* kannten sich bereits von anderen Pressereisen und pflegten eine Siez-Freundschaft. Dann war noch ein freier Journalist dabei, der für die *Welt am Sonntag* und die *Bild am Sonntag* arbeitete. Und ich. Wir flogen natürlich Business-Class. Vor dem Start wurde ein Sekt angeboten, den die Redakteurin mit den Worten ablehnte, dass sie nie Alkohol trinke, wenn sie arbeite.

Sreykeo war bereits nach Bangkok gereist, um einen neuen Virenlasttest durchzuführen, der letzte lag vier Monate zurück. Dieser Test würde uns Auskunft geben, ob ihre Therapie erfolgreich verlief oder nicht. Die Virenlast müsste inzwischen unter 50 pro Kubikmillimeter Blutplasma liegen, alles andere wäre ein Rückschlag.

Wir flogen nachts. Es gab viele freie Plätze in der Maschine, sodass ich mich über drei freie Sitze legen konnte. Doch ich konnte nicht schlafen. Zum einen, weil ich Angst hatte, dass ich den Anzug verknittern würde, den mir meine Eltern extra für diese Reise gekauft hatten. Zum anderen, weil ich mich fragte, wie ich mich in Bangkok verhalten sollte. Natürlich würden wir uns dort treffen. Aber wie könnte ich ihr erklären, was ich in Bangkok machte? Jede Pressereise strapaziert die journalistische Ethik bis an die Grenze, da man Annehmlichkeiten von einem Unternehmen entgegennimmt, über das man anschließend schreibt. Seine Lebenspartnerin mit auf eine solche Reise zu nehmen, das war ein krasser Verstoß. Es musste mir also gelingen, ihr zu erklären, warum sie im Rooftop Garden Guesthouse zu schlafen hatte, während ich mit den anderen Journalisten im Bangkok Oriental übernachten würde. Das wäre journalistisch korrektes Verhalten gewesen. Aber wie sollte ich das schaffen?

Am Flughafen wurden wir von zwei Limousinen abgeholt, die uns zum Hotel brachten. Ich hatte zwar einen Anzug an und einen Stapel Visitenkarten in der Tasche, dennoch: Ich war gerade mal 25 Jahre alt. Ich kam mir blöd vor, wenn jemand vor mir einen Diener machte. Für neue Schuhe hatte das Geld nicht gereicht, deshalb trug ich immer noch meine Adidas-Latschen. Einen Koffer besaß ich auch nicht, sondern nur meinen verstaubten Rucksack.

Am Eingang des Bangkok Oriental prangte das Schild »Rucksäcke und Shorts verboten«. Man tuschelte, dass irgendein Prinz in dem Hotel übernachten würde. Oder war es ein Scheich?

Zunächst einmal hatten wir einige Stunden ohne Programm,

sodass ich entkommen und mich in ein Taxi nach Banglamphu setzen konnte. Sie schlief, als ich in ihr Zimmer kam. Über ihren Arm waren kleine, wassergefüllte Bläschen verstreut. Schon wieder ein Zoster. Aber er kann auch ein Teil des so genannten »Immunrekonstitutionssyndroms« sein: Krankheitsbilder, die kurzfristig auftauchen, wenn sich das Immunsystem erholt und unterschwellig vorhandene Infektionen erstmals wieder effektiv bekämpft.

Ohne recht zu wissen, was ich tat, schnauzte ich sie an, ich war immer noch wütend. Dann kauften wir Aciclovir für sie. Ich sagte ihr, dass ich später mit den anderen Journalisten im Hotel zu Abend essen müsse. Natürlich wollte sie mitkommen. Mir wurde klar, dass ich das bisschen Vertrauen, das ich bei ihr aufgebaut hatte, wieder vernichten würde, wenn ich ohne sie zu dem Essen fahren würde. Sie wusste weder, was eine Zeitung ist noch was journalistische Prinzipien sind, sie verstand nur: Er will nicht mit mir gesehen werden, er will sich mit mir in einem schmierigen Gästehaus treffen, aber seinen Kollegen will er mich nicht zeigen.

Aus der Sicht eines Journalisten war es natürlich völlig falsch, sie mitzunehmen, aber daran wollte ich zu diesem Zeitpunkt nicht länger denken. Und wenn ich mich zwischen ihr und der journalistischen Ethik würde entscheiden müssen, dann war klar, wie ich mich entscheiden würde.

Ich erklärte ihr, dass es ein sehr teures Hotel sei, aber dass ich es nicht zahlen musste, sondern man mich dort umsonst übernachten ließ, damit ich etwas Gutes über das Hotel schreibe. Wie sollte sie verstehen, dass ich kein Geld hatte, aber im Bangkok Oriental übernachtete? Sie antwortete: »Yes, I know.«

Die PR-Agentin war baff, als ich mit Sreykeo im Foyer des Hotels auftauchte und sie der Gruppe vorstellte. Sie riss die Augen weit auf, und bevor sie selbst darüber nachdenken konnte, fragte sie mit ihrem strahlendsten Lächeln: »Bleiben

Sie zum Abendessen?« Es war wohl ein professioneller Reflex. Ich war allerdings ein bisschen enttäuscht darüber, dass Sreykeo vom Bangkok Oriental viel weniger beeindruckt war als ich. Offensichtlich hatte sie viel mehr Fünf-Sterne-Hotels von innen gesehen als ich.

Bis zum Ende des Abendessens ging alles gut. Man führte uns durch die Konferenzräume und den Ballsaal. In der Mitte des Restaurants stand ein Delphin als Eisskulptur, ein Seewasseraquarium zog sich über die gesamte Länge des Flurs hin. Sie sah einen Clownsfisch, deutete darauf und sagte: »Look! Nemo! And this fish looks like girlfriend Nemo.« Mir war das ein bisschen peinlich, um mich herum waren schließlich Redakteure der wichtigsten deutschen Zeitungen. Es wäre mir lieber gewesen, sie hätte gesagt: »Ah, ein Amphiprion percula.«

In meinem Zimmer zog sie sich ein langes Kleid an, das sie sich für die Hochzeit einer Cousine hatte schneidern lassen. Wir aßen Hummerkrabben und Hummerfleisch auf der Hotelterrasse, und sie erklärte den Redakteuren, wie man die Scheren knackt. Diese fragten uns natürlich, wie wir uns kennengelernt hätten, worauf ich mit meiner Standard-Halbwahrheit reagierte: Sie hätte mich in einer Disco angesprochen. Außerdem fügte ich hinzu, sie würde für ein Aids-Projekt in Phnom Penh arbeiten.

Später nahm Sreykeo mich auf die Seite und fragte, ob wir nicht einfach erzählen könnten, dass sie Hausfrau sei und Englischunterricht nehme. Doch ich dachte, wenn die Lüge nicht dreist genug wäre, würde sie keiner schlucken. Ich war so eingeschüchtert von den großen Namen um mich herum, dass ich glaubte, ich müsste mehr aus ihr machen, als sie war. Hier die Topjournalisten – und daneben ich, ein Freak ohne Geld, dessen Leben ein einziges Chaos war.

Wir wollten zum Schlafen auf mein Zimmer gehen. Aber plötzlich stand jemand vor uns, mit einem Knopf im Ohr, der uns sehr freundlich bat mitzukommen und uns zu jemandem brachte, der ebenfalls einen Knopf im Ohr trug und uns wiederum zu jemandem brachte, der keinen Knopf im Ohr trug. Der sagte uns nun gar nicht mehr so freundlich, dass Sreykeo das Hotel verlassen solle. Ich entgegnete, dass wir verlobt seien und sie ihren Reisepass dabeihabe, doch er entgegnete, dass sie gehen solle. Dann würde ich auch gehen, drohte ich, und er sagte: »Ok. Go.« Und das taten wir dann auch.

Sie hätten sich natürlich ganz anders verhalten, wenn meine Begleiterin Britin oder Französin gewesen wäre. Sie sahen, dass Sreykeo aus armen Verhältnissen kam, an ihrer dunklen Haut, an den Narben an den Händen, an ihrer Körperhaltung, an ihrem Gang, der immer so aussieht, als würde sie gerade über glitschige Lehmwege laufen, auch wenn sie Schuhe mit Absätzen trägt. Sie hielten sie für eine Prostituierte, sie störte das Bild.

Wir holten meinen Rucksack aus dem Zimmer. Sreykeo stopfte alles hinein, was sie zu fassen bekam: die Zahnbürsten, die Badelatschen, die Seifen, das Shampoo, die Früchte auf dem Schreibtisch. Es gibt Angewohnheiten, die lassen sich nicht ablegen. Zwanzig Minuten später saßen wir auf der durchgelegenen Matratze in ihrem Zimmer im Rooftop Guesthouse. Ich war erleichtert: Endlich wieder da, wo ich hingehörte. Mit der Illusion, dass niemand unseren Rausschmiss bemerkt hätte, schlief ich ein. Ich dachte, ich könnte einfach am nächsten Morgen ins Hotel schleichen und gutgelaunt beim Frühstück auftauchen, als sei nichts gewesen. Später sollte sich herausstellen, dass dem natürlich nicht so war.

Unsere Gruppe fuhr am nächsten Tag wie geplant mit dem Eastern & Oriental-Express nach Singapur. Sreykeo blieb in Bangkok, sie musste auf das Ergebnis ihres Tests warten. Wir hatten verabredet, uns später in Siem Reap zu treffen, der kambodschanischen Stadt in der Nähe von Angkor Wat.

Der Zug war mit Teppichboden ausgelegt, Holzgetäfelte Wände und Armaturen aus Messing vervollständigten die Inneneinrichtung. Luxusreisen sind ziemlich langweilig. Die Mitreisenden sind meistens Leute, die viel Zeit haben und Angst, ihr Geld nicht mehr vor dem Tod ausgeben zu können. Der Zugmanager sagte uns, dass er Familien mit Kindern riet, den Zug lieber nicht zu benutzen, und der Koch regte sich über Amerikaner auf, die behaupteten, dass seine Peking-Ente keine Peking-Ente sei, weil sie nicht so schmecke wie die in ihrem China-Imbiss in Los Angeles.

Doch einen Ort gab es, an dem ich mich gerne aufhielt: am Ende des letzten Wagens auf der offenen Terrasse. Hier war es toll: Der Fahrtwind brauste mir um die Ohren, und ich sah immer wieder neue Details vorbeiziehen. Mit mir war immer ein schwarzer Amerikaner auf der Aussichtsplattform, der meistens einen Camcorder in der Hand hielt, mit dem er den Horizont filmte. Er wirkte wie einer der Matrosen aus dem Film »Das Boot«, die mit ihren Ferngläsern ständig den Horizont nach britischen Zerstörern absuchen müssen. Er hatte sich Rastalocken machen lassen und sagte mir, dass er was mit Gewerkschaften mache. Er betonte es immer wieder, anscheinend gilt das in den USA als sehr subversiv. Er bezeichnete sich als Sozialist, was auch immer das für ihn bedeuten mochte, und fragte mich: »Are you capitalist or socialist?« Ich sagte, ich sei weder das eine noch das andere. Jeder sei entweder das eine oder das andere, entgegnete er.

Hin und wieder fuhren wir durch Slums aus Wellblechhütten – überall auf der Welt entstehen diese Slums entlang der Bahngleise, da sich das Land nie als Bauland verkaufen lässt. Sie sahen aus wie die Slums hinter La Building: rostiges Wellblech, lehmige Wege, schiefe Fernsehantennen und Haufen von sonnengebleichtem Plastikmüll. Wir winkten den

Kindern zu, und er sagte: »Look at those people. They are poor and their life is basic, but they are so much happier than we are. Always laughing.« Er war anscheinend nach Asien gekommen, um seine Ansichten über die Aufteilung der Welt bestätigt zu sehen. Ich dachte mir meinen Teil.

Unsere kleine Pressegruppe flog dann von Singapur nach Kambodscha und checkte in Siem Reap in einem weiteren Luxushotel ein. Ich war extrem nervös und wollte nur eines: so schnell wie möglich Sreykeo treffen. Sie hatte das Ergebnis des Virenlasttests dabei, aber wusste nicht, was die Zahlen bedeuteten. Auf dem Zettel stand: »Undetectable.« Keine Viren nachweisbar. Die Therapie hatte funktioniert! Ich sagte ihr aufgeregt: »They couldn't find any virus in your blood«, und sie fiel mir um den Hals. Dann erklärte ich ihr, dass »nicht nachweisbar« nicht bedeutete, dass das Virus verschwunden sei. Aber die Virenmenge sei inzwischen so gering, dass sie mit den gängigen Testverfahren nicht mehr nachweisbar sei.

Wir verabschiedeten uns hier von den anderen, ich verließ die Gruppe. Der *Bild*-Autor nahm uns beide in den Arm und sagte, wir seien ein wundervolles Paar und sollten unbedingt heiraten. Ich mochte ihn. Er war Reisejournalist, weil er gerne in teuren Hotels schlief und gute Weine trank, und das verheimlichte er auch gar nicht; er gab nicht vor, mehr zu sein, als er ist. Die PR-Agentin nahm uns auf die Seite und sagte mir, dass unser Auszug aus dem Bangkok Oriental einigen Wirbel in Deutschland verursacht hätte. Die Münchener PR-Agentin hatte gekocht vor Wut und in der Redaktion in Hamburg angerufen. Mir stand ein unangenehmes Gespräch bevor, wenn ich wieder in Hamburg war.

Danger! Mines!

Am Nachmittag des nächsten Tages saß ich auf der Ladefläche eines verbeulten Toyota-Pick-ups, der in einer roten Wolke aus Staub nach Nordwesten raste. Meinen Anzug hatte ich in den Rucksack gestopft, er musste irgendwo unter einem Stapel Reissäcke und vielen nackten Füßen begraben liegen. Sreykeo saß auf dem Fahrerhaus. Sie hatte ihren Kopf in ein Tuch gehüllt, nur noch die Augen waren zu sehen, und blickte in die Ferne, während ihr Kopf im Takt der Schlaglöcher nickte. Wir fuhren nach Pailin, eine Stadt an der Grenze zu Thailand, in die sich die Roten Khmer nach ihrer Niederlage gegen die Truppen Vietnams zurückgezogen hatten. Sie hatten hier zwei Jahrzehnte lang ausgeharrt, bis man ihnen sagte, dass der Krieg vorbei sei. Wo bis dahin ihre Abwehrstellungen gewesen waren, mussten sie sich nun eine zivile Existenz aufbauen. Darüber sollte ich eine Reportage für meine Zeitung schreiben.

Links und rechts von der Straße standen in regelmäßigen Abständen kleine rote Schilder, jedes mit einem Totenkopf darauf und der Aufschrift »Danger! Mines!«. Zwanzig Jahre Kämpfe um die Stadt hatten die Gegend zu einer der am stärksten verminten Orte der Welt gemacht. Streckenweise fuhren wir durch eine graue Mondlandschaft, aus der schwarze Baumstümpfe hervorragten – man hatte die Vegetation niedergebrannt, um das Gelände für die Minenräumkommandos vorzubereiten. Diesmal hatte ich kein Ticket für den Innenraum gekauft, wir mussten sparen.

Es war das erste Mal, dass wir auf dieser Reise für längere Zeit allein waren. Wir redeten nicht viel über die Sache mit Tim. Es war nicht zu ändern, weitere Streits und Vorwürfe hätten nur noch mehr Schaden angerichtet. Das aber schien mir das Wichtigste: nicht noch mehr Schaden anzurichten. Das Vertrauen war zerstört, auf beiden Seiten. Ich wollte mich nicht von ihr trennen, das war eine emotionale Entscheidung, aber wie sollte es weitergehen? Welche Bedingungen mussten erfüllt sein, damit ich ihr wieder vertraute? Und welche Bedingungen musste ich erfüllen, damit sie mir vertrauen konnte? Es reichte nicht, dass wir uns sagten, die Beziehung sei wichtig – wir mussten etwas dafür tun. Sreykeo musste etwas tun, etwas, das nicht kompliziert sein durfte, es musste vielmehr eindeutig, verständlich und konkret umsetzbar sein.

Es war eine Pattsituation. Unsere Beziehung hatte keine Zukunft, wenn nicht jeder bereit wäre, sein bisheriges Leben aufzugeben. Genau das wollte aber keiner von uns, denn wir wussten ja nicht, ob wir dem anderen vertrauen konnten. Ich sagte: Wenn sie die Bar aufgibt, überlege ich mir, ob ich sie vielleicht heirate. Sie sagte: Wenn er mich heiratet, gebe ich die Bar auf.

Das gängige Druckmittel in einer westlichen Beziehung heißt: »Wenn du Mist baust, verlasse ich dich.« Man kämpft nicht, sondern geht. Damit hätte ich allerdings nur ihre Befürchtung bestätigt, dass ich sie verlassen würde und dass es sich nicht lohnte, Hoffnungen in mich zu setzen.

Ich war mir nach wie vor sicher, dass eine Ehe mit ihr funktionieren würde. Das war alles, was sie sich vom Leben erhoffte. Wenn sie eine Familie hätte, würde sie sie nicht einfach aufs Spiel setzten. Lieber würde sie sterben. Und ich wollte sie nicht verlieren.

Wir hatten zugelassen, dass bis auf einen kleinen Funken Hoffnung alles zerstört wurde. Vorwürfe wären verständlich und naheliegend gewesen, aber nicht hilfreich. Das Naheliegende zu tun, ist meistens das Falsche. Wir mussten aufschreiben, unter welchen Bedingungen die Beziehung weiterbestehen konnte. Ich beschloss, wir sollten einen Vertrag aufsetzen. Einen Friedensvertrag.

Wir schrieben ihn in einem Internetcafé nieder, und ich druckte ihn anschließend zweimal aus, eine Kopie für sie, eine für mich. Ich versprach, sie zu heiraten, wenn ich die Schulden zurückgezahlt hätte. Sie musste jeden Kontakt zu dem Milieu abbrechen und durfte noch nicht einmal in die Nähe der Orte kommen, an denen sie anschaffen gegangen war. Ich würde sie auch in Zukunft jeden Tag anrufen, um zu kontrollieren, wo sie war. Außerdem musste sie Englisch lernen, sich einen Job suchen und sie musste sich eine neue Telefonkarte besorgen und mir die alte Karte mit allen gespeicherten Daten geben. Schließlich räumte mir der Vertrag das Recht ein, jede Form von schmutzigen Tricks anzuwenden, um zu kontrollieren, ob sie weiter das Walkabout besuchte, Kontrollanrufe, Besuche von Freunden von mir und so weiter.

Als erste Maßnahme verlangte ich, dass sie eine E-Mail an alle ehemaligen Kunden schreiben musste, um ihnen mitzuteilen, dass sie Aids habe. Wenn sie wüssten, dass Sreykeo infiziert war, hätten sie wahrscheinlich sowieso kein Interesse daran, sie wiederzusehen. Sie schrieb:

»Hello all, I'm Sreykeo or Rose the girl who is work as bar girl at the walkabout and heart of darkniss in phnom penh. I want to tell you all please go to check H.I.V. because I have that H.I.V. positive. and now I'm not going to work any more and please stop lying to your girl friends and your wives agan because you could give that H.I.V. to them.«

Danach änderte ich ihr Passwort. Die Antworten konnte sie nun nicht mehr lesen, das tat ich für sie. Die meisten antworteten gar nicht. Ein Brian schrieb, dass es ihm leid tue und er zufällig in Bangkok sei, und wenn sie jemanden zum Reden brauche, dann könne er nach Phnom Penh kommen. Das Erste, was ihm in den Sinn kam, waren nicht Medikamente, sondern »darüber reden«. Noch so ein westlicher Mythos: Dass alles gleich besser wird, wenn man darüber spricht. »Zuhören«

und »darüber reden« gelten als die höchsten Formen der Hilfe, die man anbieten kann. Aber das stimmt natürlich nicht: Es ändert sich überhaupt nichts, wenn man über etwas spricht. Man muss etwas tun.

Als Nächstes schrieb ich Sreykeo bei einem Englischkurs ein, der jeden Morgen vier Stunden dauerte. Dann formulierte ich mit ihr zusammen ein Bewerbungsschreiben, mit dem sie sich als Bedienung in einem Restaurant oder einer Bar vorstellen sollte. Dank der Therapie konnte sie wieder arbeiten gehen, ihre ewigen kleinen Krankheiten hatten aufgehört. Ich sagte ihr zudem, dass ich alles mitnehmen würde, was sie als Pfand zum Geldleihen verwenden konnte, ihren Schmuck und sogar den Ring, den ich ihr geschenkt hatte.

Der Job, den sie fand, war wieder in einer Bar, diesmal hieß sie Butterfly. Ich war ganz und gar nicht glücklich mit dieser Arbeit: Die Bar lag wie das Walkabout auf dem Strip und war daher keineswegs vom Milieu entfernt. Allerdings musste sie ein T-Shirt der Bar anziehen, und der Barbesitzer sagte ihr, sie würde rausfliegen, wenn sie etwas mit einem Gast anfangen würde. Zu dieser Zeit erlebte das Butterfly einen kurzen Boom, weil das Heart auf Darkness eine Weile zumachen musste.

Es war passiert, was alle irgendwann erwartet hatten: Im Heart war jemand war auf der Tanzfläche erschossen worden. Die Discothek wurde damals regelmäßig von einer Gruppe von Neureichen aus dem Umfeld eines Neffen des Premierministers besucht, die von den Westlern auf den Namen »Coconut-Gang« getauft wurde, nachdem sie einmal zwei Kokosnusshändler erschossen hatten. Sie waren mit ihren bewaffneten Bodyguards da, und es war nur eine Frage der Zeit, bis wieder jemand erschossen werden würde. Mehrere Botschaften hatten aus diesem Grund ihren Angestellten verboten, das Heart zu besuchen, und eine Reihe von Zeitungen in Phnom Penh hatte bereits Warnungen gedruckt.

Das Unglück war die Chance für das Butterfly, denn die Gäste wichen nun auf die Bar aus, in der Sreykeo arbeiten sollte. Sie bekam hier so viel Trinkgeld, dass ich ihr später so gut wie kein Geld mehr schicken musste. Ich musste ihr fast überhaupt kein Geld mehr schicken. Die Medikamente bezahlten meine Eltern, also konnte ich brav meine Schulden abstottern. Und Sreykeo kaufte sich damals ein kleines schwarzes Buch, in das sie alles hineinschrieb, was sie verdiente und was sie ausgab.

Neon

Es war nicht meine Idee, die Geschichte von mir und Sreykeo einem Magazin anzubieten. Aber mein Bruder redete ganz aufgeregt auf mich ein, nachdem ich nach Deutschland zurückgekehrt war. »Wer hat so was schon erlebt?«, sagte er. »Andere würden darüber ein Buch schreiben!« Er kam immer wieder auf das Thema zu sprechen, und immer wieder wich ich aus. Ich fühlte mich zwar geschmeichelt, doch so ein Bericht würde die Normalität, die ich zu leben versuchte, aufheben. Die Geschichte würde den Schein zerstören, ich wollte das nicht. Ich erzählte nicht gern von Sreykeo und mir, wir führten kein Leben, das ich in der U-Bahn oder am Kaffeeautomaten der Redaktion diskutiert haben wollte: ein Freak unter Insolvenzverwaltung mit seiner HIV-infizierten Freundin. Ist das nicht ein grundlegendes Bedürfnis eines jeden: zu sein wie alle anderen?

Doch Tillmann drängte mich dazu, ein Exposé an seinen Freund Marc zu schicken, der gerade beim *Neon*-Magazin in München als Redakteur angefangen hatte. Er gab mir seine E-Mailadresse und die Telefonnummer, und ich sagte ihm, ich werde mich bei Marc melden, was ich aber nicht tat. Ich nahm es mir jeden Tag aufs Neue vor, und schob es doch monatelang vor mir her.

Bis Marc eines Morgens von sich aus bei mir anrief. Tillmann hatte ihm die ganze Geschichte erzählt. Er wollte wissen, ob er sie bei einer Themenkonferenz vorschlagen könnte. Ich war immer noch unsicher, aber das Honorar konnte ich gut gebrauchen – damit hätte ich die Hälfte meiner Schulden auf einen Schlag zurückzahlen können. Und wenn der Text dem Chefredakteur gefallen würde, könnte ich vielleicht noch weitere Geschichten an *Neon* verkaufen. Wenn ich meine Schulden schneller zurückzahlen könnte, würde Sreykeo schneller nach Deutschland kommen können – alles sprach dafür. Also sagte ich ja.

Ab da wartete ich ungeduldig auf den Tag, an dem die Themenkonferenz stattfand. Natürlich wünschte ich mir, dass der Chefredakteur sie annehmen würde, auf der anderen Seite hatte ich auch Angst vor der Veröffentlichung. Ich rief Sreykeo an und fragte sie, ob sie etwas dagegen hätte. Ich musste ihr erst mal erklären, was ein Magazin ist. Sie war sofort dafür. Für sie war es keine Frage, dass man der ganzen Welt unsere Geschichte erzählen müsste. Sie selbst erzählte sie ohnehin jedem, dem sie begegnete, weil sie so stolz darauf war.

Einige Tage später sah ich Marcs Telefonnummer auf meinem Display und wusste, dass der Chefredakteur zugesagt hatte – denn Absagen verschickt Marc immer als E-Mail. Die Geschichte von uns würde also mehr oder weniger schnell in einem überregionalen Hochglanzmagazin erscheinen. Ich atmete tief durch. Das bedeutete auch, dass ab da jeder in der Zeitung wüsste, dass ich nur ein paar Schuhe hatte und regelmäßig zu Fuß in die Redaktion lief, um das Geld für die S-Bahn zu sparen. Was würden sie denken, wenn sie morgens vor der Redaktionssitzung durch die *Neon* blätterten und plötzlich mein Foto sahen? Und das galt nicht nur für jeden in der Zeitung, sondern auch für jeden im Verlag und jeden in der Stadt.

Dann fing ich an zu schreiben. Es war alles andere als einfach. Zum einen, weil bei meinem Laptop die Ä-Taste fehlte und zwei grüne Streifen quer über den Bildschirm liefen, der ständig mit einem seufzenden Geräusch nach hinten umfiel. Zum anderen, weil kein Text, den ich je geschrieben hatte, so widerspenstig und unberechenbar war wie dieser. Geschichten über andere Menschen zu schreiben war einfach für mich. Ich hatte mich immer gewundert, welche Kraft einen dazu drängt, sein Leben in der Zeitung darzustellen. Die meisten hatten jedoch ein Unternehmen, einen Verein oder eine Weltanschauung, die sie in irgendeiner Weise bewerben wollten. Aber dann gab es auch jene, die sich einfach nur mitteilen wollten, die verstanden und nicht übersehen werden wollten und sich aus diesem Grund dem Schöffengericht der Öffentlichkeit stellten. Ich vereinbarte telefonisch einen Termin mit ihnen, fuhr mit dem Taxi vor und drückte ihnen meine Visitenkarte in die Hand. Auf der stand der Name einer Zeitung, und das allein war Grund genug für sie, mir jede Frage zu ihrem Leben zu beantworten. Sie kannten mich nicht, aber ich zog mir den Namen dieses Blattes an, als wäre es ein teurer Anzug, und das allein flößte ihnen Vertrauen ein.

Ich hatte selten wirklichen Kontakt zu den Menschen, über die ich geschrieben habe. Als Journalist denkt man kaum darüber nach, was nach der Veröffentlichung aus diesen Menschen wird. Man packt ein Exemplar der Zeitung für sie in einen Briefumschlag und wirft ihn in den Korb für den Postausgang, und wenn der Text erscheint, sitzt man schon an der nächsten Geschichte. Manche erklärten mich nach der Veröffentlichung zu ihrem neuen besten Freund, aber für andere wäre es besser gewesen, wenn sie ihr Leben im Verborgenen weitergeführt hätten.

Aber jetzt war ich es, der verstanden werden wollte. Ich fragte mich, ob ich auch einer von denen sein würde, dessen

Leben besser im Verborgenen geblieben wäre. Der Text wuchs und mäanderte, und trotz meiner Schwierigkeiten mit ihm schrieb er sich auch von selbst. Insgesamt schickte ich fünf Versionen an Marc, teilweise fragmentarisch wie Baustellen. Die letzte Version der Geschichte schrieb ich in Phnom Penh. Am Ende kam eine Story dabei raus, die seltsam unrund und holprig war. Aber ich glaube, gerade deshalb stimmte sie.

How far are the stars?

Es war wieder Regenzeit. Wieder einmal war ich in Phnom Penh. Die ersten zwei Tage lagen Sreykeo und ich einfach auf der Matratze und taten fast nichts, außer den Regenschauern zuhören, die auf das Blechdach prasselten. In der Gasse vor dem Haus standen große Blechzuber, in denen die Frauen die Wäsche wuschen, und Stapel von dreckigem Geschirr. Die Tropfen, die von den Dächern in die Schüsseln und Teller fielen, glichen einer sphärischen Musik, die von einer untergegangenen Zivilisation hätte stammen können.

Nach einem starken Regenschauer sammelte sich das Wasser oft kniehoch in den Straßen, an manchen Stellen ging es Sreykeo sogar bis zur Hüfte. Wir wateten dann durch das warme Wasser, um uns alles anzusehen. Die Stadt war für einige Stunden wie auf den Kopf gestellt. Die Alleen waren wie stille Flüsse auf dem Land, die Cyclos wirkten wie venezianische Gondeln. Kinder genossen den Ausnahmezustand und tobten durch die Brühe. Die große Prachtstraße vor dem Königspalast wurde zu einer einzigen Wasserfläche, auf der der Wind fast so etwas wie Seegang erzeugte.

Gegen Nachmittag radelte Sreykeo jeden Tag zu ihrem Englisch-Unterricht. Sie brachte immer einen Stapel Arbeitsblätter mit, der mich sehr an meine Schulzeit erinnerte – Englischarbeitsblätter ähneln sich auf der ganzen Welt überraschend stark. Sie waren voller Comicfiguren, die Dinge sagten wie: »Hello. My name is Courtney. I'm from the USA. Where are you from?« Ich half ihr nie bei den Hausaufgaben, machte allerdings ein fragendes Gesicht, wenn sie etwas Falsches schrieb, und ließ sie selbst die Lösung finden. Ihr Lehrer korrigierte das dann am nächsten Tag mit rotem Kugelschreiber und schrieb Sachen darunter wie »Pretty good« oder »Excellent, thanks«. Und dann diese Kassetten, die ebenfalls auf der ganzen Welt gleich klingen. Ich erinnere mich noch an den Anflug von Schamgefühl bei mir, wenn ich als Schüler sah, dass unser Englischlehrer den Klassenraum mit einem Kassettenrecorder unter dem Arm betrat. Ich hatte immer wie im Reflex gedacht: »Oh Gott, jetzt müssen wir wieder eines dieser entwürdigenden Lieder singen.«

Sreykeos Schule war eine der teureren in Phnom Penh, in ihrer Klasse saßen unter anderem ein Ingenieur, der in der DDR studiert hatte und fließend deutsch mit einem sächsischen Akzent sprach, und der Leiter eines Polizeipräsidiums. Ich konnte mir nicht vorstellen, wie sie im Stehen sangen: »We don't have maths today, we don't have sports today, we don't have crafts today, because today is Saturday, lalali, lalala!«

Weil wir sparen mussten, fuhren wir nie mit dem Mototaxi zum Markt. Stattdessen hatte Sreykeo ein rostiges Damenfahrrad gekauft: Ich trat in die Pedale und sie saß auf dem Gepäckträger. Sein Sattel war so niedrig, dass ich Angst hatte, beim Treten aus Versehen mit den Knien mein Kinn zu treffen. Es besaß keine Bremsen, also musste ich immer einen Flip-Flop gegen den Vorderreifen pressen, um langsamer zu werden.

Wir hatten auch kein Geld, um auszugehen oder auf das Land zu fahren. Also verbrachten wir die Abende zu Hause. Sie hatte ein kleines Transistorradio, das sie vor dem Einschlafen einschaltete. Sie hörte am liebsten den BBC World Service. »BBC always tell true«, sagte sie. »And sometimes talk about HIV too.«

Sie versuchte, die Worte der Sprecherin zu entschlüsseln. Meistens verstand sie nicht, worüber sie redete, doch sie schnappte immer zwei oder drei Worte auf, und das genügte, um mich auszufragen. Dann beugte sie sich zu mir herüber und fragte: »May I ask you a question? What is Space Shuttle?« Ich überlegte, wie ich es ihr erklären sollte, ohne Begriffe wie Raumschiff, Atmosphäre oder Orbit zu verwenden.

»It is like an airplane. But it can fly much higher than an airplane. It can fly very high, where there is no air any more and every one can see the earth as a ball.«

»When I fly to allömang, can I see the star big like this?«, fragte sie und formte mit einer kreisförmigen Bewegung etwas von der Größe eines Kürbisses in die Luft. Sie glaubte, dass ein Flugzeug nachts zwischen den Sternen hindurchfliegen würde, und dass diese so groß wie Kürbisse oder Fußbälle seien.

»No, you can't. You know? Each star is big like the sun, or even bigger. And they are very far away. They are so far away, that we can never go there.« Sie guckte etwas enttäuscht. Sie sagte, als Kind habe sie immer geglaubt, dass die Sterne einst fliegende Lampions gewesen seien, die man als Opfergaben hatte aufsteigen lassen. Dann seien sie so hoch geflogen, dass sie nicht mehr hatten herunterkommen können.

»How far away are the stars?« Ich versuchte ihr zu erklären, was ein Lichtjahr ist.

Dann lauschte sie wieder dem Radio. »May I ask you a question? Why America always make a war?«

Ich las damals eine englischsprachige Ausgabe von »High Fidelity« von Nick Hornby, die ich mir in einem der Backpacker-Buchläden gebraucht gekauft hatte. Sie wollte immer daraus vorgelesen haben. Sie verstand die Worte, aber nicht, worum es ging. Für sie mussten in Büchern wichtige Dinge stehen, die alten Sagen ihres Volkes oder die Weisheiten Buddhas. Warum sollte man dagegen ein Buch über jemanden schreiben, der nicht weiß, was er mit seiner Zeit anfangen soll?

»What is the story about?«, fragte sie.

»It is about somebody who collects LPs, and the rest of the time he does not really know what to do with his life.« Sie sah mich ratlos an. Ich erklärte ihr, was eine Schallplatte ist. Sie zog eine Augenbraue hoch und machte die Nase kraus. Dann fragte sie: »Why he not buy CD?« Es musste für sie sehr sonderbar sein, sich vorzustellen, was wir Europäer so wichtig finden, dass wir Bücher darüber schreiben.

Nick

Zum Schreiben des *Neon*-Artikels ging ich in ein Internetcafé, das sich schräg gegenüber dem Walkabout befand. Es handelte sich lediglich um einen gefliesten Raum, die Computer befanden sich in kleinen Abteilen aus Sperrholz. Manchmal waren ein paar Mädchen aus dem Walkabout da, die E-Mails an ihre »boyfriends« schrieben. Diejenigen, die nicht schreiben konnten, bezahlten ein dickliches Mädchen dafür, dass sie ihnen in gebrochenem Englisch die E-Mails an ihre Lover formulierte und tippte.

Eigentlich war Marc schon mit der letzten Fassung zufrieden gewesen. Aber ich meinte, ich müsste noch eine hinterher schicken – es schien mir, als handelte es sich um die wichtigsten 15 000 Zeichen Text, die ich im meinem Leben aneinanderreihen würde. Ich wollte es so gut wie möglich machen.

Als ich diese letzte Version per E-Mail an Marc geschickt hatte, spürte ich die Erleichterung, die eintritt, wenn man nichts mehr tun kann, als sich in sein Schicksal zu fügen. Insgeheim hoffte ich, dass man sie in der Redaktion lesen, mir das Honorar überweisen und sie dann im Stehsatz vergessen würde, wie es mit so vielen Magazingeschichten passiert.

Den Gefallen tat mir die Redaktion freilich nicht. Stattdessen rief ein Bildredakteur bei mir an und sagte, dass er einen Fotografen aus Bangkok zu uns nach Kambodscha schicken würde, Nick. Ich wusste, dass dieser Fotograf unser Leben beeinflussen würde, und das tat er auch. Aber er tat es ganz anders, als ich es erwartet hatte.

Er rief eines Mittags an, als wir gerade auf dem Plastikfolienboden unseres Zimmers Nudelsuppe löffelten. »Danke, dass ich diese Geschichte fotografieren darf«, sagte er zu mir. »So etwas bekommt man nur sehr selten angeboten.« Ich fand es nett, dass er das sagte, hielt es aber für eine Höflichkeitsfloskel.

Als er schließlich zu uns kam, sah er kein bisschen so aus, wie ich es erwartet hatte. Ledersandalen, ausgewaschene Jeans und ein blaues Hemd. Da die Luft in unserer Wohnung mittags sehr stickig wurde, triefte Nick bald vor Schweiß und zog sein Hemd aus. Um seine Arme und Beine wickelten sich Tatoos, Tribals, Drachen und Flammen. Wirklich überraschend fand ich aber nur, was ich auf seinem Rücken sah: eine sternförmige Tätowierung aus Pali-Zeichen, der Sprache der buddhistischen Mönche. Ich kannte diese magischen Tattoos. Die kambodschanischen Bauern und Soldaten tragen sie auf der Brust und auf dem Rücken, sie sollen vor Kugeln und Minen sowie dem schwarzen Zauber von Geistern und Halbgeistern schützen und wirtschaftlichen Erfolg bringen. Man kann sie sich nicht einfach in einem Tattooshop im Touristenviertel von Bangkok machen lassen, sondern sie werden von einem Mönch oder einem Heiler auf die traditionelle Art, Punkt für Punkt, mit einer Nadel, die über einer Flamme gereinigt wurde, gestochen.

Er erzählte etwas von sich. Nick lebte in Bangkok mit einer Thailänderin zusammen. Wenn er mit ihr am Telefon auf Thai sprach, klang immer noch sein süddeutscher Singsang heraus. Die beiden hatten eine ähnliche Geschichte wie wir. Aus einer wohlhabenden Familie stammend, war er als junger Rucksacktourist nach Asien gekommen und plante, den Rest seines Lebens mit Reisen zu verbringen. In Bangkok wohnte er in dem Stadtviertel Banglamphu in einem winzigen Zimmer, das kaum größer war als die Matratze darin, schlief am Tag und wurde abends vom Nachtleben der Stadt verschluckt. Dann verliebte er sich in die Köchin seines Gästehauses, die aus einer armen Familie vom Land stammte. Irgendwann wurde ihm klar, dass das mit der Liebe in Asien anders läuft als in Europa. Würde er irgendwann weiterziehen, hätte er das Leben seiner Freundin für immer versaut. Ohne es zu wissen, hatte er eine lebenslange Verantwortung übernommen. Diese Feststellung, so erzählte er uns, hatte ihn so schockiert, dass er danach drei Tage lang auf seiner Matratze lag, an die Decke starrte und sich nicht bewegte. Ich verstand, was er meinte. Zwar habe ich nicht drei Tage auf dem Rücken gelegen. Aber ich kannte das Gefühl.

Er machte auch Fotos bei Sreykeos Familie in La Building. Als wir die Wohnung betraten, lag ihre Mutter in einer Hängematte und starrte auf den Fernseher. Nick wollte sich bei allen vorstellen, aber sie blickte noch nicht einmal auf. Auch in Deutschland wäre es sehr unhöflich, einen Gast nicht zu begrüßen, in Asien gibt es jedoch kaum eine andere Art und Weise, seine Verachtung deutlicher zum Ausdruck zu bringen.

Sie hatte ganz offensichtlich keine Verwendung mehr für Sreykeo und mich. Ihr Leben bestand nur noch aus Fernsehen, Palmschnaps und ihren Zigaretten. Inzwischen war auch Cheamny aus ihrer Wohnung ausgezogen, sie lebte bei Sreykeo und mir – ihre Mutter hatte sie zu oft nach Geld gefragt. Ihr

Bruder Nak war ins Kloster gegangen. Jetzt lebten nur noch Rottana und Djiat bei ihr. Die Mutter wirkte, als wolle sie aufhören, mit allem. Zuletzt hatte sie sogar ihren Job als Putzfrau bei Handicap International verloren; sie hatte sich andauernd krank gemeldet, manchmal für Monate, und irgendwann hat selbst die Geduld einer humanitären Hilfsorganisation ein Ende.

Wir verließen das Haus, und Nick machte noch ein paar Fotos von Sreykeo im Treppenhaus. Dann platzte es aus ihm raus: »Auweia. So was Unfreundliches habe ich noch nie erlebt!« Ich hielt für ihn das Stativ und dachte darüber nach, wie ich weiterhin mit der Familie umgehen sollte. Auch ich hatte die Familie lange nicht mehr gesehen, umso nachdenklicher machte mich die Begegnung.

Ohne Arbeit und nur noch depressiv in ihrer Hängematte liegend war die Mutter als Oberhaupt der Familie ausgefallen. So unfähig sie früher auch gewesen war, hatte sie doch für einen gewissen Zusammenhalt gesorgt. Jetzt verstreuten sich die Familienmitglieder. Bisher hatte ich mich vor der Auseinandersetzung mit ihnen gedrückt, ich hatte überhaupt keine Kraft, mich mit noch einem Problem mehr zu beschäftigen. Ich wollte mich nicht mit ihr beschäftigen, sondern sie ihrem Schicksal überlassen. Es war eine Kosten-Nutzen-Analyse nach westlichem Denkschema:

Wie halfen die Familienmitglieder Sreykeo? Gar nicht. Gaben sie ihr Geld? Nein. Kümmerten sie sich um sie, wenn sie krank war? Nein. Schadeten sie uns? Ja. Also weg mit ihnen, ausziehen, Kontakt abbrechen. Langsam begriff ich, dass so eine Kosten-Nutzen-Rechnung nicht immer hilfreich war.

Als Nick in sein Hotel gegangen war, sprach ich mit Sreykeo über das alles. Schon aus einem ganz pragmatischen Grund musste ich mich damit auseinandersetzen: Zu einer Heirat in Kambodscha brauchte man die Zustimmung der Eltern – und ohne Heirat kein Visum für Sreykeo. Die Mutter würde für ihren Fingerabdruck unter das Dokument Geld verlangen, wie viel wohl? Ich könnte ihr natürlich zähneknirschend 1000 Dollar in die Hand drücken, das Visum beantragen und nach Deutschland verschwinden, Sreykeo wäre das sogar am liebsten gewesen. Sie wollte nur eines: weg von ihrer Familie, weg aus Kambodscha, nach Deutschland, dort ein neues Leben anfangen und alles vergessen.

Ich war inzwischen anderer Meinung. Sie würde ihre Familie nie vergessen können, den Kontakt könnte sie niemals wirklich abbrechen. Bald schon würde sie ihre jüngere Schwester und ihren jüngeren Bruder vermissen – und die kleine Rottana erst recht. Sie würde also weiterhin anrufen, die Mutter würde mit ihr sprechen und alle Hiobsbotschaften erzählen: dass Djiat krank wäre, dass sie selbst krank wäre, dass Rottana krank wäre. Dass sie kein Geld für den Arzt hätten. Dass sie die Miete nicht zahlen könnten. Dass sie eine schlechte Tochter sei, weil sie ihre Familie vernachlässige. Dass sie doch jetzt im reichen Deutschland leben würde und unbegrenzt Geld hätte, aber nichts davon ihrer Familie gäbe. Also würde Sreykeo ihnen Geld per Western Union schicken und dann würden wir darüber in Streit geraten. Nein, das war keine Perspektive. Die Familie zu ignorieren war verlockend, aber es würde nicht funktionieren.

Sreykeo stellte sich vor, dass sie in Deutschland sofort in meine Familie und mein Umfeld integriert wäre, wenn sie mich nur heiraten würde – so, wie es in Kambodscha funktioniert. Da ist es egal, ob man Chinese, Vietnamese oder Europäer ist: Wenn man eine Khmer heiratet, gehört man zur Sippe und trägt in ihrer Familie alle Rechte und Pflichten. Natürlich glaubte Sreykeo, dass es in Deutschland genauso wäre. Sie konnte sich nicht vorstellen, dass es für die meisten Menschen hier völlig bedeutungslos ist, ob sie mit einem Deutschen verheiratet ist oder nicht – sie würde immer eine Ausländerin sein.

Wie sollte sie in Deutschland glücklich werden können, wenn sie sich von ihrer Herkunft losgesagt hätte, wenn sie nichts mehr hätte, was sie »Heimat« nennen konnte? Langfristig sah ich keinen anderen Weg: Wir mussten unseren Frieden mit ihrer Familie finden.

In Sreykeos Dorf stand damals ein Grundstück zum Verkauf. Es handelte sich um einen Streifen Land zwischen drei Bäumen, dessen Stirnseite an einen Bewässerungskanal für die Reisfelder grenzte. Jedes Jahr am Ende der Regenzeit stand das Grundstück fast einen halben Meter unter Wasser, doch es lag inmitten der Häuser von Sreykeos Tanten und Onkeln. Sreykeo bat mich, es zu kaufen. Es kostete 500 Dollar, was für mich viel Geld war. Entsprechend schwer tat ich mich mit einer Entscheidung.

Am nächsten Tag trafen wir uns noch einmal mit Nick zum Fotografieren. Er schoss ein Bild von uns, wie wir im Warteraum des Institut Pasteur sitzen: Alles ist grau und weiß, wir warten darauf, dass Sreykeo Blut abgenommen wird, ich wippe gelangweilt mit einem Flip-Flop und blättere in den Resultaten ihrer letzten CD4-Tests, sie hat den Kopf auf meine Schulter gelegt und blickt auf den unter der Decke montierten Fernseher.

Danach machte er noch ein weiteres Foto von uns auf der Straße. Wir mussten in der prallen Sonne mitten im Verkehr stillhalten, während die Cyclos und Busse um uns herumbrausten.

Nach dem Fotografieren saßen wir auf dem Boden unseres Zimmers und aßen Reis und eine Maissuppe, die Sreykeo gekocht hatte. Ich wollte dringend mit Nick sprechen und bat ihn, zu erzählen, wie er mit der Familie seiner Frau umgegangen sei. Er hatte nie solche Probleme gehabt, wie wir sie mit Sreykeos Familie kannten, die Familie seiner Frau hatte nie versucht, Geld von ihm zu bekommen.

Nick hatte ihnen Land gekauft und darauf eine »Öko-Farm« errichtet, um es für westliche Ohren interessant klingen zu lassen. Doch im Prinzip war es nichts anderes als das, was die Bauern tausende Jahre lang gemacht hatten, bis sich Thailand dem Weltmarkt öffnete: Reis anbauen, aber nicht, um ihn an Großhändler zu verkaufen, sondern um ihn selbst zu essen. So mussten sie keinen Kunstdünger kaufen, keine Schulden aufnehmen und konnten ihr Leben unbeeinträchtigt vom Reispreis führen.

Ich hörte ihm aufmerksam zu. Endlich konnte ich mit jemandem reden, der Ähnliches erlebt hatte. Bis dahin gab es niemanden, bei dem ich mir Rat für mein Leben mit Sreykeo und ihrer Familie holen konnte. Alle Ratschläge, die Freunde, Geschwister und Eltern gaben, besaßen in Kambodscha keine Gültigkeit. Mitunter hatten sie Mitleid, manche waren verwundert, ratlos oder reagierten schlicht mit Unverständnis, sie sagten seltsame Dinge wie »Höre auf dein Herz« oder »Überleg dir, wie du von dieser Beziehung profitierst«. Vieles davon mochte im Prinzip stimmen, aber für meine Situation war nichts davon hilfreich – die Gesetzmäßigkeiten von Sreykeos Welt waren einfach ganz anders. Bei uns ging es immer gleich um die Existenz.

Ich hatte niemanden, den ich um Rat fragen konnte. Wenn man ein Buch liest, sieht man immer, wie viele Seiten noch zu lesen sind, wenn man Medizin studiert, weiß man, wie viele Semester man noch vor sich hat. Und wenn man in einem fremden Land ist, kann man sich immer dem Glauben hingeben, man hätte mit ein paar Reiseführerweisheiten wie »Asiaten wollen immer ihr Gesicht wahren« oder »Das Wichtigste für Asiaten ist ihre Familie« schon viel begriffen. Dabei übersieht man so viel, weil man einfach nicht weiß, wonach man suchen muss. So habe ich beispielsweise jahrelang nicht gemerkt, dass Sreykeo kaum lesen konnte. Sie hat es mir nie gesagt, weil es ihr peinlich war, und ich hatte selbstverständlich angenommen, dass jeder Mensch lesen kann.

Ich musste einen Weg finden, wie die ganze Familie ohne Prostitution ihren Lebensunterhalt verdienen konnte. Und es musste etwas sein, was sich auch wirklich umsetzen ließ. Das war es, was ich von Nick lernen konnte.

Going public

Zunächst einmal müsste ich ihren Respekt gewinnen, anders würde es überhaupt nicht gehen. »Lerne die Sprache«, riet mir Nick. Er hatte recht. Wie sollte es auch gelingen, wenn ich nicht direkt mit ihnen sprechen konnte? Ein Beispiel: Die Mutter sagte zu Sreykeo, sie solle mich um Geld fragen. Manchmal antwortete diese ihr dann, sie würde mich nicht fragen. Meistens gab sie es jedoch an mich weiter, in einem neutralen, feststellenden Ton. Ich reagierte meistens irgendwie ausweichend. Also übersetzte Sreykeo ihrer Mutter, dass ich ihr kein Geld geben wolle. Die Mutter verstand aber nicht, dass ich es war, der nein gesagt hatte, sie glaubte, das Nein käme von Sreykeo. Prompt versuchte die Mutter, sie unter Druck zu setzen. Die Familie musste in mir eine Art passives, stimmloses Alien sehen.

Ich dagegen war äußerst enttäuscht, dass ich nie mit Dankbarkeit rechnen konnte, trotz allem, was ich für die Familie tat. Allmählich begann ich zu begreifen, warum das so war. Ich hatte Medikamente gekauft, ich hatte die Schwester an eine Nichtregierungsorganisation vermittelt, ich hatte für eine wirksame Therapie gesorgt. Das waren Dinge, die sie nicht verstehen konnten. Sie wussten nichts von Bakterien oder Viren, Krankheiten wurden durch »karma« verursacht oder durch Geister und Halbgeister oder den Fluch eines Neiders, immer jedoch durch eine Tat, mit der man das Gleichgewicht des Universums durcheinanderbrachte. Die Mutter glaubte beispielsweise, in den Infusionen, die sie im Krankenhaus bekam, sei der Saft von Kokosnüssen.

Außerdem nahmen sie nicht wahr, dass das Geld, das sie erhielten, von mir kam. Ihrer Meinung nach kam es von Sreykeo. Und sie glaubten, mir tue es nicht weh, Geld herzugeben, weil ich genügend davon besaß. Man bringt niemandem Dankbarkeit entgegen, der einem Geld schenkt. Dankbarkeit gibt es für jemanden, der sich für einen eingesetzt hat, der etwas getan hat, das ihn Kraft gekostet hat. Dann ist man beeindruckt und zollt ihm Respekt. Wie aber konnte es Westlern wehtun, Geld herauszurücken: Sie kamen in dieses Land, wohnten in Hotels, die aussahen wir notgelandete Raumschiffe, sie aßen in Restaurants, fuhren mit dem Taxi. Natürlich glaubten die Kambodschaner, dass diese Menschen auch in ihrer Heimat so lebten. Sie kannten ja nicht einmal den Unterschied zwischen Urlaub und Alltag.

Ich musste ihren Respekt verdienen, ich musste mich darum kümmern, was sie wichtig fanden. Wenn ich ihre Welt ignorierte, würde ich nicht mit ihnen zusammenleben können.

Ich erzählte Nick von dem Grundstück auf dem Land. »Kauf es, dann hast du etwas für die Familie getan«, riet er mir sofort. Von da an gäbe es einen Ort, von dem sie niemand vertreiben und an den sie immer wieder zurückkehren könnte, um Kraft zu schöpfen. Ab da würde sich auch mein Stand in der Familie verändern und ich hätte erst einmal Zeit gewonnen. Wenn ich eine kambodschanische Frau heiraten würde, hieße das auch, dass ich mich nicht vor meiner Rolle als kambodschanischer Ehemann drücken konnte, und das bedeutete, ich musste meine Position in der Familie einnehmen.

»Es wird nicht funktionieren, wenn du nicht eine Führungsrolle in der Familie übernimmst«, meinte Nick. Eine Führungsrolle. Das ist nicht mein natürliches Talent. Es gibt Menschen, vor denen hat man sofort Respekt, wenn sie zum ersten Mal den Raum betreten. Ich gehöre nicht dazu. Mich hält man erst mal für einen Trottel, was auch seine Vorteile hat; es ist manchmal ganz praktisch, wenn man grundsätzlich erst einmal unterschätzt wird.

Nick gab mir noch einen Rat: Ich solle Sreykeo nie vorwerfen, dass sie als Prostituierte gearbeitet hat. Ein solcher Vorwurf könnte mit einem Schlag all das Selbstbewusstsein zerstören, das sie aufgebaut hatte. Und ich solle sie nie dazu drängen, alles zu erzählen; das würde irgendwann von selbst kommen. Er sagte mir, es brauche einen ganz bestimmten Typ von Mensch, um mit einer Prostituierten zusammenleben zu können. Ich habe ihn nie gefragt, was für ein Typ Mensch das genau sei.

Am nächsten Tag flog Nick nach Bangkok zurück; er wurde ein guter Freund von uns. Er hatte recht: Wenn ich keine stärkere Rolle in der Familie übernehmen würde, würde sie ewig ein Problem für uns bleiben.

Einige Wochen, bevor das *Neon*-Magazin in den Kiosken lag, schickte mir Marc Layout und Text des fertigen Artikels per E-Mail zu. Ich öffnete die Datei, als ich mit Sreykeo in einem Internetcafé saß.

Im Aufmacherbild sah man uns beide auf unserer Matratze sitzen, sie hatte den Kopf auf meine Schulter gelegt. Als Titel hatte die Redaktion »Bis der Tod sie mir nimmt« ausgewählt, ein Zitat aus dem Text. Sie fragte mich: »What it say?« Ich übersetzte für sie: »Until death tears us apart«, was nicht ganz die Wahrheit war. Denn dieser Satz unterstellte im Gegensatz zur Überschrift nicht, dass sie zuerst sterben würde. Ich hatte mich gescheut, die Wahrheit zu sagen – denn müsste das für sie nicht so aussehen, als würde ich fest mit ihrem baldigen Tod rechnen? Dass ich den Text geschrieben hatte, lag nun schon sieben Monate zurück. In der Zwischenzeit hatte sich so viel geändert.

Heute sehe ich es so: Ich habe den Text zum letztmöglichen Zeitpunkt geschrieben, zu einem späteren Zeitpunkt hätte ich ein so schaurig-trauriges Stück nicht mehr verfassen können, da unsere Beziehung an Dramatik eingebüßt hatte. HIV gehörte zwar immer dazu, aber es hatte dank der antiretroviralen Therapie an Schrecken und Beklemmung verloren. Auch meine Schulden waren noch da, aber ich stotterte brav jeden Monat die Raten ab. Doch inzwischen konnte ich sogar neben meiner Arbeit bei der Zeitung hin und wieder freie Aufträge für andere Blätter annehmen, mit deren Honorar ich gleich einen größeren Batzen der Schulden auf einmal tilgen konnte.

Vor allem jedoch war unsere Beziehung viel offener geworden. Als ich noch in Deutschland gewesen war, hatten wir jeden Tag mindestens einmal telefoniert. Andauernd sprachen wir über Geld. Wie viel sie jeden Tag verdient hatte, wie viel sie bis Ende des Monats ausgeben konnte, was für die Medikamente zurückzulegen war, wie viel sie ihrer Familie gab. Außerdem hatte ich damit begonnen, von nun an auch ihr zu erzählen, wie viel ich verdiente, was ich an Steuern zahlte, wie hoch die Miete und wie hoch meine Schulden waren, wie viel ich jeden Tag für Essen brauchte und was ich jeden Monat an Raten abzuzahlen hatte. Natürlich besaß sie überhaupt keine Vorstellung von den Lebenshaltungskosten in Deutschland, für sie verdiente ein *barang* einige tausend Dollar pro Monat, bei in etwa gleichen Ausgaben für Miete und Essen wie in Kambodscha. Ebenso konnte sie nicht wissen, was eine Krankenversicherung und was Lohnsteuer ist. Dass mir das Geld, das ich ihr und ihrer Familie zahlte, an die Substanz ging, war für sie unvorstellbar. Durch unsere neue Offenheit haben wir viel an Vertrauen zurückgefunden.

Als ich den Text mit einigem zeitlichen Abstand nun noch

einmal überflog, schien er den Eindruck vermitteln zu wollen, dass es ausschließlich ihre Probleme waren, die plötzlich über mein bis dahin unbeschwertes und sorgenfreies Leben hereingebrochen seien. In gewisser Weise stimmte das natürlich auch. Ich kann dazu nur sagen: Ich hatte es mir so ausgesucht. Wenn man damit anfangen wollte, unsere Probleme in »ihre« und »meine« einzuteilen, würde unsere – und jede andere – Beziehung entweder in einer Katastrophe enden oder einschlafen.

Marc hatte mich am Telefon gefragt, ob ich mich nach der Veröffentlichung des Textes im Internet einige Tage lang mit den Lesern der Zeitschrift unterhalten könnte. Ich hatte zugesagt, ohne groß darüber nachzudenken; außerdem gab es eine Aufwandsentschädigung von 100 Euro, und Geld konnte ich immer gebrauchen. Dass daraus mehr entstehen würde als etwas Geplauder per E-Mail, wurde mir erst klar, als mir Marc den Text schickte, mit dem die Diskussion eingeleitet werden sollte. Zuerst schloss er mit der Frage: »Könnt ihr Benjamin verstehen?«, was natürlich nur eine andere Formulierung war für die eigentliche Frage: »Was haltet ihr von der Beziehung?« Das wäre jedoch eine Aufforderung gewesen, über uns ein Urteil zu fällen, und das wollte ich nicht. Mit Marc zusammen änderte ich den Text, jetzt hieß es: »Wer sich mit uns unterhalten will, kann das im Internet tun.« Aber das änderte an der Art der Diskussion natürlich wenig.

Ich wurde von den vielen Rückmeldungen im Internet völlig überrollt. Die Reaktionen fielen äußerst kontrovers aus: Entweder waren sie überschwänglich mitfühlend oder krass ablehnend. Ich las jeden Brief mit Herzrasen, schließlich handelte es sich nicht nur um Reaktionen auf einen Text von mir: Die Leser urteilten über mein Leben, meine Freundin und unser Zusammenleben. Es war eine Art Modellversuch für das, was wir erleben würden, wenn Sreykeo mit mir nach Deutschland kommen würde.

Es meldeten sich einige, die selbst Aids hatten und den Austausch suchten. Dann bekam ich Briefe von Männern, die ebenfalls eine Frau in Kambodscha oder Thailand kennengelernt hatten und nun darüber reden wollten. Viele schrieben, dass sie beim Lesen weinen mussten. Sogar Ed meldete sich, mit dem ich an jenem Abend im Heart of Darkness gewesen war. Ich hatte im Text geschrieben, dass ein Freund vorbeizappelte »wie das Duracel-Häschen«, und er hatte sich prompt wiedererkannt.

Er schrieb amüsiert: »Meine fünf Minuten Warhol'schen Ruhms hatte ich mir anders vorgestellt, als als namenloser Kokser in einer mir bis dato unbekannten Gazette aufzutauchen.«

Marc berichtete am Telefon, nie zuvor hätte eine Geschichte solche Reaktionen ausgelöst. Ich las die Kommentare, kopierte sie auf einen USB-Stick und radelte nach Hause, um dort die Antworten zu schreiben.

Viele Beiträge sind mir in Erinnerung geblieben, aber einer ganz besonders, weil ich mich so lange über ihn aufgeregt habe. Dem Pseudonym nach war es eine Frau, die mir diesen Brief schrieb:

»Das mulmige gefühl beginnt damit, dass Benjamin sich für diese Frau aufopfert, sein komplettes eigenes leben aufgibt. wie kann die frau ihm dieses unermessliche opfer jemals auch nur ansatzweise vergelten?? sie wird immer von anfang bis ende in seiner schuld stehen. das ist doch eine irrsinnige asymmetrie, die da auf der beziehung lastet. wo bleibt da die freiheit und freiwilligkeit, die, wie ich finde, für eine liebe total wichtig ist. wie wärs mit folgendem mittelweg gewesen: ihr medikamente beschaffen, aber sie nicht heiraten und, damit der prostitutionsgedanke weg ist, auch nicht mehr mit ihr schlafen? den vertrag empfinde ich nun beinahe als emotionale

erpressung … er muss ihr sein leben opfern, damit sie sich nicht mehr prostituiert. angenommen er liebt sie eines tages nicht mehr. was dann …????!«

Sie beschrieb Sreykeo als eine übermenschliche Belastung und gab mir einen Tipp, wie ich sie loswerden könnte. Sreykeo saß neben mir, stupste mich mit dem Finger in die Seite, kniff mich in den Oberschenkel und fragte: »What they write?« Ich wusste nicht, was ich ihr sagen sollte. Auch wenn ich die richtigen englischen Worte gefunden hätte – sie hätte nicht verstanden, wovon dieser Brief handelte. Die Verfasserin hatte noch geschrieben, dass sie mich bewundere – aber diese Form der Bewunderung kannte ich inzwischen gut. Man sollte sich nicht zu viel darauf einbilden, in den meisten Fällen heißt es nur, dass das Gegenüber sehr an einem zweifelt.

Ich überlegte, wie ich darauf antworten sollte. Das war einfach so hundertprozentig die westliche Sicht auf Beziehungen. Vereinfacht gesagt sieht sie so aus: Die Gesellschaft ist eine Ansammlung von Individuen, die sich lose umeinander bewegen wie Blätter in einem Swimmingpool im Herbst. Jeder Mensch ist ein Unternehmer in Sachen menschlicher Beziehungen. Man investiert in andere: Zeit, Aufmerksamkeit, Zuneigung oder Geld. Dann erwartet man sich einen Shareholder-Value von diesem Menschen, eine Rendite. Kommt es nicht dazu, trennt man sich von ihm.

Mir ist aufgefallen, dass man in Gesprächen über Liebe oft Vokabeln verwendet, die aus der Wirtschaft oder der Politik stammen. Anstatt von »Zusammenleben« oder einfach von »Liebe« zu sprechen, verwendet man das Wort »Beziehung«, ein Begriff aus der internationalen Politik. Die Verfasserin sprach von Asymmetrie, ein Wort, das der Konfliktforschung entstammt. Oder man hört im Gespräch als Ratschlag: »Überlege dir, wie du von der Beziehung profitierst.« Wenn man mit seiner kambodschanischen Freundin in einem Internetcafé am anderen Ende der Welt sitzt, wirkt das einigermaßen ulkig.

Ich tippte in Großbuchstaben: SAG MAL TICKST DU NOCH GANZ SAUBER? DU GIBST MIR HIER EINE ANLEITUNG, WIE ICH MEINE FRAU VERLASSEN KANN, OHNE OFFENSICHTLICH ALS ARSCHLOCH DAZUSTEHEN?

Zugegeben, das war weder geistreich noch professionell. Nachdem es auf der Webseite stand, las es sich so, als hätte ich die Sätze während eines Wutanfalls spontan in die Tastatur gehackt. Doch ich hatte lange darüber nachgedacht. Hätte ich tatsächlich argumentiert, hieße das, ich hätte die herablassende Art, wie hier über Sreykeo geschrieben wurde, akzeptiert.

Kaum hatte ich den Kommentar abgeschickt, klingelte auch schon das Handy. Es war Marc, der nun seinerseits fragte, ob ich denn noch ganz sauber tickte. Schließlich trat ich hier als *Neon*-Autor auf und war somit für die Leser Bestandteil der Redaktion – da konnte ich nicht einfach die Leser anbrüllen.

Die *Neon*-Webseite verfügte über eine Funktion, mit der man einem Nutzer auch private Nachrichten schicken konnte. Hier blinkte auf einmal eine neue Meldung. In die Betreffzeile hatte der Verfasser nur Sreykeos Vor- und Nachnamen eingesetzt. Ich stutzte, denn von mir hatte so gut wie niemand ihren vollen Namen gehört. Ich öffnete die Nachricht und fing zu lesen an.

»Ich habe lange überlegt, ob ich schreiben soll, ob du das überhaupt wissen willst, was ich zu schreiben habe. Es ist mir aber zu wichtig, als dass ich es als ›Zufall‹ unbeantwortet beiseite schieben könnte. Ich kenne Sreykeo von meiner Reise durch Südostasien. Ich lernte sie unter ähnlichen Umständen wie du kennen. Ich habe noch eine Woche mit ihr verbracht, von der sie 3 Tage lang sehr schwach war, und ich mich um sie gekümmert

habe. Ich hatte keine Ahnung, wie ich damit umgehen sollte. Ich fühlte mich verantwortlich, musste aber auch irgendwann weiter, wollte helfen, wusste nicht wie. Zurück in Deutschland, habe ich ihr noch zweimal Geld über Western Union geschickt, dann wusste ich nicht, wie das weitergehen sollte. Mir wurde klar, dass ich gar nichts wusste. Ich fand mich naiv und wollte es abbrechen, meinem Gewissen zum Trotz. Ich verstand meine Situation nicht mehr, konnte das nicht mehr bewerten. Der ›Kontakt‹ brach dann so ab, und ich konnte sie nicht mehr erreichen. Um auf den Gedanken zu kommen, dass sie HIV positiv sein könnte, brauchte ich geschlagene 4 Monate zu Hause. Jetzt bin ich sehr bestürzt zu lesen, dass es so ist. Was du tust, ist richtig, und bemerkenswert. Weiß nicht, was ich noch sagen kann, bin noch ganz vor den Kopf gestoßen, von ihr in einer Zeitschrift zu lesen, die ich bis vor kurzem gar nicht kannte. Ich würde mich gerne mit dir unterhalten und meine Freundschaft anbieten, auch wenn das so komisch klingt.«

Das war Tim, der deutsche Tourist, dessen E-Mail an Sreykeo ich abgefangen hatte. Ich las seine Nachricht mit jenem Gefühl des Erstaunens, das einen befällt, wenn man feststellt, dass man sich auf diesem Planeten nicht verstecken kann. Er hatte keine Ahnung, dass ich bereits alles über ihn wusste – dass ich ja sogar die Telefonnummer seiner Eltern besaß. Das schrieb ich ihm auch zurück. Ich sagte ihm, dass ich alles bereits wisse und kein Interesse an seiner Freundschaft habe. Das war nicht fair, schließlich hatte er nichts falsch gemacht. Vermutlich war es sehr mutig von ihm, die E-Mail an mich zu schreiben. Aber ich habe gar nicht den Anspruch, immer fair zu sein. Wie heißt es im Film so schön: Unter anderen Umständen hätten wir vielleicht Freunde werden können.

Und dann war da noch eine Nachricht: In der Betreffzeile stand »Buchprojekt«.

Happy and sad

Ich hatte mich der Illusion hingegeben, dass wahrscheinlich kaum jemand aus meinem Umfeld den Text lesen würde. Wer liest schon diese Zeitschrift, dachte ich mir, vielleicht einige Studenten? Heute weiß ich: anscheinend so ziemlich jeder. Sogar meine Vermieterin. Selbst auf der Straße wurde ich einmal angesprochen. In der Redaktion hatte natürlich auch jeder den Text gelesen – spätestens, nachdem der stellvertretende Chefredakteur das in der großen Konferenz empfohlen hatte.

Die Veröffentlichung hat mit einem Schlag viel verändert. Drei Wochen zuvor wussten die wenigsten Menschen in meinem Umfeld von Sreykeo, und die, die davon wussten, hielten es für eine sonderbare, undurchschaubare Beziehung, in die ich mich offensichtlich verrannt hatte. Wir galten als »der Freak und die Nutte«. Jetzt schlug die Stimmung auf einmal um, und wir wurden zu Kreuzrittern der Liebe hochstilisiert. Was genauso vereinfachend war, aber für uns wenigstens angenehmer. Meine Mutter erfuhr über den Artikel, dass Sreykeo als Prostituierte gearbeitet hatte. Sie gingen erstaunlich locker damit um. Sie schrieb mir dennoch in einer E-Mail, sie sei abwechselnd glücklich und traurig.

Dann fragte ich Sreykeo, was sie davon halten würde, wenn ich unsere gemeinsame Geschichte in einem Buch erzählen würde. Ein Verlag hätte sein Interesse angemeldet. Erstaunlicherweise schien es ihr das Selbstverständlichste zu sein, sie stimmte wieder sofort zu. Michael, der Chefredakteur von *Neon*, riet mir, mit einer Literaturagentur zusammenzuarbeiten. Zufällig kannte er eine Agentin. Jetzt war ich zwar immer noch ein mittelloser Freak, aber immerhin einer mit einer Literaturagentur.

How many cousins do you have?

Als ich meine Eltern am Geburtstag meines Vaters besuchte, sagte ich ihnen, dass Sreykeo und ich heiraten würden, und zwar in Kambodscha. Es war gar keine große Überraschung für sie. Ich glaube, meine Mutter sagte etwas Profanes wie »O.k., alles klar«. Sie hatten anscheinend schon längst damit gerechnet, und ich glaube, sie waren froh, dass sie jetzt wussten, was auf sie zukam. Sie schienen fast erleichtert. Meinem Vater hatte ich als Geschenk das Buch »Kulturschock Kambodscha« mitgebracht.

Ich hatte eine Zeit lang überlegt, für Sreykeo ein Heiratsvisum für Deutschland zu beantragen, dann hätten wir mit meinen Freunden zusammen feiern können. Aber ich habe die Idee schnell wieder verworfen. Zum einen erschien es mir einfacher, nach einer Heirat vor Ort ein Visum zur Familienzusammenführung zu bekommen, als ein Heiratsvisum für Deutschland zu erhalten. Zum anderen wollten wir ohnehin erst einmal nur traditionell heiraten. Für Sreykeo war die Hochzeitsfeier wichtiger als eine standesamtliche Trauung.

Sie war Kambodschanerin, und auch wenn ich die meiste Zeit in Deutschland war, fand unser Zusammenleben in Kambodscha statt. Ich musste beginnen, wie ein Khmer zu denken. Unser Zusammenleben könnten wir nur dann auf ein neues Fundament stellen, wenn sie sich als meine Frau fühlte, und das würde sie nur tun, wenn ihr Umfeld sie als meine Frau ansah. Das Umfeld, das war ihr Dorf, die Menschen in Phnom Penh waren für sie unwichtig. Die Stadt war nur ein notwendiges Übel, um Geld zu verdienen, ihr Leben fand im Dorf statt.

Eine Heirat würde aus Sicht der Kambodschaner unserem Verhältnis eine ordentliche Form geben. Bisher gingen sie davon aus, dass ich ein westlicher boyfriend bin, mit dem Sreykeo zusammen ist, um Geld zu bekommen. Aus ihrer Sicht war sie meine Geliebte, ein Mädchen, mit dem man schläft und das man vielleicht unterstützt, mit dem man aber keine Familie gründen will und die daher keine Achtung verdient. Wenn wir nach kambodschanischer Tradition verheiratet wären, würde sich aber auch mein Ansehen bei den Bewohnern des Dorfes ändern. Sie würden sagen: »Gut, er ist zwar ein *barang*, aber er hat eine von uns auf unsere Art geheiratet und mit uns zusammen gefeiert.« Ein klitzekleines Bisschen würde mich das auch zu einem Khmer machen.

Aber es gab noch einen Grund, der für mich fast wichtiger war als alle anderen: Unsere Heirat würde meine Eltern auf sanfte Weise zwingen, endlich einmal selbst nach Kambodscha zu reisen. Das war für uns beide wichtig. Irgendwann würde Sreykeo nach Deutschland kommen und für eine Weile mit mir im Haus meiner Eltern leben. Dann wären sie die wichtigsten Bezugspersonen für sie, und Sreykeo würde sie behandeln, als wären sie ihre eigenen Eltern. Wahrscheinlich würden mein Vater und meine Mutter nicht verstehen, warum sie von ihr mit »Mama« und »Papa« angeredet würden, sie würden es auch nicht verstehen, wenn sie »Kulturschock Kambodscha« gelesen hätten. Aber vielleicht, wenn sie eine kambodschanische Familie beim Essen gesehen hätten?

Ebenso wichtig war mir, dass sie sich vorstellen konnten, was Sreykeo nicht verstehen konnte. Asien scheint für uns Europäer undurchschaubar zu sein, aber wie undurchschaubar musste Europa erst für Sreykeo sein – ein Erdteil, in dem alte Menschen in Heimen leben und in dem eine Schwangerschaft häufig als schwerer Schicksalsschlag angesehen wird?

Immer wieder einmal hatte ich meine Eltern gedrängt, nach Kambodscha zu reisen, doch sie hatten nicht gewollt. Ich versuchte ihnen dann immer zu erklären, dass Kambodscha gar nicht so abenteuerlich sei, wie alle immer erzählten. Aber mein

Vater entgegnete einfach: »Es ist gar nicht so, dass wir das alles gerne sehen würden, uns aber nicht trauen. Sondern wir wollen gar nicht verreisen.«

Man kann meine Eltern wohl nicht gerade als Abenteurer bezeichnen. Sie sagten immer: »Ja, Frau Zaunert, die traut sich so was, aber wir ...« Das war ihre Nachbarin, die immer die Katzen fütterte, wenn meine Eltern Urlaub an der Mecklenburger Seenplatte machten. Frau Zaunert war bereits in Kambodscha gewesen und hatte meinen Eltern erzählt, dass es »soo ein schönes Land mit soo lieben Menschen sei«. Doch das schien sie nicht zu beruhigen, im Gegenteil. Meine Mutter sagte einmal: »Ich glaube, das ist mir da alles zu wuselig.«

Aber nun hatte ich das absolut schlagkräftige Argument: »Wenn ihr nicht bei meiner Hochzeit auftaucht, nehme ich euch das ein Leben lang übel.« Das leuchtete meinen Eltern ein. Wenn zum ersten Mal eines ihrer Kinder heiratet, muss man dabei sein. Auch wenn es sie, wie sie meinten, womöglich das Leben kosten würde.

Ich möchte kein falsches Bild von meinen Eltern zeichnen. Sie arbeiten beide in einem eher bescheidenen Viertel ihrer Stadt und sind sehr an anderen Kulturen interessiert. Viele Menschen, mit denen sie zu tun haben, kommen aus Russland und aus der Türkei. Doch sie haben es lieber, wenn die fremden Kulturen zu ihnen kommen – nicht anders herum.

Auch mein Bruder Tillmann war zum Geburtstag meines Vaters angereist. Am Abend saßen wir nach dem Essen zusammen, und Tillmann blätterte in »Kulturschock Kambodscha«. Eine Passage, die ihm ins Auge stach, las er uns vor: »Eine Hochzeit in der Stadt ist eine teure Angelegenheit. Wenn die Eltern des Brautpaares ihre respektable Stellung aufrechterhalten möchten und sich auf 35 Tische einigen, müssen sie etwa 4000 US-Dollar aufbringen.« Das Maß, mit dem in Kambodscha die Größe einer Hochzeit gemessen wird, ist der Tisch.

Dieser runde, weiße Plastiktisch, der sich überall auf der Welt verbreitet hat wie die gemeine Wanderratte oder die Kakerlake. Fünf bis sechs Personen können an einem Tisch sitzen, das machte also insgesamt 200 Gäste.

Ich verschluckte mich fast beim Essen. 4000 Dollar? Das war Lichtjahre von meinem Budget entfernt. Meine Eltern lachten. Da hatte ich meinem Vater mit einer großspurigen Geste ein Buch geschenkt, damit er etwas von der großen weiten Welt mitbekommt und etwas über eine andere Kultur lernt, und jetzt war ich derjenige, der »Zeig mal her!« sagte und nervös zu blättern begann. Ich hatte mir eine Hochzeit vorgestellt, wie sie in Deutschland in Mode gekommen sind: »im kleinen Kreis«, wie es so schön heißt. Doch von Hochzeiten hatten die Kambodschaner ganz offensichtlich eine andere Vorstellung als wir. Mein Vater bot mir großzügig an: »Du kannst dir das Buch gerne mal ausleihen.«

Nachdem ich wieder in Hamburg war, rief ich Sreykeo an. Ich wollte unbedingt über die Hochzeitskosten mit ihr sprechen. Sie bestätigte mir, dass eine durchschnittliche Hochzeit in der Stadt etwa 4000 Dollar kosten würde. Das war zu viel für uns, es würde Jahre dauern, bis wir diese Summe beisammen hätten. Sreykeo versuchte mich zu beruhigen, und erklärte mir, wie ein kleiner kambodschanischer Beamter, der nur ein paar Dutzend Dollar pro Monat verdiente, es schaffte, für seinen Sohn eine Hochzeit auszurichten, die sein Jahreseinkommen um ein Vielfaches überstieg.

Hochzeiten werden durch ein System finanziert, das dem von Kettenbriefen ähnlich ist. Jeder Gast, der zu einer Hochzeit kommt, muss ein Geldgeschenk mitbringen. Wie viel einer gespendet hat, wird fein säuberlich in einem Schulheft notiert. Wenn später einer der Geldgeber oder eines seiner Kinder ebenfalls heiratet, muss das Brautpaar mindestens den gleichen Betrag zu dessen Hochzeit spenden. Es besteht ein hoher moralischer Druck, das Geldgeschenk in gleicher Höhe zurückzuschenken – wenn man dies nicht tut, würde es Gesprächsthema im ganzen Dorf werden. Man hätte sein Gesicht verloren und würde nie wieder zu einer Hochzeit eingeladen werden. Es machte also überhaupt keinen Sinn, »im kleinen Kreis« zu heiraten.

Zudem veranstaltet man eine Heirat in Kambodscha nicht, um eine Urkunde zu bekommen. In einer Gesellschaft ohne funktionierende Gerichte sind Verträge und Papier weitgehend wertlos, kaum jemand heiratet daher standesamtlich. Man heiratet, damit sich das Dorf an die Hochzeit erinnert, die Erinnerungen der Dorfbewohner an das Fest sind der Beweis, dass man verheiratet ist. Lieber würde sich eine Familie für Jahrzehnte verschulden, als im kleinen Kreis zu feiern.

Wir mussten entscheiden, ob wir in der Stadt oder auf dem Land heiraten wollten. Ich hätte lieber die Stadt gewählt – dann würden meine Eltern nicht aufs Land fahren müssen. Sie könnten in einem Hotel mit Klimaanlage wohnen, in dem es eine Dusche gäbe, sie hätten einen Raum für sich – und immer wäre für den Notfall ein Krankenhaus in Reichweite. Kambodscha ist schließlich ein Land, in dem Unfälle viel alltäglicher sind als bei uns.

Auf dem Land dagegen müssten sie sich am Brunnen waschen, mit Sreykeos Familie in einer Holzhütte wohnen, und das war eine Erfahrung, die ich ihnen eigentlich ersparen wollte. Eine Hochzeit in der Stadt würde uns natürlich teurer kommen, dafür würden wir aber auch mehr Geld geschenkt bekommen. Doch die Stadt war nicht ihr Zuhause, wir konnten uns gar nicht anders als für das Land entscheiden. Unser finanzielles Minus, das dabei entstehen würde, würde ein kalkulierbares Minus sein.

Nachdem die Ortsfrage geklärt war, mussten wir einen Termin festlegen. Man kann in Kambodscha nicht einfach irgendwann heiraten. Sreykeo beauftragte einen Astrologen, der unsere Geburtsdaten miteinander verglich. Ich war im Jahr der Ziege geboren, sie im Jahr des Hundes. Ich bat sie, den Astrologen darauf hinzuweisen, dass es besonders günstig wäre, wenn die Sterne einen Termin nennen würden, der in den hessischen Osterferien läge – meine Mutter war schließlich Lehrerin. Er stellte daraufhin fest, dass wir an einem Mittwoch heiraten müssten. Der letzte mögliche Termin war somit der 12. April, denn am 14., nach dem kambodschanischen Neujahrsfest, beginnt die Hitzeperiode. Sie galt als unangenehmste Zeit des Jahres, in dieser Zeit zu heiraten, konnte nur zu einer unangenehmen Ehe führen.

Wir telefonierten regelmäßig, und sie gab mir ihre Kostenaufstellungen durch, die sie in einem kleinen Notizbuch notiert hatte: Miete für die Karaokeanlage: 55 $. 40 $ für den Druck der Einladung. Die Band für traditionelle Khmer-Musik: 40 $. 20 Tische, Essen und ein Zelt für die Feier kosteten 500 $, die Hochzeitskleider inklusive eines Mädchens, das das Brautpaar frisierte und schminkte: 60 $. Blumen: 20 $. Dekoration für den Innenraum des Hauses: ebenfalls 20 $, Blumen für den Tisch, an dem die Gäste sich in das Buch eintragen und ihr Geldgeschenk abgeben: 5 $. Eine Hochzeitstorte: 65 $. Dosenbier: 200 $. Der Hochzeitsfotograf: 75 $. Früchte als symbolisches Geschenk an die Brauteltern: 55 $. Ich fragte Sreykeo, wie viele Leute wohl kommen würden. »All my family will come, and all my cousins«, lautete ihre Antwort.

»How many cousins do you have?«

»I don't know.«

Großartig. So viel zum Thema kleiner Kreis.

Ich hatte schon viele Fotos von kambodschanischen Hochzeiten gesehen. Wenn man eine Familie besucht, bekommt man bald ein Fotoalbum mit Bildern von der Hochzeit der

Tochter oder des Sohnes in die Hand gedrückt. Die Bräute waren immer bis zur Unkenntlichkeit geschminkt, die Männer guckten, als würden sie nicht in das Objektiv einer Kamera, sondern in den Lauf einer Waffe blicken. Ich hatte keine Ahnung, warum das so war.

Der Termin rückte näher, die Einladungen waren verschickt, und wir, die wir aus Deutschland anreisten, hatten längst unsere Flugtickets. Außer meinen Eltern kamen mein Bruder und Sascha mit, Sebastian musste leider arbeiten, und meine Schwester musste wegen ihrer kleinen Tochter ebenfalls absagen.

Vor unserer Abreise übernachtete ich bei meinen Eltern. Immerhin hatten sich meine Eltern an den Gedanken gewöhnt, dass sie nach Asien reisen würden, mein Vater sagte sogar: »Ich freue mich geradezu.«

You will see!

Ich fuhr morgens allein zum Frankfurter Flughafen, während die anderen noch arbeiteten. Für meine Eltern und Tillmann hatte ich einen späteren und bequemeren Flug gewählt, bei dem sie nur einmal in Amsterdam umsteigen mussten, Sascha und ich nahmen einen billigeren über Kuwait. Er hatte verschlafen und kam mit einer zerzausten Frisur in die Schalterhalle gejoggt, einen Koffer aus Presspappe hinter sich her zerrend, der bestimmt 40 Jahre alt war.

Wir flogen nachts. Sascha schnarchte neben mir, ich konnte kein Auge zumachen. Ich saß in meinem Sitz und versuchte ruhig zu atmen, immer schön in den Bauch, einatmen, ausatmen, Muskeln anspannen und entspannen, Stell-dir-einen-Ort-vor-an-dem-du-dich-sicher-fühlst, dieser ganze Autogenes-

Training-Schnickschnack funktionierte nicht. Ich war steif vor Angst.

Meine Gedanken schweiften ständig von einem Katastrophenszenario zum nächsten. Vor allem hatte ich Angst, dass meinen Eltern etwas passieren könnte. Als ich selbst das erste Mal im Dorf gewesen war, hatte mich der furchtbarste Magen-Darm-Albtraum heimgesucht, den man sich vorstellen kann. Würde es ihnen genauso gehen? Mein Vater hatte gerade eine Tumoroperation überstanden und würde jetzt an einen Ort fliegen, weit abseits von jeder medizinischen Versorgung. Ein Dorf in den Tropen, voller Hunde, Hühner, Rinder und Schweinen. Und viele Tiere bringen noch mehr Tiere mit sich: Wanzen, Flöhe, Läuse, Blutegel.

Vielleicht würde es bei der Hochzeit zu einer Schlägerei kommen. Prügeleien laufen in Asien nicht ganz so ab wie eine deutsche Kneipenkeilerei: Zwei Kerle schubsen sich hin und her, hauen sich ein-, zweimal mit der Faust ins Gesicht, bis eine Frau dazwischengeht und »Er ist es nicht wert!« ruft. In Kambodscha schlägt niemand in das Gesicht, keiner verträgt viel Alkohol, aber alle haben Erfahrungen im Kickboxen. Das führt dazu, dass nach einer Schlägerei oft mehr Leute liegen bleiben, als ursprünglich beteiligt waren.

Oder meine Eltern würden überfallen werden? Wir waren vier *barang* in einem Dorf, in dem die meisten Familien von 20 Dollar im Monat lebten. Und jeder wusste, dass bei einer Hochzeit viel Geld zusammengetragen wird, es könnte eine Versuchung sein.

Und selbst wenn keiner meiner Worst-Case-Fälle eintreten würde – vielleicht würden meine Eltern Sreykeo einfach nicht mögen? Oder vielleicht würden beide Seiten aus Unsicherheit heraus aneinander vorbeireden? Es war nicht nur meine Hochzeit, es bedeutete auch, dass sich meine zwei Leben plötzlich kreuzten und zu einem wurden. Tatsächlich war ich die letzten beiden Jahre zwei Benjamins gewesen: einer in Kambodscha und einer in Deutschland. Was würde passieren, wenn man die beiden zusammenfügte?

Wir trafen meine Eltern und Tillmann einen halben Tag später im Flughafen in Bangkok. Meine Eltern kommen jetzt in das Alter, in dem ich sie als »Menschen in ihrem Alter« bezeichnen darf, ohne dass sie mir gleich mit Enterbung drohen. Und Menschen in ihrem Alter entwickeln die Gewissheit, dass alles auf sie wartet, auch ein Anschlussflug.

Ich sah sie gemächlich durch die Ankunftshalle laufen, sich interessiert umblickend, ihre Trollys hinter sich her ziehend. Sie hatten ihren ersten Interkontinentalflug gut überstanden. Tillmann erzählte lachend, dass sich mein Vater den Kaffeeweißer auf das Brötchen gestreut hatte, weil er dachte, es sei Mayonnaise. Und als das Flugzeug zur Landung in Thailand ansetzte, hatte meine Mutter zu Tillmann gesagt: »Ach guck mal, da arbeiten Bauern auf einem Reisfeld.« Um sich dann eine Minute später selbst zu korrigieren: »Ach nee, das ist ja ein Golfplatz.«

Sreykeo wartete am Ausgang des Flughafens auf uns. Das Leben auf dem Land hatte ihre Haut noch dunkler werden lassen, als sie ohnehin schon war. Sie sagte: »Hi mama, hi papa!« und begrüßte zuerst meine Mutter, die aneinandergelegten Hände bis zur Stirn erhoben. Meine Mutter lächelte, antwortete: »Hello Sreykeo« und erwiderte ihren Gruß etwas linkisch. Dann nahm Sreykeo ihre Handflächen in die ihren. Danach begrüßte sie meinen Vater. Ihr lief eine Träne über die Wange, sie drehte sich zu mir um und wischte sie weg, wie sie es immer tut, wenn sie weint. Dann fragte irgendjemand, ob wir ein Taxi bräuchten.

Als wir die Handwagen mit unserem Gepäck über den Parkplatz schoben, wurde mir fast schwindelig. Links von mir liefen meine Eltern und Sascha, rechts von mir Sreykeo. Die Parallelwelten überschnitten sich auf einmal. War das real, was ich erlebte? Sascha klopfte mir auf die Schulter und meinte: »Na, das war doch angenehm unspektakulär.«

Meine Eltern kamen viel besser in Asien zurecht, als sie selbst angenommen hatten. Sie ließen sich von niemandem hetzen, machten alles stur in ihrem eigenen Tempo, und doch lächelten sie dabei immer und waren höflich. Eigentlich ist das alles, was man beherrschen muss, um auf diesem Kontinent durchzukommen.

Auch mit Sreykeo verstanden sie sich prima. Sie fragten uns einmal, ob wir nicht etwas Zeit für uns haben wollten, anstatt die ganze Zeit mit ihnen zusammen zu sein. »Time for yourself« – das war wieder so etwas Europäisches, mit dem Sreykeo nichts anzufangen wusste. Bevor ich antworten konnte, antwortete sie schon: »We want to stay with mama and papa.« Es war, als hoffte Sreykeo, dass sie vielleicht die Eltern für sie sein würden, die sie nie gehabt hatte.

Was sie als Erstes von Sreykeo mitbekamen, war ihre Sicherheit im Feilschen. Wir befanden uns im Sorya-Center, einem Einkaufszentrum, das mit seiner verspiegelten Glaskuppel völlig deplatziert wirkt. Meine Mutter wollte ein rosa Kleid für meine Nichte kaufen, für das die Verkäuferin fünfzehn Dollar verlangte. Meine Mutter fingerte schon nach dem Geldbeutel, doch Sreykeo nahm ihr das Kleid aus der Hand und gab ein überraschtes »Jiiii« von sich. Das Kleid sei höchstens neun Dollar wert, wobei sie es noch einmal mit einem abschätzigen Blick musterte, als hätte sie noch nie eine derart missratene Textilie gesehen. Die Verkäuferin blieb stur, dann senkte sie den Preis auf zwölf Dollar, doch Sreykeo warf der Verkäuferin einen missbilligenden Blick zu und hängte das Kleid wieder an den Haken. Dann lief sie mit lauten Schritten davon – allerdings nicht so weit, dass die Verkäuferin ihr nicht noch ein letztes Angebot hinterherrufen konnte. Sie rief erst elf, dann zehn, dann neun Dollar. Jetzt drehte Sreykeo sich um und kam mit dem strahlendsten Lächeln zurück, das man sich vorstellen kann.

Sascha bemerkte: »Ist ja ganz gut, dass du jemanden hast, der mit Geld umgehen kann.« Auch meine Mutter war beeindruckt. Sreykeo bemühte sich um die Familie ihres Verlobten und hielt ihr Geld zusammen – sind das nicht die Grundvoraussetzungen, die eine gute Schwiegertochter erfüllen muss?

Am nächsten Tag quetschten wir uns zu siebt in einen zerbeulten Toyota Camry, der uns in ihr Dorf bringen sollte. Alle fragten mich, was auf der Hochzeit passieren würde, und ich musste mit gleicher Regelmäßigkeit antworten: »Ich weiß genauso viel wie ihr.« Wenn ich Sreykeo fragte, sagte sie nur: »You will see, you will see.«

»Yes, but I want to know now.«

»Oy, I don't know how to say English.«

»Well then try to explain to me.«

»Oy, look in your book.« Sie meinte den Band »Kulturschock Kambodscha«. Die betreffende Passage über Hochzeiten war darin zwar deutlich, aber etwas kurz ausgefallen.

Das Taxi bog von der asphaltierten Nationalstraße auf die Lateritpiste ab, unsere Köpfe schaukelten im Takt der Schlaglöcher. Dann hielten wir vor dem Haus von Omm Thom, Sreykeos Tante, dem Familienoberhaupt. Sie war zudem die Reichste in der Familie, sie verfügte über Strom, besaß einen Fernseher, einen VCD-Player und einen Ventilator. Für meine Eltern stand ein Gästebett in einer Ecke des Küchenanbaus bereit, gegenüber der Zementplattform, auf der zwei tönerne Töpfe über einem Feuer qualmten. Das Bett war durch einen Vorhang vom Rest des Hauses getrennt. Tillmann und Sascha würden auf einer Bastmatte auf dem Holzboden schlafen.

Omm Thom ist herzlich, aber etwas geizig, und es war nicht ganz einfach, sie zu überreden, meine Eltern aufzunehmen.

Doch das musste sein: Als Einzige in der Familie verfügte sie über ein gefliestes Badehäuschen. Mit einer Kelle schöpfte man Wasser aus einem großen Zementbecken, das mit Regenwasser gefüllt war, und goss es sich über den Körper. Im Badehäuschen war auch eine Toilette. Die anderen Familien wuschen sich am Brunnen, mit einem Baumwolltuch um die Hüfte, und gingen dann hinter den Busch. Und das, Hochzeit hin oder her, hätte ich meinen Eltern nicht zugemutet.

An meine früheren Magenprobleme denkend, bat ich Sreykeo, Neak Ta, dem Schutzgeist, ein Huhn zu opfern. Sie nahm ein paar Räucherstäbchen in die Hand, betete und versprach dem Neak Ta, dass sie ihm ein gekochtes Huhn opfern würde, wenn er meine Familie während der Hochzeit beschützte. Das hieß im Umkehrschluss: Würde jemand krank werden, gäbe es auch kein Huhn. Sie ist ein pragmatischer Mensch.

Sascha, Tillmann und meine Eltern mussten sich in dem kambodschanischen Haushalt erst einleben. Omm Thoms Töchter rollten Bastmatten auf dem Boden aus und brachten Essen. Aber wie sollten meine Eltern auf dem Boden sitzen? Sie versuchten es im Schneidersitz, doch bald taten ihnen die Knöchel weh. Im Meerjungfrauensitz mussten sie sich mit einer Hand abstützen, so konnten sie nicht essen. Sie wussten wie alle Europäer einfach nicht, wo sie ihre Beine hinlegen sollten.

Tillmann fragte immer: »Machen wir alles richtig? Können wir uns so hinsetzten? Ist das so o.k.?« Er war immer in Sorge, dass er gegen irgendeine ihm unbekannte Regel verstoßen könnte. Sascha schlich durch das Haus und suchte etwas, das wie ein Mülleimer aussah. Bis Omm Thom seine Zigarettenschachtel nahm und sie lachend aus dem Fenster warf.

Nach dem Essen machten wir einen Spaziergang. Meine Familie hätte in Raumanzügen der NASA durch das Dorf marschieren können und wäre nicht mehr aufgefallen. Als ich meine Eltern für einen Moment wie in einem Bild sah, in ihren Ledersandalen und atmungsaktiven Hemden, im Hintergrund das Dorf, wurde mir blitzartig klar, wie unterschiedlich West und Ost sind. Hier war alles Holz, Erde, Asche. Der ständige Wechsel von Sonne und Regen und der Wind, der den roten Staub der Straße durch das Dorf treibt, überzieht alles mit einer Patina. Meine Eltern setzten ihre Füße vorsichtig einen vor den anderen, damit sie nicht in eine Pfütze, einen Kuhfladen oder auf ein Küken traten, während eine Gruppe Kinder uns barfuß lärmend vorausrannte. Die Dorfbewohner hielten in ihrer Arbeit inne und blickten uns hinterher, als wir vorbeigingen. Vielen fehlte ein Zahn, man sah eine alte Frau mit einem Buckel, manchen fehlte ein Arm. Zwei Wasserbüffel, die vor einen zweirädrigen Karren gespannt waren, zogen an uns vorbei, als wollten sie noch einmal betonen, wie weit wir von zu Hause entfernt waren.

Sreykeos Mutter kam auf meine Eltern zu und begrüßte sie fast schüchtern. Sie redete sie mit »Madame« und »Monsieur« an und bemühte noch ein paar Brocken Französisch, an die sie sich noch aus der Zeit vor der Machtergreifung der Roten Khmer erinnerte. Sie war aus der Wohnung in La Building ausgezogen und wohnte nun hier in einem winzigen Holzhaus, das nur wenige Quadratmeter groß war und auf einem Grundstück direkt neben unserem Stück Land stand. Die Wände bestanden aus ergrauten Palmwedeln, das Dach aus Wellblech, und in den Holzstämmen, die das Dach trugen, wohnten Ameisen und Geckos. Auf drei von ihnen waren mit Kreide kleine Kreuze gemalt – als Zeichen, dass drei Menschen in diesem Haus gestorben waren.

Sreykeos Mutter hatte sich in den letzten Monaten völlig verändert, sie hatte ihre Lethargie und Grimmigkeit komplett abgelegt. Sie lächelte. Am Abend sah ich sie tanzen, mit der kleinen Rottana, die nur eine Windel anhatte, an der Hand, das glücklich kreischende Kind wild herumwirbelnd. Wenn irgendetwas einen Menschen verändern kann, lernte ich hier, dann ist es ein eigenes Stück Land.

Sreykeos Vater saß auf einer Bank vor dem Haus. Ich hatte ihn schon einmal getroffen, er lebte mit seiner zweiten Frau in der Nähe von Kompong Chnang in einer winzigen Hütte aus Bambus, Palmblättern und Blechstücken. Sie stand auf Schwemmland in der Nähe eines Flusses, sodass er sie zu jeder Regenzeit von ein paar Männern an einen anderen Ort tragen lassen musste. Sein Geld verdiente er als Friseur.

Er begrüßte meine Eltern mit einem stillen Lächeln, eine Zigarette der Marke Alain Delon in der Hand. Er war seit seiner Kindheit behindert, Polio hatte ihm die Beine verkrüppelt und sie dünn und steif werden lassen; seine Schuhe musste er sich auf dem Markt unter den Kinderschuhen aussuchen. Er kann kaum gehen. Er stützt sich auf einen Bambusstock, den er sich in der Achselhöhle einklemmt, schiebt einen Fuß nach vorne, rammt den Stock in Erde und zieht den anderen Fuß wie leblos hinter sich her. Sein verkrüppelter Körper steht in einem eigenartigen Kontrast zu seinem offenen, ebenmäßigen Gesicht.

Sascha fragte ihn nach einer Zigarette. Dann setzte er ihm einen weißen Hut und eine Goldrand-Sonnenbrille auf, die er sich in Phnom Penh gekauft hatte – beides stand Sreykeos Vater überraschend gut, er sah damit aus wie ein Jazz-Musiker aus dem New Orleans der 50er-Jahre. Jemand machte ein Bild mit der Digitalkamera und zeigt es ihm auf dem Display. Alle versuchten, ihm durch Kopfnicken und Zeichen zu verstehen zu geben, dass er wirklich gut damit aussähe. Er schloss sich dem offenbar an, lächelte Sascha zu, nahm seinen Stock und humpelte davon, mit Sonnenbrille und Hut. Sascha wusste, dass er sie nicht wiederbekommen würde, aber das war in Ordnung für ihn. Dem Vater standen sie einfach besser.

Meine Eltern waren überrascht von der Aufmerksamkeit der ganzen Dorfbevölkerung. Sie wurden ständig beobachtet, man tuschelte über jede Geste, zog seine Schlüsse daraus und handelte, ohne ein Wort zu verlieren. Meine Mutter hielt sich zum Beispiel die Hände übereinandergelegt vor den Bauch, als sie durch das Dorf ging. Vielleicht war es eine etwas unsichere Geste, vielleicht wusste sie nicht, wo sie sie hintun sollte. Eine alte buckelige Frau bemerkte es und fragte Sreykeo, ob sie denn Bauchschmerzen habe?

Omm Thoms Familie hatte bemerkt, wie schwer es meinen Eltern fiel, beim Essen auf dem Boden zu sitzen. Am nächsten Tag aßen wir bei einer anderen Familie. Diese hatte einen Campingtisch und vier Stühle besorgt – die Nachricht, dass die Deutschen nicht auf dem Boden sitzen können, hatte sich herumgesprochen. Es wurde genau beobachtet, was sie gerne aßen und was nicht so gerne.

Ich selbst hatte drei kräftige Cousins von Sreykeo ausgewählt, die auf sie aufpassen und nachts in Hängematten unter ihrem Haus schlafen sollten. Wenn meine Eltern sich vom Haus entfernten, kam sofort ein weiterer junger Bursche angejoggt, der ihnen unsicher lächelnd zunickte und dann neben ihnen herlief. Sie fühlten sich dadurch auf unaufdringliche Weise behütet.

Ich war überrascht, wie anpassungsfähig meine Eltern waren, vor allem meine Mutter. Ich erinnere mich an Urlaubswochen in Schweden, in denen der Familienfrieden in Gefahr war, weil der Duschvorhang des Bades unseres Ferienhauses schimmelig war oder der Fußboden aus Beton. Dann sagt sie immer: »Nee, nee, also so habe ich mir das nicht vorgestellt.« Jetzt wusch sie sich in einer Nacht, als das Bad abgeschlossen war und sie niemanden aufwecken wollte, an einem Brunnen, in dessen Wasser die Mückenlarven zuckten.

Wir sollten im Haus von Omm Chan heiraten, in dem

Sreykeo und ich auch übernachtet hatten, als wir das erste Mal im Dorf gewesen waren. Am Nachmittag des Tages vor der Hochzeit würde ein buddhistisches Ritual stattfinden, zu dem ihr Bruder, der ja inzwischen Mönch war, anreisen würde. Ich wartete ungeduldig, dass etwas passieren würde, doch die Familie des Onkels spielte unter ihrem Haus Karten. Die Kuh rupfte Gras, und ein Schwein wühlte in einem Müllberg. Nichts deutete darauf hin, dass in wenigen Stunden meine große, unvergessliche kambodschanische Hochzeit beginnen sollte. Ich fragte Sreykeo, ob wir nicht langsam das Zelt aufbauen sollten, oder ob ich nicht etwas tun könnte? Sie sagte nur: »This day you will be like king. You wear dress same like king. You don't have to do anything. Everbody do everything for you.« Ja, aber wo sollte denn die Hochzeit stattfinden? Ich sah kein Zelt, keine Tische, keine Stühle. Ihre Antwort überraschte mich nicht. »You will see!«

Pen Chamin Phuyfveu

Es ging ganz plötzlich los. Ein LKW kam und lud Zeltstangen ab. Auf einmal waren überall Menschen beschäftigt, als seien sie einfach der Erde entstiegen, trugen alle möglichen Dinge hin und her, legten Stromkabel und rollten Stoffbahnen aus. Sreykeos Onkel Omm Chan lief herum, wie immer in ein Handtuch gewickelt, die linke Hand in die Hüfte gestützt, und dirigierte mit der Rechten seine Söhne herum.

Ihre Mutter war am Abend vor der Hochzeit auf mich zugekommen, als Sreykeo gerade nicht bei mir war. Ich fragte mich, warum sie immer auf dieselbe Art um Geld bat: Sie tritt nahe an einen heran und spricht mit einer leisen und weichen Stimme, die man fast für unterwürfig halten könnte, wenn man nicht die Berechnung dahinter ahnen würde. Brächte sie etwas Abwechslung in die Angelegenheit, wäre man nicht so leicht misstrauisch.

Sie nahm mich am Arm und ließ einen Khmer, der Englisch sprach, übersetzen. Ob ich ihr 100 Dollar geben könnte. Sie sagte, sie brauche das Geld, um kleine Dinge zu bezahlen, die während der Vorbereitungen für die Hochzeit anfielen. Der Betrag von 100 Dollar erschien mir zu hoch und zu rund. Hätte sie mich doch einfach nach 30 oder 70 Dollar gefragt, aber sie wollte unbedingt Benjamin Franklin auf dem 100-Dollar-Schein sehen. Ich war mir fast sicher, dass es sich um eine Lüge handelte.

Da war dieses schale Gefühl von wütender Hilflosigkeit, wenn man weiß, dass man angelogen wird, aber es nicht beweisen kann. Also gab ich ihr das Geld. Kurz kam mir der Gedanke, dass ich die Situation ausnützen könnte. Aber vielleicht war mein Misstrauen ja auch unberechtigt, und es hatte sich durch den Kauf des Landes und unsere Heirat etwas verändert. Ich ließ ihr sagen, sie solle sparsam damit umgehen und aufschreiben, was sie gekauft habe, den Restbetrag könne sie mir nach der Hochzeit zurückgeben.

Mitten in der Nacht rüttelte jemand an der Tür unserer Hütte. Ich blickte auf die Uhr meines Handy: drei Uhr morgens, es war noch stockdunkel. Draußen stand Omm Chans älteste Tochter. Sie sagte Sreykeo, sie solle zum Haus rüberkommen, um sich schminken zu lassen. Ich hörte das Wummern eines Generators, der einige Neonröhren im Hochzeitszelt mit Strom versorgte, um die dichte Wolken von Insekten schwirrten, neben dem Zelt brannten Feuer in drei halbierten Ölfässern. Sreykeo gab dem Mädchen Geld, damit sie auf dem Markt Schweinefleisch kaufte, und kletterte dann schlaftrunken die Treppe zum Haus hoch, um sich schminken und frisieren zu lassen. Ich fragte mich, was so lange dauern würde, dass sie zwei Stunden vor Sonnenaufgang aufstehen mussten.

Als ich aufstand, schleppten um mich herum bereits alle Paletten mit Bierdosen oder Stühle oder Blumengebinde. Ich versuchte, irgendwo Kaffee aufzutreiben, doch das scheiterte an der Sprachbarriere. Sreykeo war nicht da, um für mich zu übersetzen. Dann tauchten meine Eltern, Tillmann und Sascha auf, um nachzusehen, was passierte. Meine Eltern wurden gleich wieder zurückgeschickt, um ihre Kleider für die Feierlichkeiten anzuziehen.

Sascha und Tillmann waren meine Trauzeugen. Bei einer kambodschanischen Hochzeit stehen Braut und Bräutigam jeweils drei Assistenten zur Seite, die mit ihnen die Hochzeit durchstehen. In meinem Fall mussten das deutsche Freunde sein. Man gab uns zu verstehen, dass wir zum Umziehen ins Haus kommen sollten. Ich versuchte zu protestieren, da ich noch keinen Kaffee bekommen hatte. Ich bin koffeinabhängig. Ohne Kaffee bekomme ich schlechte Laune. Aber es gab einen Zeitplan, wenn wir zu lange warten würden, wäre es zu heiß zum Heiraten.

Das Haus war von innen nicht mehr wiederzuerkennen. Die speckigen Bohlen waren mit farbigen Teppichen und Bastmatten verdeckt, die grauen Wände aus Holz und Palmblättern mit grünlich und golden schillernden Stoffen verhüllt, alle Pfeiler mit Plastikblumen verziert. Es gab ein kleines Nebenzimmer, das als eine Art Backstage-Raum diente, in das mich nun viele Hände hineinzogen.

In dieser Kammer herrschte eine professionelle Atmosphäre wie bei einem Boxenstopp in der Formel 1. Kaum war ich drin, drückte mir einer eine Wasserflasche in die Hand, jemand fächelte mir Luft zu, ein Mädchen begann, mir das Hemd aufzuknöpfen, ein anderes, meine Haare zu frisieren, und ein drittes, mir die Fingernägel zu schneiden. Sreykeo war ebenfalls in dem Raum, sie saß auf einem Bett und war nicht wiederzuerkennen. Einen Teil der Haare hatten sie zu einem Knäuel verfilzt, um möglichst viel Volumen zu schaffen, den Rest hatten sie dann in komplizierten Kringeln und Spiralen darübergelegt. »Schön« ist ja ein sehr subjektiver Ausdruck, daher trifft er die Situation nicht richtig, Die Bezeichnung »kunstvoll« beschreibt es vielleicht besser. Ihr Gesicht war fast weiß geschminkt, sodass es rund und flach wie der Mond aussah. Die Augenbrauen waren zu zwei dünnen Bögen rasiert worden, die Augenlider dick mit Schminke bedeckt. Sie sah komplett anders aus.

Sie deutete auf meine Haare und sagte: »Your hair we have to make it down.« Ich dachte mir, na gut, versucht es doch mal. Ich trug zu dieser Zeit einen Lockenkopf, der einem Afrolook ziemlich nahe kam. An diesem Tag lernte ich etwas Neues: Es gibt keine widerspenstigen Haare – nur zu wenig Haarlack. Nach der Prozedur gab mir Sreykeo einen Spiegel: Die Mädchen hatten es tatsächlich geschafft, mir einen Scheitel zu legen. Ich pochte mit einem Fingernagel gegen meine Betonfrisur und kam mir vor, als hätte man mir den Plastiktopfhaarschnitt eines Playmobilmännchens aufgesetzt.

Dann sah ich Sascha und Tillmann, sie steckten in grauen Anzügen, weißen Hemden und blauen Krawatten und hatten ebenfalls einen Scheitel. Sascha sah aus wie ein italienischer Kleinganove aus dem Chicago der 20er-Jahre, Tillmann, als käme er gerade vom Frühjahrspicknick der Mafia.

Eigentlich hätte ich mit meinen Eltern und meinen Assistenten in einer Prozession vom Haus meiner Eltern zum Haus der Braut ziehen müssen. Aber das ging ja nicht, wir kamen ja von der anderen Seite des Planeten. Also mussten wir improvisieren. Wir sammelten uns auf einer Wiese, die teils von den Kühen zum Grasen, teils von den Kindern zum Volleyballspielen benutzt wurde.

Dort sah ich zum ersten Mal unseren Fotografen. Es war ein junger Kerl, der extra aus Phnom Penh angereist war, um für 75 Dollar unsere Hochzeit abzulichten. Damit man ihn auch als Fotograf erkennen würde, trug er eine Jeans, ein Hemd und eine gelbe Weste mit Nikon-Schriftzug. Er hatte eine Art, über das Feld zu laufen, sich umzublicken und die Leute an bestimmte Stellen zu dirigieren, die den Eindruck vermittelte, er halte sich für den Regisseur des Ganzen. Sein Lächeln strahlte die unkomplizierte Offenheit junger Asiaten aus, und er sah ganz nett aus. Unter anderen Umständen hätten wir vielleicht Freunde werden können, nicht aber an diesem Tag: Denn er war tatsächlich der Regisseur meiner Hochzeit.

Er machte ein Foto von uns: Ich in der Mitte, einen Bambusstamm mit Schwert in den angewinkelten Armen, ein Auge vor der blendenden Sonne zukneifend. Meine Eltern stehen rechts und links von mir und halten jeweils eine Silberdose in der Hand. Vor uns zwei kleine Kinder in schillernden Trachten, links und rechts Mädchen mit Blumengestecken. Hinter uns Sascha und Tillmann in ihren grauen Anzügen, zwei gelbe Sonnenschirme über meinen Kopf haltend. Aus Saschas Mundwinkel hängt eine Zigarette. In diesem Moment flüsterte meine Mutter: »Und was ist die Aufgabe der Eltern bei einer Hochzeit?« Und ich konnte nur mutmaßen: »Keine Ahnung. Mit komischen Blechdosen in der Hand in der Sonne stehen.«

Man kann sagen, dass eine kambodschanische Hochzeit vor allem für das Fotoalbum veranstaltet wird. Da es für die meisten Ehen ja keine Urkunde gibt, dient das Album als Ersatz für das Dokument. Die Ehe gilt als geschlossen, wenn die unzähligen Rituale durchgeführt wurden, welche die Tradition verlangt – und jeder Schritt wird für den fotografischen Beweis mit einem Bild festgehalten. Das bedeutet, dass wir im Laufe des Tages 101 Mal für den Fotografen lächeln mussten. Ich weiß das ziemlich genau, ich brauche ja nur die Fotos in unserem Album zu zählen.

Es ist dick, groß und hat einen rosa Einband. Innen drin

stecken die Fotos in Plastiktaschen, mit Klarsichtfenstern. Sreykeo hat ein kleines Wattebäuschchen in jede Tasche gepackt, damit das Foto in der Hitze und der Feuchtigkeit der Tropen nicht mit der Plastikfolie verklebt. Auf einigen Bildern hat unser Fotograf per Bildbearbeitung verwirklicht, was er dem Brautpaar wünscht – per »cut and paste« hat er uns vor die unmöglichsten Hintergründe gestellt: Einmal stehen wir vor der Golden-Gate-Bridge, einmal vor einer Villa, einmal sieht man uns auf dem Bildschirm eines Laptops. Am besten gefallen mir die Bilder, auf denen er uns auf das Bett eines teuren Hotelzimmers montiert hat – sogar in den Bildern an der Wand sieht man unsere Gesichter.

Etwas irritierend sind dagegen die englischen Sprüche, die er über manche Bilder laufen lässt. Wahrscheinlich hat er sie irgendwo auf seiner Festplatte gefunden und eingefügt, weil die Wörtchen »love« oder »wife« darin vorkamen, ohne zu wissen, was der Rest bedeutet. Da steht einmal: »Love is sweet, revenge ist even better« oder »A good husband should be deaf, a good wife should be blind«.

Auf dem Cover des Albums ist ein Foto von uns beiden abgebildet. Sreykeo trägt darauf ein grün-blaues, mit Gold besticktes Kleid, ein Diadem und eine Orchidee im Haar, ich habe einen Scheitel und bin in ein goldenes Gewand mit einer Schärpe gehüllt. Der Fotograf hat unser Bild diesmal vor die beleuchteten Ruinen von Angkor Wat montiert, darunter stehen unsere Namen in lateinischen und kambodschanischen Buchstaben. Da der Fotograf offensichtlich nicht wusste, wie man meinen Namen schreibt, musste er improvisieren. Jetzt stehe ich da in schöner Umschreibung als »Pen Chamin Phuyfveu«. Meine Augen sehen aus wie Rosinen, und mein Lächeln wirkt etwas gezwungen.

Kambodscha ist ein heißes Land, es war fast die heißeste Zeit des Jahres und bald begann die heißeste Zeit des Tages –

und wir standen in der fast senkrechten Sonne und sollten lächeln, während der Schweiß Sreykeo die Schminke auflöste und mir den Rücken heruntertropfte. Und ich hatte immer noch keinen Kaffee. Der Fotograf rief »Smäll Mister!«. Dann »muay, pii, bey!« – eins, zwei, drei. Ich dachte mir eine extra langsame Art der Folter für ihn aus und schaffte es endlich, zu lächeln.

Nachdem der Fotograf das Foto auf dem Volleyballfeld gemacht hatte, marschierten wir zum Haus von Omm Chan, immer wieder unsere Formation auflösend, um Schlammlöchern und Ansammlungen von Kuhfladen auszuweichen. Vor uns ging eine Gruppe traditioneller Musiker mit Trommeln und einer einseitigen Geige. Ich drehte mich einmal um und erschrak richtig: Hinter uns gingen an die hundert Leute, alle fein herausgeputzt, von denen einige eine Schale mit Früchten trugen. Ich hatte nicht bemerkt, wie sich so viele Menschen hinter uns versammelt hatten. Wahrscheinlich alles Cousins von Sreykeo, dachte ich mir.

Nun begann etwas, das eher einer Operninszenierung als der westlichen Vorstellung einer Hochzeit glich. Es war ein Ritualmarathon, der den ganzen Tag dauerte: rein in den Umkleideraum, etwas Wasser trinken, umziehen, nachschminken, und raus zum nächsten Ritual.

Als wir uns die Blumenketten um den Hals legten und ich ihr den Bambusstamm mit dem Schwert überreichte, trug ich einen grauen Anzug und sie ein orange-goldenes Kleid und ein Diadem. Bei dem Ritual, bei dem jeder Gast Braut und Bräutigam ein Stück Haar abschneidet, hatte ich eine golden Uniformjacke und eine blaue Wickelhose an, sie ein grün-goldenes Kleid, eine Orchidee im Haar und ebenfalls eine blaue Wickelhose. Dann zogen wir uns um, ich schlüpfte in einen orangegoldenen bodenlangen Umhang, sie trug jetzt ein rotes Kleid und ein Diadem auf dem Kopf.

Das Ritual zeigte auch gleich, wie ein kambodschanischer Haushalt zu funktionieren hat. Sie wusch mir die Füße – die Frau hat sich dem Mann unterzuordnen. Sodann gab ich ihr eine 20-Dollar-Note, was hieß: Der Mann hat der Frau das Geld abzutreten, sie verwaltet die Finanzen und gibt ihm bestenfalls ein Taschengeld. Sie wiederum reichte mir ein gefaltetes Pflanzenblatt, das irgendetwas Hartes umschloss. Ich blickte sie etwas ratlos an, und sie deutete auf ihren Mund. Also legte ich es mir auf die Zunge und begann, vorsichtig darauf rumzukauen. Doch jeder in dem Raum schrie augenblicklich »No«, also spuckte ich es wieder aus. In dem Blatt waren Kalk und Betelnüsse, sie sollten mir bestätigen, dass ich jetzt ein Mann sei und damit das Recht hätte, Betelnüsse zu kauen.

Der Höhepunkt war das Ritual mit den Handgelenken. Wir saßen im Meerjungfrauensitz nebeneinander auf dem Boden, die Unterarme auf ein prächtiges Kissen gestützt, unsere Hände wie zum Gebet aneinandergelegt.

Ich sah über mir den Archar. Das ist einer der weisen, alten Männer, die sich den Respekt des Dorfes verdient haben; in der Pagode fungieren sie als Mittelsmänner zwischen den Mönchen und den Laien. Er war ein kleiner Mann, mit langen trockenen Fingern, der eine Hornbrille trug und seine dünnen Haare über die Halbglatze kämmte. Doch sein zerbrechlich wirkender Körper beeinträchtigte sein stilles, aber entschlossenes Auftreten keineswegs. Seine bloße Anwesenheit schien die Menschen kleiner zu machen. Er rezitierte Pali-Verse in einem meditativen Singsang, der nie die Tonhöhe oder den Rhythmus wechselte.

Alle rückten jetzt näher, um besser sehen zu können.

Jeder kam zu uns gekrochen, immer zwei auf einmal, sie legten uns etwas Geld in die Hände und banden einen roten Faden um unsere Handgelenke. Den Anfang machten natürlich unsere Eltern. Jeder klopfte uns auf die Schultern, sagte etwas Nettes ins Ohr oder kniff einem mit einem Zwinkern in den Arm. Und natürlich machte der Fotograf von jedem ein Foto.

Die Atmosphäre war feierlich und ernst, ohne zwanghaft zu sein. Man schwatzte durcheinander, rief sich etwas zu, versicherte uns, dass wir wirklich sehr schön in unseren Kleidern aussähen, sagte uns, was wir machen sollten, oder beschrieben das, was bereits offensichtlich war. Kinder massierten uns von hinten die Füße und die Unterschenkel, die uns einzuschlafen drohten. Ein Mädchen nutzte den Schutz der Menge, um mich an der Ferse zu kitzeln und dann lachend wegzurennen. Aus dem Blickwinkel sah ich Omm Chan, heute ausnahmsweise ohne Handtuch, stattdessen mit einer Hose bekleidet, dem immer noch etwas zu tun einfiel: Ein Ventilator musste an eine andere Stelle, ein Blumengebinde hing schief.

Dann nahm der Archar das Schwert und bewegte es in seiner Hand, ließ die Spitze kreisen und zeichnete Schleifen und Spiralen in die Luft, alles mit einer routinierten Anmut, die man von diesem ungelenken Männchen nicht erwartet hätte. Die Wirkung war vergleichbar der Flöte eines Schlangenbeschwörers. Der Archar hielt uns den Griff des Schwertes hin und schloss unsere Hände darum, dann sprenkelte er Weihwasser über uns.

Jeder reichte eine Kerze herum, und jeder im Raum bewegte einmal die Hand durch die Flamme. Dann blies der Archar die Flamme aus und ließ uns den Rauch einatmen. Und alle warfen Blütenblätter über uns.

Ich war sehr erleichtert in diesem Moment: Wir hatten den letzten Schritt getan. Über Jahre wusste ich nicht, ob die vielen Enden dieser Geschichte zu einem Ganzen zusammenfinden, das Sinn machen würde. Ich wusste nicht, ob unsere Beziehung das Recht hat, zu existieren. Eine Hochzeit ist natürlich nur ein Symbol – ein Ring macht noch keine Liebe und eine Torte noch keine Ehe. Tatsächlich hatten wir uns schon verheiratet gefühlt, seit wir den Vertrag geschlossen hatten. Jetzt war es eben für jedermann offensichtlich. Man braucht Symbole, um das Offensichtliche begreifbar zu machen. Was soll ich sagen: Es war einfach ein schöner Moment.

Nach der Zeremonie standen wir auf, der Archar gab Sreykeo eine Schale mit Reis und mir das Schwert. Ich hielt mich an ihrer Schärpe fest. Darüber hatte ich in »Kulturschock Kambodscha« gelesen: Die Geste stellt dar, wie sich der Vorfahre der Khmer an der Prinzessin der Drachenschlangen festhält, um nach der Heirat in das unterirdische Reich der Nagas zu gelangen. Eigentlich hätte sie mich in ein Schlafgemach entführen sollen, aber wir hatten nur diesen kleinen, stickigen Anbau.

Ich legte meinen Oberkörper über die Gitterabdeckung des Standventilators und fragte sie: »And what is next?« Sie antwortete: »We change clothes.« Zum fünften Mal? Ein verkrampftes Lachen breitete sich in mir aus: Ich dachte, sie hätte einen Witz gemacht.

Keine zehn Minuten später stand ich in einem cremeweißen Anzug mit Krawatte in der Nachmittagssonne. Sie trug ein blaues Kleid und die rote Blume im Haar, die ich am Morgen noch am Jackett getragen hatte. Wieder rief der Fotograf: »Smääl Mister! Muay, pii, bey!«

Jetzt wusste ich endlich, warum die Männer auf den Hochzeitsfotos, die ich bisher gesehen hatte, wie das Rind vor dem Schlachthaus guckten: Sie waren mit den Nerven einfach völlig fertig.

An die traditionelle Khmer-Hochzeit wurde von uns noch eine kleine westliche Hochzeitsfeier angehängt. Im Hochzeitszelt wurde ein Tisch aufgebaut, auf dem eine riesige Torte stand. Sie war weiß, hatte drei Ebenen, und darüber hinaus war sie noch durch so etwas wie kleine geschwungene Brücken mit zwei kleinen Nebentorten verbunden. Ganz oben stand ein kleines westliches Plastikbrautpaar.

Sreykeos Schwester sprach ins Mikrophon, ihr Verlobter übersetzte es für uns ins Englische. Dann sprach er mit Sreykeos Mutter und übersetzte wieder. »She is very happy that her daughter is married and she says sorry for the problems we had.« Nun wandte er sich mir zu und fragte: » Where did you meet?« Ich war schon so müde, dass ich einfach sagte: »Heart of Darkness.« Souverän rettete er die Situation, indem er sich zu der Menge wandte und rief: »In Phnom Penh!« Wir mussten uns küssen, die Menge schrie »muay tiat, muay tiat«, noch mal, noch mal.

Abschließend sollten wir die zwei Kerzen auf der Torte ausblasen und uns etwas wünschen. Ich fragte Sreykeo später, was sie sich gewünscht hatte, und sie sagte: »My mother stop lying to me.« Ich wünschte mir gar nichts, weil ich zu sehr darauf achtete, die Kerzen gleichzeitig mit Sreykeo auszublasen, damit es auf dem Foto gut aussähe.

Erschöpft hing ich in meinem Stuhl, stieß regelmäßig mit ein paar Offizieren der kambodschanischen Streitkräfte an und versuchte zu verhindern, dass mir jemand Eiswürfel in mein Bier tat. Neben mir dröhnten die Boxen. An einer Box fehlte die Verkleidung, und zu meiner Verwunderung sah ich ein kleines Kind darin schlafen.

»Wie war eure Hochzeitsnacht?« Das ist so eine Frage, die man von seinen Freunden immer hört, doch ich muss enttäuschen. Ich fürchte, entgegen allen Erwartungen gibt es nichts Unerotischeres als die erste Nacht zweier frisch Vermählter. Was in unserer geschah, lässt sich schnell erzählen: Wir versuchten so gut es eben ging, an einem mit Regenwasser gefüllten Fass das Gel aus den Haaren und den Schweiß vom Körper zu bekommen. Sreykeo fing fast an zu weinen, als sie sich den Haarlack aus den verklebten Haaren bürsten wollte. Dann trotteten wir zur kleinen Hütte ihrer Mutter und schliefen zum Klang der Bässe sofort nebeneinander auf den Holzplanken ein. Das war es, was wir wollten: einfach nur schlafen.

Nachdem wir am nächsten Morgen aufgewacht waren, suchte ich gemeinsam mit Sreykeo ihre Mutter auf. Auch wenn das seltsam erscheinen mag, mir war es wichtig, die neue Beziehung zu ihrer Mutter gleich am ersten Tag unserer Ehe zu klären.

Sie saß unter dem Haus, unter dem sich eine improvisierte Küche befand, neben ihr zwei Kinder, die vom untersten Boden der Hochzeitstorte die Ameisen abkratzten und den Rest in sich hineinstopften. Sie hatte mir keine Liste gegeben, wie ich sie gebeten hatte. Daher fragte ich sie, was sie mit den 100 Dollar, die ich ihr vor der Hochzeit gegeben hatte, gemacht habe. Sie fing an aufzuzählen, was sie davon gekauft haben wollte, und Sreykeo übersetzte es mir: Rindfleisch, Eis für die Kühlkiste mit den Bierdosen, Limetten. Ich schrieb es auf und addierte die Beträge. Wenn sie eine Pause machte, sagte ich, da kämen aber noch nicht hundert Dollar zusammen. Irgendwann gingen ihr die Ideen aus, und sie zählte nur noch Sachen auf, die sie vor ihren Augen sah: Fischsoße, Salz, Chilis. Schließlich meinte sie, sie habe auch den Mönchen eine Spende gegeben, und da wusste ich sicher, dass sie log: Die zehn Dollar als Spende an die Mönche hatte ich mir von Tillmann geliehen, weil ich kein Kleingeld hatte.

Wahrscheinlich hatte sie einen Teil der Sachen tatsächlich gekauft, mit dem Rest jedoch Schulden bezahlt. Ich bedankte mich und verabschiedete mich. Es hätte keinen Sinn gemacht, nachzuhaken, es wäre für alle nur peinlich gewesen. Die Khmer würden kein Verständnis dafür haben, dass ich die Mutter meiner Frau in der Öffentlichkeit bloßstellte. Ich wollte später darauf zurückkommen.

Ich traf meine Eltern. Meine Mutter erzählte mir lachend, dass ihr Handy geklingelt habe, als sie im Haus von Omm

Thom schliefen. Sie hatten sich gefragt, wer das sein könnte, der sie hier anruft – hier, fern von ihrer Welt, inmitten der kollernden Geckos, der Rinder, der zirpenden Grillen und der Bässe des asiatischen Pop, der von unserem Hochzeitsfest herüberdröhnte. Es war Frau Zaunert, die mal wieder auf Mutters Katzen aufpasste. Sie sagte, die Alarmanlage des Renaults meiner Eltern sei auf einmal losgegangen, und jetzt suchte sie den Autoschlüssel. Es war unfassbar für meine Mutter, dass Deutschland plötzlich so nah sein konnte.

Royal Kanin

Später verabschiedeten wir uns von Omm Thom und fuhren mit dem Taxi zurück nach Phnom Penh, wieder in einem zerbeulten Toyota. Diesmal waren wir zu acht darin: Ein Freund des Fahrers kam mit uns, er teilte sich mit dem Fahrer den Sitz am Steuer. Er erzählte meinen Eltern im Scherz, dass der eine lenken und der andere die Pedale bedienen würde, und sie glaubten es ihm sofort. In diesem Land war für sie offenbar alles möglich.

Wir saßen wie die Heringe in der Dose in diesem Schrottauto und bretterten über die Landstraße, wild hupend, in Schlangenlinien Ochsenkarren und mit Menschentrauben behängten Pick-ups ausweichend. In Kambodscha herrscht Rechtsverkehr. Die meisten Autos werden jedoch aus Thailand importiert, und da gilt Linksverkehr, und entsprechend haben sie das Steuer auf der rechten Seite – wie unser Toyota. Konkret hieß das, dass unser Fahrer überhaupt nicht sehen konnte, ob ihm jemand entgegenkam, wenn er überholte. Wahrscheinlich verließ er sich auf den Glücksbringer am Rückspiegel. Mir war gar nicht wohl dabei.

Ich erinnere mich noch genau, worüber meine Eltern redeten. Mein Vater sagte zu meiner Mutter: »Wenn wir zu Hause sind, koche ich uns eine schöne Linsensuppe.« Und meine Mutter erwiderte: »Ach, das möchte ich sehen, dass du mal kochst.« Dann begann eine Diskussion über Linsensuppe. Manchmal wundere ich mich über meine Eltern. Über Jahre hatten sie so getan, als wollte ich sie in den sicheren Tod schicken, wenn ich ihnen Kambodscha als Reiseziel vorschlug. Und jetzt unterhielten sie sich unbeeindruckt über Linsensuppe, während ich auf die Fahrbahn stierte, um als Erster jenen Laster zu sehen, der uns von der Fahrbahn ins Jenseits schieben wollte.

Meine Eltern wollten am nächsten Tag mit Tillmann zusammen zurück nach Bangkok, während Sascha und ich erst später zurückflogen. Nachdem wir das Gepäck meiner Eltern auf ihr Zimmer gebracht hatten, saßen wir alle noch in einer Sitzecke ihres Hotels in Phnom Penh und tranken eine Cola.

Ich weiß nicht mehr, wie wir auf das Gespräch kamen. Meine Mutter erzählte Sreykeo, dass sie zwei Katzen hätten, und die würden nicht einfach die Essensreste bekommen, sondern Futter, das sie extra für sie kauften. Jawohl, Royal Kanin, damit sie keine Nierensteine bekämen. Meine Eltern mussten auf einmal lachen. Royal Kanin. Das wirkte so absurd, wenn man gerade aus einem kambodschanischen Dorf kam. Mein Vater setzte noch einen drauf: Ihre Katzen hätten sogar Reisepässe! Alle lachten. Katzen mit Pässen? Ja, und einen Impfausweis hätten sie auch. Sreykeo lächelte und zog ungläubig die Nase kraus. Sie glaubte, meine Eltern machten Witze.

Dann verabschiedeten wir uns. Tillmann umarmte Sreykeo und sagte: »We are very happy to have you in our family.« Ich glaube, meine Eltern hatten ähnliche Gefühle. Ich war froh. Wenn man die Unterstützung seiner Familie hat, dann muss man sich keine Gedanken darüber machen, was der Rest der Welt denkt.

Ich flog am 14. April, dem kambodschanischen Neujahrsfest, von Bangkok aus zurück. Mit einem Gefühl der Erleichterung blickte ich müde aus dem Busfenster. Meine Eltern mochten Sreykeo, keiner war krank geworden, alles gut. Ich hatte nur ein paar Kilo abgenommen. Wenn der Bus durch eine Stadt kam, zerplatzten Wasserbomben an den Fenstern. Lastwagen fuhren über die Straße, mit Gruppen von Jugendlichen auf der Ladefläche, die jeden in ihrer Reichweite nass spritzten. Die letzten 500 Meter zum Grenzübergang nach Thailand musste ich auf einem Mototaxi zurücklegen. Ich sah die Wasserbomben sich dunkel vor dem grauen Himmel abheben, unmittelbar bevor sie auf mir zerplatzten.

Von der Grenze aus musste ich wieder ein Mototaxi nehmen, um zum Bus zu gelangen: Jetzt öffnete sich ein Tropengewitter über mir. Im Bus nach Bangkok war anschließend die Klimaanlage voll aufgedreht, und nass bis auf die Haut, wie ich war, klapperten mir schon bald die Zähne. Ich dachte erschöpft: Zwei Tage nach seiner Hochzeit in einem klimatisierten Bus erfroren – was für ein ärgerliches Ende für ein junges Talent.

Als ich schließlich im Flugzeug saß, hatte ich hohes Fieber. Ich schickte meinen Eltern bei der Zwischenlandung in Kuwait eine SMS, dass ich krank sei und bat sie, mich am Flughafen in Frankfurt abzuholen.

Einige Stunden später saß ich neben ihnen im Taxi und blickte aus dem Fenster. Wir fuhren über die Autobahn, durch die langweilige Landschaft der Gewerbeparks außerhalb Frankfurts. Es war, als sei ich aus einem Traum aufgewacht. Auf einmal wirkte alles, was gewesen war, so unwirklich. Es war ein bunter Farbentanz gewesen, zu bunt, um wahr zu sein. Ich hatte Mühe, die Augen offen zu halten. Dann blickte ich auf mein linkes Handgelenk, doch, es stimmte, da waren immer noch die roten Wunschbänder. Es war kein Traum gewesen. Ich war verheiratet.

One-way ticket

Nachdem ich wieder in Hamburg war, kontrollierte ich meinen Kontostand. Während ich in Kambodscha gewesen war, hatte der Verlag, dessen Angebot ich letztendlich angenommen hatte, den Honorarvorschuss für das Buch überwiesen. Seit langer Zeit sah ich zum ersten Mal wieder eine schwarze Zahl. Ich ließ den Betrag eine ganze Weile auf dem Bildschirm meines Computers stehen, einfach weil es so schön aussah.

Als Erstes überwies ich meinen Eltern das Geld für die Hochzeit, das sie mir vorgestreckt hatten. Dann zahlte ich Tillmann die 500 Euro zurück, die er mir vor fast drei Jahren geliehen hatte. Und ich beglich den Rest des Ratenkredits, den ich bei meiner Bank aufgenommen hatte. Es war ein ausgesprochen befreiendes Gefühl: Jetzt schuldete ich niemandem mehr etwas.

Dann kam der Test: Ich ging zum Geldautomaten, gab meine PIN-Nummer ein und hob 20 Euro ab – ich dachte, fang lieber klein an. In dem folgenden kurzen Moment, nachdem ich die Taste »Bestätigen« gedrückt hatte und der Geldautomat überlegte, was genau er machen sollte, überfiel mich noch einmal Panik. Wahrscheinlich ist alles nicht wahr, gleich wird die Maschine irgendetwas niederschmetternd Bürokratisches auf dem Bildschirm anzeigen, gleich wird sie meine EC-Karte ausspucken, als hätte sie in etwas Fauliges gebissen. Und dann würde die Frau in der Schlange hinter mir sehen, dass ich die Karte aus dem Schlitz ziehe, ohne Geld in der Hand zu halten, und würde sich denken: »Was für ein Verlierer.«

Ich hatte als Kind Hunde geliebt und lieber auf der Decke unseres Boxers geschlafen als in meinem Bett. Doch dann wurde ich von einem durchgedrehten Rottweiler angefallen und lag zwei Wochen im Krankenhaus. Ich mag Hunde immer noch, doch wenn sie im Spiel mal die Zähne zeigen oder an den Kleidern zerren, stellen sich mir die Haare auf. Ich brülle dann »Aus!« und lasse sie verdutzt stehen. Mit Geldautomaten ist es wie mit Hunden – wenn man einmal von einem gebissen wurde, ist es nicht mehr wie vorher. Bis heute atme ich jedes Mal tief durch, wenn ich zu einem gehe. Das werde ich wohl nicht mehr los.

Doch dann kam dieses Geräusch, auf das ich gehofft hatte: das mechanische Rattern, wenn die Maschine sich den Schein aussucht, den sie herausrücken will. Ich hatte so lange darauf gewartet und dachte, es müsste besonders toll sein, berauschend, vielleicht sogar noch mehr. Aber so war es ganz und gar nicht, ich hielt einfach einen 20-Euro-Schein in der Hand und war damit wieder zurück in der Welt der normalen Menschen. Ich würde in der S-Bahn zukünftig nicht mehr die Türen beobachten müssen, um zu erkennen, wenn drei Männer einsteigen, die zu breitschultrig und gleichzeitig zu unauffällig aussehen, um Fahrgäste zu sein. Ich würde sogar jemanden zu einem Bier einladen können, anschließend zahlen und mit höflicher Arroganz hinzufügen: »Stimmt so.« Allerdings würde ich nur wenig Trinkgeld geben. Man konnte es nicht anders sagen – ich war geizig geworden.

Mit Tillmann sprach ich einige Tage später. Ich hatte über meine Arbeit bei der Zeitung nachgedacht. Ich wusste, dass ich hier keine Karriere machen würde, dafür hatte ich wohl zu viel Unsinn verzapft. Jetzt musste ich auch noch das Buch schreiben und damit so bald wie möglich anfangen. Die Vereinbarung mit dem Verlag lautete: Manuskriptabgabe bis Silvester 2006. Ich veranschlagte, dass ich ein bis zwei Seiten pro Tag schaffen könnte. Würde ich meine Halbtagsstelle behalten, bräuchte ich wahrscheinlich zwei Jahre, um es fertigzustellen.

Ich sagte Tillmann, dass ich kündigen wolle, um nach Kambodscha zu gehen. Dort würde ich das Buch schreiben und in

Ruhe warten, bis Sreykeo ihr Visum bekam. Er war nicht enttäuscht, meinte nur: »Das habe ich mir schon gedacht.«

Am Abend kaufte ich ein Flugticket nach Phnom Penh. One way.

No luggage

Wie immer erledigte ich alles auf den letzten Drücker. Die Kündigungen für meinen Mobilfunkvertrag und meine Bahncard warf ich am Tag meiner Abreise morgens in den Briefkasten. Dann schob ich noch einen dicken Umschlag hinterher, in dem ein Buch steckte, das ich schon seit Wochen in die Leihbibliothek hätte zurückbringen müssen: Es war das einzige deutsch-kambodschanische Wörterbuch, das ich hatte finden können. Es stammte noch aus der Zeit der sozialistischen Verbrüderung mit der DDR und übersetzte so grundsätzliche Fragen wie: »Über wie viele Zugmaschinen verfügt diese landwirtschaftliche Genossenschaft?«

Mein Handy klingelte. Es war Tillmann, der mir sagte, ich solle schnurstracks in die Redaktion kommen. Dort hatten meine Ex-Kollegen ein Geschenk für mich zusammengestellt, all die Sachen, die ich in Kambodscha vermissen würde: Leberwurst, Schwarzbrot, Schokolade und Labskaus. Der Chefredakteur schenkte mir eine Flasche Champagner. Ich war glücklich über diese Geste, denn sie bedeutete, dass mir die Kollegen verziehen hatten.

Von der Zeitung aus fuhr ich direkt zum Flughafen. Im Taxi kramte ich in meinem Gepäck nach dem Ticket, fand es und drehte es nervös in der Hand hin und her. Deutlich stand da »one way«. Ich fragte meinen Fahrer, wo er geboren sei, und er antwortete »Pakistan«, also fragte ich ihn, ob er Alkohol trinke, und er sagte »manchmal«. Ich drückte ihm die Flasche Champagner in die Hand. Eigentlich hätte ich sie gerne im Flugzeug geleert, aber unglücklicherweise hatte ich die billigste Verbindung nach Bangkok ausgewählt, die ich finden konnte – eine iranische Fluglinie. Alkohol an Bord war streng verboten, beim Verlassen des Flugzeuges mussten die Frauen sogar Kopftücher anlegen.

Acht Stunden später saß ich im Iran, irgendwo zwischen meinem alten und meinem neuen Leben, und aß Schwarzbrot mit Hirschleberpastete. Dafür, dass das Land als »Schurkenstaat« bezeichnet wird, hat es einen furchtbar langweiligen Flughafen. Es ist ein modernes Gebäude mit grauen Marmorfließen und großen Glasflächen, doch es scheint nur aus leeren Gängen zu bestehen. All das, was einen Flughafen auszeichnet, Geldautomaten, Gewinnspielverkäufer, Autoverleihstationen, fehlt hier.

Wenn man weiß, dass ein Abschnitt seines Lebens vorbei ist, man aber noch keine rechte Vorstellung davon hat, wie der neue aussehen wird, dann trauert man dem alten erst mal hinterher, fühlt sich im luftleeren Raum, isoliert, einsam.

In Bangkok musste ich umsteigen und mir am Transferschalter eine neue Bordkarte für den Weiterflug nach Phnom Penh holen. Die Stewardess am Schalter tippte eine Weile auf ihrem Computer herum, dann telefonierte sie ziemlich lange, und schließlich sprach sie noch in ein Walkie-Talkie. Thailändische Stewardessen können entsetzlich nett sein, wenn sie mit großen betroffenen Augen sagen: »We are sorry, Sir, but we don't know where your luggage is.« Ihr Lächeln half mir in dieser Situation wenig. Das bisschen von meinem alten Leben, das ich mitschleppen wollte, war nun auch noch weg. Ich kam also nur mit einem Laptop, dem Buch »Kreativ schreiben«, meiner Zahnbürste, meinem Rasierer und den Kleidern, die ich gerade trug, in Phnom Penh an. Tschüss altes Leben.

Now we stay together

Als ich aus dem Flughafengebäude trat, fiel mein Blick zuerst auf ihre Mutter, die mit Rottana an der Hand auf mich wartete. Im selben Augenblick kam Sreykeo auf mich zugelaufen und fiel mir um den Hals, ihren Kopf auf meine Brust pressend, dass mir die Luft wegblieb. Sie hatte sich geschminkt und trug klappernde Schuhe mit Absätzen, in denen ihr das Laufen offensichtlich schwerfiel. Hallo neues Leben.

Wir nahmen zusammen ein Tuk-Tuk zu ihrer Wohnung, doch dort ließ sie nur die Mutter aussteigen, während sie kurz auf eine Wohnungstür zulief, die im Dunkeln offen stand, sich die Schuhe mit den Absätzen, die offenbar nur geliehen waren, von den Füßen schüttelte und in ihre Flip-Flops schlüpfte. Dann wies sie den Fahrer an, uns zu einem Gästehaus am See zu fahren.

Es war dasselbe Zimmer, in dem wir gewesen waren, als ich das erste Mal zurückgekehrt war. Immer diese Zufälle. Sie klammerte sich fest an mich und saugte meine Nähe in sich ein, scheinbar getrieben von der Angst, dass alles nur ein Traum war und im nächsten Moment alles wieder zusammenbricht.

»Now we stay together one life all«, sagte sie. Es klang glücklich, aber nicht übertrieben glücklich. Es klang ganz ruhig. Sie sprach nur eine Tatsache aus. »I love you more than you love me«, sagte sie dann. Ich war verwirrt, denn ich verstand es als Vorwurf, aber das sollte es gar nicht sein.

»Don't yout think, that I love you?«, fragte ich sie.

»Yes, I know, you love me very much. But I love you more.«

Ich war so müde von der Reise, dass ich sofort einschlief.

Mitten in der Nacht wachte ich auf und lag lange Zeit wach. In dem Raum hatte sich in den zwei Jahren nichts geändert. Das heisere Rattern des Ventilators. Die Musik aus den umliegenden Gästehäusern, die seit Jahren immer die gleiche war: Lenny Kravitz, Morcheeba und Oasis. Sreykeos Murmeln, wenn sie träumte. Auf einmal wurde mir bewusst: Wir hatten Zeit.

Es war kaum zu fassen. Keine Abschiede mehr. Nie mehr dieser Moment, wenn man sich losreißen muss. Nie mehr dieses melancholische Aus-dem-Flugzeugfenster-Starren. Kein Ruf-mich-an-wenn-du-angekommen-bist. Kein Rauschen in der Telefonleitung mehr. Keine Diskussionen über Geld mehr, nicht mehr das Misstrauen, das sie hinterlassen. Nie mehr die Unsicherheit, die eine Fernbeziehung mit sich bringt.

Mir fiel ein Wort dafür ein: Alltag. In meinen Ohren klang es ausgesprochen schön. Es klang wie ... ja wie eigentlich? Vielleicht wie »der letzte Hubschrauber nach draußen«? Nein, das wäre zu dramatisch, zu brutal. Vielleicht eher wie »Weihnachten bist du zu Hause«? Ja, das traf es schon besser. Oder »Land in Sicht«. Das war es. Es klang wie »Land in Sicht«. Ein paar Mann sind über Bord gegangen, ein Mast ist gebrochen, aber der Hafen ist in Sicht. Ich konnte nicht verstehen, wie irgendjemand Angst vor dem Alltag einer Beziehung haben konnte. Alltag ist doch etwas Wunderbares, dachte ich. Ich fragte mich nur, wie alltäglich unser Alltag sein würde.

Am Morgen fuhren wir los, um einige Kleider für mich zu kaufen. Sreykeo versicherte mir, der Oroussey-Markt im Westen der Stadt sei dafür der günstigste. Er besteht aus einer fensterlosen Halle, die mehr wie ein Parkhaus oder ein Bunker aussieht als wie etwas, was wir uns unter einem Markt vorstellen. Die Halle ist drei Stockwerke hoch, hat Dämmerlicht und verfügt über ein klaustrophobisches Labyrinth aus Waren und kleinen Ständen, in dem man sich unbedeutend und unbeachtet fühlt. Die Stände für Kleidung befinden sich im obersten Stockwerk, ein großer Wald aus billigen T-Shirts in schrillen

Farben. Auf den meisten waren eine schlecht kopierte Micky Maus oder die Symbole von Dolce & Gabbana, Gucci oder Versace aufgedruckt.

Sobald Sreykeo den Preis zu verhandeln begann, wollte sie immer, dass ich wegging. Sie befürchtete, dass die Händlerinnen nicht sehr weit heruntergehen würden, wenn sie wüssten, dass sie mit einem Europäer verheiratet ist.

Deshalb lief ich ziemlich oft planlos durch den Oroussey-Markt und versuchte, irgendwie unauffällig auszusehen, was nicht so leicht ist, wenn man der einzige Europäer in dem Gebäude ist. Mir fielen die Aufschriften auf den T-Shirts auf, und ich schrieb mir einige auf. Auf einem T-Shirt war ein kleiner Comic-Hund mit großen Augen abgebildet, darunter stand »One Dogg Cute«. Auf ein anderes war ein Herz mit dem Schriftzug »Erotic of warm Summer« gedruckt. »Love Soldier« war in seiner Widersprüchlichkeit schon wieder interessant, »Love Jeans« schlicht rätselhaft. »Hotness« und »Release yourself« fand ich einfach nur drollig. Ich fragte mich unwillkürlich, was wohl für ein Stuss auf den japanisch und chinesisch bedruckten T-Shirts steht, die in Hamburg in der Marktstraße an Grafikdesign-Studenten verkauft werden.

Sreykeo kam mit mehreren Tüten auf mich zu. Für sich hatte sie ein T-Shirt gekauft, auf dem eine Micky Maus abgebildet war und der Schriftzug »Low and sweet«. Für mich war ein Stapel T-Shirts gedacht, die vorgaben, von Calvin Klein zu sein, und ein paar Trainingshosen, alles zusammen für acht Dollar. Ich hätte darin ohne weiteres als Tuk-Tuk-Fahrer anfangen können. Mit Wehmut trauerte ich meinen Jeans und Trainingsjacken hinterher, die wohl für immer in Teheran bleiben würden.

Dann fuhren wir zu unserer Wohnung, die sie vor meiner Ankunft für 45 Dollar pro Monat gemietet hatte. Nun sah ich das Gebäude zum ersten Mal bei Tag. Sie hatte mir bereits versichert, dass sie sehr »s'at« sei, aber seit der Erfahrung mit der Kästchen-Wohnung maß ich dieser Aussage nicht mehr allzu viel Bedeutung bei.

Es war ein aprikotfarbener Wohnblock, der wahrscheinlich Ende der sechziger Jahre gebaut worden war. Er wurde von einem Neak Ta, einem Schutzgeist, bewacht, der in einem Baum im Hof lebte. Er hieß Ta Kong, war für Schutzgeister-Verhältnisse noch recht jung und hatte einen kurzen schwarzen Bart. Der Block lag neben dem Gebäude des Ministerrates, in einer Allee, die von Bäumen mit duftenden weißen Blüten gesäumt war. Auf dem Kiesweg kehrten alte Frauen die heruntergefallenen Blüten zusammen und sammelten sie in Körben, um daraus Duftwasser herzustellen.

Das Treppenhaus machte mir keinen Mut. Ich betrat es und wappnete mich dabei mit einer Haltung, die zwischen Verdrängung und dem Gefühl, du hast schon Schlimmeres gesehen, schwankte. Konnte ich inzwischen nicht überall leben und glücklich sein?

Da ich direkt aus der Sonne kam, sah ich zunächst nur schwarz. Das Treppenhaus war vier Stockwerke hoch, doch es wurde nur von zwei Energiesparlampen beleuchtet. Gekappte Stromleitungen hingen wie abgestorbene Lianen von der Decke. Fenster gab es nicht. Mit den Flip-Flops trat ich ständig auf etwas, von dem ich nicht wissen wollte, was es war. Auf jedem Absatz standen nicht mehr benutzte Möbel, die so aussahen, als hätten sie dort schon vor dem Einmarsch der Roten Khmer gestanden. Eine Frau briet in einer Kochnische an der Wand Fische, während eine dicke Katze sie beobachtete. Es wirkte, als hätte sie in einem Wandschrank ein Lagerfeuer angezündet. Die Frau sah mich genauso verwundert an wie ich sie.

Doch die Wohnung war für kambodschanische Verhältnisse ganz hübsch. Sie war zwar seit Jahrzehnten nicht mehr gestrichen worden, verfügte jedoch über ein gekacheltes Bad mit einem westlichen Toilettensitz. Die Decke war von Wasserflecken marmoriert, nichts Ungewöhnliches für tropische Länder. In der Zimmermitte rotierte ein von Staubflusen bedeckter blecherner Deckenventilator. Es gab ein kleines Fenster, und eine Wand war von handbreiten horizontal verlaufenden Lüftungsschlitzen durchzogen, deren Licht Streifen auf den Boden warf. Ein Vormieter hatte kitschige Wandstrahler im Stil der sechziger Jahre hinterlassen, die aber nicht mehr funktionierten. Dafür hingen an der Wand ein Bild des Königs und zahlreiche Aufnahmen von Asiatinnen, die wohl aus einem Friseurgeschäft stammten – als sollte deren Schönheit die Trostlosigkeit der Wandfarbe überstrahlen.

Auf dem gefliesten Boden lag Sreykeos ältere Schwester Djiat vor dem Fernseher, alle viere von sich gestreckt. Sie war schwanger, und wenn sie einmal auf dem Rücken lag, hatte sie Mühe, wieder in die Senkrechte zu kommen.

Wir würden hier natürlich nicht alleine wohnen, sondern mit der älteren Schwester, der jüngeren Schwester und ihrer Freundin Asrey zusammen. Mindestens.

In einer Ecke des Raumes stand ein Ehebett, das als einziges Möbelstück automatisch den Raum dominierte. Es war für uns reserviert. Sreykeo stieg auf eine Kiste und schlug mit dem Rücken einer Axt zwei Nägel in die Wand, wobei ihr große Teile des Putzes entgegenkamen. Dazwischen spannte sie einen Draht, auf den sie einen rosa Vorhang hängte, der nun einen Teil des Raumes abtrennte. Unsere Privatsphäre. Na großartig.

Die Geschwister akzeptierten mich ziemlich schnell als neues Familienmitglied, durch die Art, wie sie mich ansprachen, kam das zum Ausdruck. Früher hatten sie mich »Ben« genannt, obwohl es in Kambodscha eher unüblich ist, sich nur mit dem Namen anzureden. Kambodschaner reden sich mit Verwandtschaftsbezeichnungen an, auch wenn sie überhaupt keine gemeinsamen Vorfahren haben. So legen sie durch die Anrede fest, wer als der Ältere gilt und damit in der Hierarchie höher steht. Das ist kompliziert und benötigt etwas Erfahrung und Einfühlungsvermögen, weil man sehr schnell jemanden beleidigen kann, wenn man ihn für zu jung einschätzt.

In meiner neuen Familie war die Lage jedoch eindeutig: Sreykeo redete mich »Baong« an, was so viel wie »älteres Geschwister« bedeutet. Ich sagte »On« zu ihr, was »jüngeres Geschwister« heißt. Sie hatte sich also von dem gestelzten »look p'dey« – Herr Ehemann – verabschiedet, offensichtlich sah sie nicht mehr die Notwendigkeit, zu betonen, dass wir verheiratet sind. Den Ausdruck benutzte sie jetzt nur noch, wenn sie verärgert war. Cheamney und Asrey redeten mich mit »Baong Ben« an. Mich nur mit »Baong« anzureden, war meiner Frau vorbehalten, daher fügten sie noch meinen Namen an.

Big brother

Asrey kam es sehr entgegen, dass ihre Freundin Cheamny nun einen neuen älteren Bruder hatte. Sie bat mich bald schon, ich solle mit Cheamny reden. Die beiden waren die besten Freundinnen, doch Asrey beklagte sich, dass Cheamney sich verändert habe. Sie sprach wie ein Maschinengewehr und schlug sich dabei mit der flachen Hand auf die Brust, dass es durch den Raum hallte. Sie kenne sie seit fünf Jahren, doch nun habe sie sich verändert. Früher habe sie Asrey Geld gegeben, damit sie es aufbewahre, falls mal jemand zum Arzt müsste, doch jetzt gebe sie ihr kein Geld mehr und sage ihr sogar, sie solle sich um ihren eigenen Kram kümmern. Außerdem zwicke sie sie in den Oberschenkel. Sie trug ein handgroßes Pflaster auf dem Oberschenkel, weil Cheamney sie angeblich dort hineingebissen hatte.

Die Beziehung zwischen den beiden war mir ein Rätsel. Sie hatte nichts mit dem zu tun, was wir uns in Deutschland unter Freundschaft vorstellen. Asrey war sehr klein, überspielte ihr zerbrechliches Äußeres jedoch durch ein entschlossenes Auftreten: Immer eine Hand in die Hüfte gestemmt, mit der anderen wild gestikulierend, wobei ihr langer Zopf wild hin und her hüpfte. Cheamny war größer, hübscher und gelassener. Daher betrachtete sie Asrey als eine jüngere Schwester – obwohl eigentlich sie die Jüngere war. Ich fragte mich, wie ich zwischen den beiden vermitteln sollte.

Sie besuchten beide eine Schule für Apsara-Tänze, die sich ein Stockwerk tiefer in unserem Gebäude befand. In nahezu jeder Familie in dem Block arbeitete eine Tochter entweder als Lehrerin oder trainierte als Tänzerin. Mittags verschwanden dann auf einmal alle Mädchen vom Hof und man hörte die melancholische Tempelmusik. Nachts schliefen Cheamny und Asrey aneinandergeschmiegt und eng umschlungen wie zwei Fuchswelpen im Bau auf dem Kachelboden.

Einmal zeigte Sreykeo mir giggelnd eine SMS, die auf unserem Handy angekommen war. Dass man eine SMS mit Liebesschwüren bekommt, die gar nicht an einen selbst gerichtet ist, ist in Kambodscha nicht weiter ungewöhnlich. Nicht alle haben ein Handy, und so werden SMS oft an jemanden geschickt, der mit dem Empfänger im selben Haus oder in derselben Wohnung lebt, in der Hoffnung, dass er die Nachricht weiterleitet. Zudem schickte Cheamney heimlich Nachrichten an ihre Verehrer, wenn ich mal das Handy in der Wohnung liegen ließ, und die Antworten landeten natürlich ebenfalls auf meiner Nummer. Männer und Frauen können sich in Kambodscha nicht einfach mal so treffen, wenn sie nicht verheiratet sind. Daher werden Bekanntschaften vor allem per SMS angebahnt. Doch diese hier war von Asrey an Cheamney, sie lautete: »Do you love me?«

Asrey machte sich große Sorgen um Cheamney. Cheamney arbeitete nebenbei als Sängerin in einem Biergarten. Tagsüber lag sie auf dem Bauch auf dem Boden, den Kopf in die Hände gestützt und die Füße in der Luft baumelnd, hörte Musik aus dem Radio und schrieb die Texte der Lieder in eine abgetragene Kladde. Dann sang sie die Lieder nach, wobei sie ihre Stimme auf Kassette aufnahm, um ihren Gesang kontrollieren zu können. Jeden Abend, bevor sie zu ihrem Auftritt fuhr, saß sie in ein Handtuch gewickelt auf dem Boden, vor sich einen riesigen silbernen Koffer, in dem Paletten aus Schminkfarben steckten, wobei sie immer wieder in einem Handspiegel ihr Gesicht kontrollierte. Bevor sie aus dem Haus ging, zog sie über ihr bodenlanges Kleid ein ausgewaschenes Hemd und setzte sich einen Schlapphut auf. Es kam vor, dass Gruppen von betrunkenen Jugendlichen Mädchen auf Motos in eine Seitenstraße abdrängten und gemeinsam vergewaltigten, deshalb verdeckte sie ihre Haare und ihr Kleid.

Asrey machte sich immer Sorgen um Cheamney, wenn diese das Haus verließ, und blieb auf, bis ihre Freundin zurückkehrte. Sie sagte mir, dass sich Männer für Cheamney interessieren würden und zeigte mir eine SMS, in der stand, dass ein Mann sie besuchen wolle.

Ich fand ihre Sorge berechtigt. Wir hatten immer Angst um sie. Es gibt in Kambodscha keine Form von Nachtleben, die nicht direkt oder indirekt mit Prostitution verbunden ist. Natürlich arbeiteten in diesem Biergarten auch Frauen, die mit Männern mitgingen, doch Cheamny hielt sich von ihnen fern. Niemand hielt sie für eine Prostituierte – sie hatte Bildung und Selbstbewusstsein, und das sah man ihr an. Außerhalb des Biergartens ließ sie keinen Mann in ihre Nähe. Es wäre für sie katastrophal gewesen, wenn sie ihre Jungfräulichkeit verloren hätte.

Doch gerade ihre Unerreichbarkeit machte sie anziehend für bestimmte Besucher des Biergartens. So erhielt sie Anrufe von erbosten Ehefrauen, die ihr Verhältnisse mit ihren Männern unterstellten. Solche Situationen können schnell außer Kontrolle geraten. Dass Frauen ihren Rivalinnen – oder denen, die sie dafür halten – Säure ins Gesicht schütten, kommt relativ häufig vor, auch dass enttäuschte Liebhaber ihre Angebetete erschießen, ist nicht ungewöhnlich.

Ich fuhr mit Sreykeo regelmäßig zu dem Biergarten, um nach dem Rechten zu sehen, aber wenn Cheamey erfuhr, dass Asrey mit uns gesprochen hatte, war sie wütend.

Auch Sreykeo meinte, ich solle mit Cheamny reden. Also nahm ich sie einmal auf die Seite und versuchte, sie zu ermahnen, Asrey nicht zu schikanieren. Doch sie sagte, sie tue es nur, weil sie Asrey liebe wie eine Schwester, und damit war die Diskussion beendet. Natürlich änderte sich nichts. Sie verpassten sich weiterhin blaue Flecken. Manchmal schlief Asrey bei ihrer Familie, kehrte aber am nächsten Tag zurück und beklagte sich bitterlich über Cheamny. Und am Abend schliefen sie wieder unter einer Decke.

Ich gab meine Vermittlungsversuche irgendwann auf. Mir wurde klar, dass Hauen und Kratzen ihre Form war, sich gegenseitig ihrer Freundschaft zu versichern. Solange sie sich schlugen, musste man sich um sie keine Sorgen machen.

Probleme hatte ich nur mir Djiat, Sreykeos älterer Schwester. Sie akzeptierte mich ebenfalls sofort als Bruder, aber als jüngeren Bruder. Ich war zwar einige Jahre älter als sie, doch mit ihrer jüngeren Schwester verheiratet – was sie in der Familienhierarchie über mich stellte. Daher nahm sie sich das Recht heraus, mich mit einem gelangweilten Gesichtsausdruck und einer selbstbewusst vorgestreckten offenen Hand nach Geld zu fragen. Sie tat es mit einer Selbstverständlichkeit, die sie offenbar von der Mutter übernommen hatte. Wenn ich ihr kein

Geld gab, wandte sie sich an Sreykeo, die sie einfacher unter Druck setzen konnte. Familienhierarchie hin oder her, das war mir zu dreist.

Ich wusste von Sreykeo, dass Djiat in den letzten Wochen vor meiner Ankunft weiter anschaffen gegangen war, und das konnte auf keinen Fall so weitergehen. Das Geld, das sie verdient hatte, gab sie nicht an die Familie, sondern behielt es für sich. Jetzt beschwerte sie sich, es sei einfacher, selbst etwas zu verdienen, als Sreykeo um Geld zu bitten, und machte sie so für ihre Entscheidung verantwortlich.

Ich konnte nicht akzeptieren, dass sie die Prostitution in unsere Wohnung zurückbrachte, ich wollte nicht Männer vor unserer Wohnungstür auftauchen sehen, die mich fragten, wo Djiat sei. Sreykeo, ich und ihre Schwestern sahen uns auf einmal wieder mit diesem Thema konfrontiert, das wir Schritt für Schritt erledigt hatten.

Es war eben nicht nur Djiats Angelegenheit – es zieht das Selbstbewusstsein einer ganzen Familie nach unten, wenn ein Mädchen anschaffen geht. Ich habe es oft gesehen: Wenn eine der Töchter einer Familie diesem Gewerbe nachgeht, ist es meist nur eine Frage der Zeit, bis auch eine zweite damit anfängt. Djiat musste damit aufhören.

Ich wollte, dass Djiat nach Baray, in unser Dorf auf dem Land, ging, nur so konnte ich sicher sein, was sie tat. Also bat ich Sreykeo, ihr das zu sagen. Doch Djiat verhielt sich einfach so, als hätte sie ihre Schwester nicht gehört. Sreykeo besaß keine Autorität bei ihr. Ich musste selbst mit ihr sprechen, Djiat musste merken, dass ich es bin, der zu ihr spricht, und nicht Sreykeo.

Eines Nachts kam sie erst um drei Uhr nach Hause, und da platzte mir der Kragen. Ich lag wie unter Strom im Bett und überlegte, was ich tun sollte. Sreykeo war genauso wütend.

Am nächsten Morgen bat ich Cheamney und Asrey, das

Haus zu verlassen, und setzte mich mit Djiat auf den Boden. Ich nahm ihre Hand und hielt sie fest, während ich, auf Englisch, mit ihr sprach. Ich hoffte, dass diese Geste half, dass sie mir zuhörte und wusste, es macht keinen Sinn, sich in Ausflüchten zu ergehen. Sreykeo übersetzte simultan. Ich sagte Djiat, dass ich mit ihrer Mutter gesprochen hatte und die ganze Familie sich einig sei, dass sie mit dem Anschaffen aufhören solle. Und ich nannte ihr meine Bedingungen. Sie musste das Handy, das ich ihr gekauft hatte, bei sich tragen, damit ich kontrollieren konnte, wo sie sich aufhielt, und sie musste jeden Abend um zehn Uhr zu Hause sein. Ansonsten würde ich sie in allen Karaokebars suchen, auch in den schäbigsten, und wenn ich sie gefunden hätte, würde sie sich weit weg wünschen, drohte ich ihr.

Insgeheim hatte ich erwartet, dass sie wütend sein und widersprechen würde, doch sie blieb still, blickte mich an und nickte nach jedem Satz. Dann sagte sie leise danke. Anscheinend funktionierte es. Anschließend packte sie sofort ihre Sachen und fuhr aufs Land, um darüber nachzudenken. Sie schien geradezu froh über das zu sein, was ich ihr gesagt hatte. Nie hatte ihr jemand gesagt, sie soll mit der Prostitution aufhören, nie hatte sich jemand dafür interessiert, wo sie nachts hinging. Sie war vollkommen frei, und ich glaube, das war das Schlimmste.

Sreykeos Bruder Nak traf ich erst nach mehreren Wochen, er lebt inzwischen in einem Tempel. Normalerweise sind diese von einem großen Areal umgeben, auf dem sich Schreine, Stupas, Verwaltungsgebäude, Schulen und Ess- und Schlafplätze für die Mönche befinden. Doch sein Kloster war offensichtlich arm. Die Pagode bestand nur aus der Vihear, einer Haupthalle, mit ihren sauberen Wänden und einem von Säulen getragenen und mit vergoldeten Verzierungen versehenen Dach. Das Gebäude ragte inmitten lauter Wellblechhütten wie ein weißes Schiff aus schmutzigen Wellen heraus.

Neben dem Eingang befanden sich eine Reihe von Werkstätten für Zementstatuen. An ihnen musste man vorbei, wenn man in die Pagode wollte, und so lief man an einem großen Haufen von kaputten und unvollendeten Statuen von Buddhas, Tempeltänzerinnen, Tigern und Naga-Schlangen vorbei, ein Bild, das jeden Künstler fasziniert hätte: Man wandelte wie durch einen Traum.

Die Mönche lebten in einem engen Bereich hinter der großen Buddhastatue, der mit Vorhängen abgetrennt war, ihre Bücher stapelten sie auf den Stufen der Pyramide, auf der die Statue stand. In ihrer Freizeit spielten sie Sim City auf meinem alten Laptop, den ich Sreykeos Bruder geschenkt hatte.

Ich hatte ihn auch in einen Englischkurs geschickt, doch es war genau das eingetreten, was ich befürchtet hatte: Da sein Lehrer ein Khmer war, der sein Land nie verlassen hatte, konnte er die Sprache zwar lesen und schreiben, aber nicht sprechen. Also lernte ich jetzt jeden Morgen zwei Stunden mit ihm, drei weitere Mönche schlossen sich uns bald an.

Ich habe mich lange bemüht, die Mönche zu überreden, die Englischbücher des kambodschanischen Erziehungsministeriums zu verwenden. Sie kosteten nur einen Dollar, waren von australischen Entwicklungshelfern geschrieben worden, enthielten Übersetzungen aus dem Khmer und behandelten Themen aus Kambodscha: Reisfelder und Pagoden eben. Doch die Mönche weigerten sich hartnäckig, sie wollten ein viel teureres Buch aus den USA benutzen. Dessen Themen überschnitten sich nicht unbedingt mit dem kambodschanischen Erfahrungshorizont, es geht darin um Skifahren in Aspen oder wie man in einem Restaurant sein Steak »rare« oder »medium« bestellt. Ich hatte keine Chance.

Also stand ich jeden Morgen vor einer Tafel in der Pagode

und versuchte, den Kahlköpfen händeringend zu erklären, worin der Unterschied zwischen »French dressing« und »Italian dressing« besteht. Doch ich konnte verstehen, warum sie auf dem amerikanischen Buch bestanden: Sie lernten Englisch, um der Armut zu entfliehen, nicht, um sie besser beschreiben zu können.

Eines Mittags saß plötzlich Sreykeos Vater bei uns im Zimmer. Er begrüßte mich leise und lächelnd, ansonsten sagte er den ganzen Tag kein Wort. Die ganzen Dinge, die ich aus dem Westen und dem Lucky-Supermarkt angeschleppt hatte – Kamerahandys, eingeschweißte Tomaten, Deoroller –, drehte er mit dem Gesichtsausdruck eines verwunderten Kindes in seinen Händen hin und her. Ich fragte mich, warum er zu uns gekommen war. Aber er störte auch nicht. Er saß den ganzen Tag in seiner Unterhose auf einem Korbstuhl und sagte kein Wort, er betrachtete seine Töchter, die sich giggelnd auf dem Boden balgten und sich zum Spaß gegenseitig zwickten oder beschimpften. Er lächelte dabei gütig. Manchmal lauschte er auch einem kleinen, scheppernden Radio und schrieb dann endlose Zahlenkolonnen in ein kleines Schulheft: die Lottozahlen. Dabei spielte er gar kein Lotto.

Sreykeo liebte ihren Vater, alle in der Familie liebten ihn – außer der Mutter. Seine Kinder wollten, dass er zur Familie zurückkehrte. Er lebte unter ärmsten Verhältnissen in Kompong Chnang, und Sreykeo befürchtete, dass er dort in absehbarer Zeit sterben würde. Er hörte ihr zu, als sie ihn einlud, zu uns zu kommen, nickte und versprach, dass er auf unser Stück Land ziehen würde. Er fragte sie, ob sie ihm etwas Geld geben könnte. Er nahm nie viel von seinen Kindern, nur was er unbedingt brauchte. Diesmal gaben wir ihm nichts, weil wir befürchteten, dass er sich dann ein Busticket zurück nach Kompong Chnang kaufen würde.

Einige Zeit später war er wieder verschwunden, und mit

ihm Sreykeos tragbarer CD-Player. Sie war wütend und beschuldigte ihn, er sei nur zu uns gekommen, um Geld zu schnorren.

Watching TV

Allmählich musste ich mich an das Schreiben des Buches machen. Als erste Maßnahme wollte ich mir einen Tisch und einen Stuhl besorgen, wozu wir in die Tischler-Straße fahren mussten. In Deutschland käme niemand auf die Idee, direkt neben einer Tischlerei gleich noch eine zweite Tischlerei zu eröffnen, aber die Kambodschaner sehen das anders. Wir stellen uns unter Handel vor, dass alle Händler in einem erbitterten Wettbewerb um eine begrenzte Anzahl von Kunden stehen, und daher sollten ihre Geschäfte möglichst weit voneinander entfernt sein. In Kambodscha ist das anders, hier kaufen die Kunden sowieso bei dem Händler ein, mit dem sie irgendwie verwandt oder verschwägert sind, bei dem sie Stammkunden sind oder der ihnen in irgendeiner Weise näher steht als alle anderen. Zudem könnten sich die Händler nicht gegenseitig unterstützen, wenn sie nicht nah beieinander wären. Daher gibt es in Phnom Penh die Schneider-Ecke, die Blaue-Plastik-Regenrinnen-Straße, die Gebrauchte-Motos-Straße, die Copyshop-Straße und so weiter. Die Tischler-Straße besteht aus vielen kleinen Häusern, aus denen das Kreischen von Kreissägen klingt und die ganz von rötlichem Holzmehl bedeckt sind.

Ich ließ mir von einem sehnigen alten Mann einen einfachen Schreibtisch nach Maß anfertigen. Als er nach vier Tagen fertig war, sagte mir der Mann, dass er ihn bei mir vorbeibringen werde. Ich dachte mir, hoffentlich wird er jetzt nicht den Zwei-Meter-Tisch auf den Gepäckträger seines Motorrollers schnallen, den Stuhl in die Hand nehmen und so quer durch die Stadt fahren. Doch genau das tat er.

Alles war jetzt bereit: ich hatte einen Tisch, einen Stuhl und einen Computer, ich konnte mit dem Schreiben anfangen. Theoretisch. Doch dass es Menschen gibt, die sich morgens an einen Tisch zum Arbeiten setzen und erst abends wieder aufstehen, war für Sreykeos Familie ziemlich neu.

Bereits nach zwei Tagen konnte ich alle Werbespots zu elektrischen Brustvergrößerern, Beinverlängerern, Hautweißungscremes und zur Tuberkulose- und HIV-Aufklärung mitsprechen. Es dauerte zwei, drei Tage voller Wut, geduldigen Erklärens und Streit, bis Sreykeo und ihre Schwestern begriffen hatten, dass ich arbeiten muss, aber nicht arbeiten kann, wenn die gesamte Nachbarschaft neben mir Karten spielt, der Fernseher voll aufgedreht ist und mir fünf Kinder über die Schulter gucken. Ich hatte damit gedroht, dass ich den Fernseher ohne weitere Vorwarnung nehmen würde, wenn sie ihn noch einmal einschalteten, während ich arbeitete, und das Treppenhaus hinunterwerfen würde. Leider haben sie sich daran gehalten. Sie drehten den Ton flüsterleise und saßen dafür Schulter an Schulter zu viert in 20 Zentimeter Abstand vor dem Bildschirm. Bis Djiat nach Hause kam und den Ton voll aufdrehte.

Wut baut sich bei mir in Wellen auf. Erst dachte ich: »Gleich haue ich alles kurz und klein.« Dann: »Reiß dich zusammen, du bist in Asien, hier kann man nicht einfach so rumbrüllen. Man kann ja auch vernünftig miteinander reden.« Doch dann stellte irgendeiner noch das Radio an. Es war das erste Mal, dass ich jemanden aus der Familie direkt angeschrien habe. Danach war es auf einmal mucksmäuschenstill – das war unerträglicher als Lärm.

Ihr Vater kehrte genauso unbemerkt zurück, wie er gegangen war. Eines Tages saß er wieder in der Wohnung, lächelte mich an und rauchte wie immer seine Zigaretten »Alain Delon«. Wir sprachen seinen Diebstahl nicht an, schließlich war er das Familienoberhaupt, zumindest im Prinzip. Die meiste Zeit guckte er mit unbeweglicher Miene fern, er konnte ja auch nichts anderes machen. Das Treppenhaus hinunterzusteigen bedeutete für ihn eine stundenlange Qual. Also sorgten die Kinder dafür, dass immer ein Film für ihn im VCD-Recorder lag.

Einmal hatte Asrey einen Film eingelegt und danach das Haus verlassen. Sie hatte ihn mit einem großen Stapel VCDs gekauft, die alle nicht beschriftet waren, denn natürlich handelte es sich um lauter Raubkopien. Der Film war in Kambodscha gedreht worden und fing ganz normal an. Als sich ein Mann und eine Frau küssten, dachte ich mir, vielleicht sind die Menschen hier doch toleranter, als ich immer geglaubt habe. Doch als die Frau ihren BH aufknöpfte und der Mann seine Hose auszog, war klar, dass es ein Pornofilm war. Ich wusste nicht, was ich tun sollte. Er sah sich den ganzen Film mit seinem auf mich ewig kindlich wirkenden, leicht verwunderten Gesichtsausdruck an, ohne eine Miene zu verziehen. Er sagte kein Wort, ja er blickte noch nicht mal auf. Also tippte ich weiter in meinen Laptop und tat so, als würde ich nichts mitbekommen. Als der Film vorbei war, legte ich ihm einen neuen Film ein, und auch den sah er sich an, ohne eine Miene zu verziehen.

Sreykeo legte mir nahe, noch einmal mit ihm zu sprechen und ihm zu sagen, er solle zu seiner Familie zurückkehren. Das war unsere Form der Arbeitsteilung: Sie traf die Entscheidungen, was in Familienangelegenheiten zu tun sei, überließ es mir jedoch, sie umzusetzen – ich hatte mehr Autorität als sie.

Ich setzte mich im Schneidersitz vor ihn hin und redete mit den paar Brocken Khmer auf ihn ein, die ich inzwischen beherrschte, dabei immer das Buch »Kauderwelsch Khmer« aufgeschlagen in der Hand. Zwei Familien würden wir nicht unterstützen, sagte ich ihm. Erst müsse er zur Familie zurückkehren, dann könnte er mit unserer Unterstützung rechnen. Er fragte mich, ob wir ihm etwas, das ich in »Kauderwelsch Khmer« leider nicht fand, besorgen könnten. Sreykeo übersetzte, er wolle neue Scheren haben, um auf unserem Grundstück als Friseur zu arbeiten.

Dass Kambodscha mein Zuhause geworden war, stellte ich fest, als ich eines Tages in dem kleinen Bad stand und die Ameisenstraßen an der Wand betrachtete. Es gab eine große Straße, die aus einer Spalte zwischen den Fliesen hervorquoll und sich zur Tür bewegte. Dort vereinigte sie sich mit einer von den Lüftungsschlitzen kommenden anderen Straße, um sich in einer Fuge an der Wand entlang gemeinsam in Richtung Küche zu bewegen. Ich fragte mich immer, ob sie ihren Bau wohl in der Erde hatten und den ganzen Weg über die zwei Stockwerke hinaufkletterten, um unsere Küche zu plündern. Oder befand sich ihr Bau irgendwo in der Wand? Ich dachte mir: »Viel Betrieb bei den Ameisen. Wir müssen mal wieder den Müll runtertragen.«

In dem Moment fiel mir auf, wie schnell alles Neue normal wird. Deutschland war weit weg. Ein Mensch kann erstaunliche Kräfte aufbringen, um Veränderungen in seinem Leben zu verhindern. Aber sind sie erst einmal da, dauert es nur ein paar Tage, bis er nicht mehr weiß, wie es vorher war. Man kann sich nicht vorstellen zu heiraten, aber wenn man es getan hat, ist alles sehr schnell sehr normal.

Durch die Lüftungsschlitze hatte ich den ganzen Hof im Blick. Es war wieder Regenzeit. Schon morgens verdeckte ein milchiges Hellgrau den Himmel, nachmittags ließ dann ein an- und abschwellender Wind den Vorhang flattern. Ich konnte den Regen riechen, bevor ich ihn hörte. Sreykeos Schwestern sprangen dann wie eine aufgekratzte Horde Grundschüler durcheinander, riefen »muay tökk pliang«, schnappten sich einen ausgeleierten Kunststofffußball und spielten barfuß im Monsunregen auf dem noch warmen Asphalt Fußball, bis ihnen die Kleidung schwer am Körper klebte. Dann trotteten sie nach Hause, müde, nass und glücklich. Es war die zerstrittenste Familie in Phnom Penh, glaube ich, aber ich mochte sie. Es war mir nie unangenehm, mit ihnen allen auf 20 Quadratmetern zusammenzuleben. Man war nie allein. Es war lustig.

Why you want to know that?

Sreykeo und ich hatten unsere Arbeitsteilung gefunden. Wir hatten uns in der Gebrauchte-Moto-Straße ein Moto gekauft, wobei in der Stadt meistens sie fuhr; ich kam mit den kambodschanischen Verkehrsregeln nicht zurecht, es gab einfach zu wenige davon. Sie verwaltete das Haushaltsgeld, sie kannte die Preise (und sollten wir einmal überfallen werden, würde man das Geld zuerst bei mir suchen). Sie kaufte zu essen ein und kochte, mich ließ sie noch nicht mal in die Nähe des Gaskochers. Abends sprachen wir darüber, was wir ausgegeben hatten, und schrieben alles in ein kleines Buch.

Natürlich stritten wir uns jetzt auch öfters. Es war, als müssten wir zwei Jahre Streit nachholen. Oft wussten wir einfach nicht, ob wir uns wie ein europäisches oder wie ein asiatisches Paar verhalten sollten. Sie legte zum Beispiel in der Öffentlichkeit den Kopf in meinen Schoß oder küsste mich auf die Wange. In Kambodscha gilt das als anrüchig, und deshalb war es mir peinlich. Ihr war es gleichgültig, was die anderen Kambodschaner über sie dachten, sie sah ihre Zukunft ohnehin in Deutschland. Mir dagegen war es nicht egal. Als ich ihr Freund gewesen war, hatte es mich nicht irritiert, dass sie gegen die kambodschanische Moral verstieß – doch als ihr Ehemann störte es mich. Ich sagte ihr, sie behandele mich wie einen »boyfriend«, und das wollte ich nicht mehr sein.

Manchmal war sie selbst unsicher, an welche Regeln sie sich halten sollte. So strich sie mir gelegentlich über den Kopf, wie sie es bei westlichen Paaren gesehen hatte, doch dann entschuldigte sie sich sofort dafür; der Kopf gilt in Südostasien als etwas Heiliges, das man nicht ohne weiteres berühren darf.

Früher sahen Streits bei uns so aus: Ich machte ihr wegen irgendetwas einen Vorwurf, es gab einen kurzen Ausbruch der Empörung bei ihr, doch dann versteifte sie sich, sagte nichts mehr, schien nichts mehr zu sehen und zu hören und verschwand in einer Welt, die für mich unerreichbar war. Vielleicht hatte sie Angst, dass ich einfach verschwinden würde, wenn sie den Streit aufnimmt. Zudem sahen wir uns ja immer nur für ein paar Wochen, und die wollten wir nicht mit Streit verbringen.

Seit wir verheiratet waren, war das anders. Jetzt hatte sie mehr Selbstbewusstsein, und wenn wir uns stritten, konnte das geradezu befreiend sein. Für mich bedeutet Liebe nicht eine ständige harmonische Umarmung, im Gegenteil. Ich betrachte sie eher als einen Zweikampf, bei dem keiner gewinnen darf – wenn einer der Partner unterliegt, bedeutet es das baldige Ende der Beziehung. Streit, Widerspruch und Konflikte sind das, was beide herausfordert, was sie zwingt, sich zu ändern, sich zu entwickeln und gemeinsam zu besseren Menschen zu werden.

Ich mag Sreykeos Feurigkeit. In meinen Beziehungen in Deutschland wurden Konflikte ausdiskutiert. Da es immer die Möglichkeit gab, sich zu trennen, ging es nie um einen hohen Einsatz, man konnte sachlich darüber reden und irgendwann beschließen, »gute Freunde« zu bleiben. Sreykeo dagegen verlangte nach Aufmerksamkeit und forderte diese kompromisslos ein. Sie ist eifersüchtig und macht auch kein Geheimnis daraus, knallt mit Türen, sie weint, ballt die Fäuste, sitzt vor

Kälte zitternd im Regen und weigert sich, ins Haus zu kommen. Wenn sie laut wird, geht es ihr auch um etwas.

Da war zum Beispiel die Sache mit den Taranteln. Wenn man in unser Dorf fährt, kommt man nach Skuon, einer kleinen Stadt nur mit Durchgangsverkehr, eigentlich nicht viel mehr als ein Verkehrskreisel mit ein paar Häusern und einer Tankstelle drumherum. Das Besondere an Skuon sind die Mädchen am Straßenrand, die große flache Körbe auf ihrem Kopf balancieren, in denen sie frittierte Vogelspinnen aufgehäuft haben. Nun liebt Sreykeo frittierte Vogelspinnen. Man kann sich vorstellen, wie wenig erbauend es ein Europäer findet, wenn er seine Frau dabei beobachtet, wie sie mit fettigen Fingern und genussvoll schmatzend auf einem haarigen Vogelspinnenbein herumknabbert oder mit einem leichten Krachen den spindelförmigen Hinterleib in zwei Teile bricht.

Kurz gesagt, bei unserer ersten Durchfahrt durch Skuon bat ich sie, die Tüte mit den Spinnen gleich wieder wegzuschmeißen und sich einen anderen Snack auszusuchen. Aber Sreykeo kann eine erstaunlich Dickköpfigkeit an den Tag legen – besonders, wenn es um skurrile Essgewohnheiten geht. Die Dinge entwickelten sich, und eine halbe Stunde später ging es nicht mehr um die Spinnen. Richtig schlimm wurde es aber erst, als ihre Mutter eingriff.

Eigentlich stand sie immer auf meiner Seite, aus dem einfachen Grund, da ich derjenige war, der das Geld hatte. Nun kam sie zu mir und entschuldigte sich mit einer weichen, unterwürfigen Stimme viele Male für das Verhalten ihrer Tochter. Mir war dieser durchschaubare Versuch, mich und Sreykeo zu spalten, peinlich, und ich blickte andauernd zu ihr hinüber. Dann ging die Mutter zu Sreykeo. Sie glaubte natürlich, dass ich nichts von dem verstand, was sie sagte. Aber was sie nun sagte, verstand ich sehr wohl. Sie riet Sreykeo: »Streite nicht mit ihm, er hat das Haus noch nicht gebaut.« Sreykeo heulte auf vor Wut. Es war nicht nur eine tiefe Respektlosigkeit mir gegenüber, es bedeutete natürlich auch, dass sie in den Augen ihrer Mutter nicht viel mehr als eine Nutte war.

Wir lagen abends unter dem Moskitonetz im Bett. Plötzlich war es so, wie Nick, der Fotograf, es gesagt hatte: Irgendwann erzählt sie alles, in einem Rutsch, dann ist es raus. Ich wusste ja bereits viel über ihre Vergangenheit, doch es waren nach wie vor nur Bruchstücke – es war wie ein Puzzle, von dem man nicht weiß, wie viele Teile es hat.

Früher hatte ich immer Angst, die Vergangenheit anzusprechen, das konnte so viele Wunden wieder aufreißen. Sreykeo hakte dann immer nach: »Why you want to know that?« Aber an diesem Abend fragte ich sie einfach, und sie erzählte alles. Von ihrer Familie, vom Walkabout, sie erzählte sogar, wann sie mich angelogen hatte. Sie verwendete auch eine andere Begrifflichkeit dabei. Früher umschrieb sie das Wort Prostitution, sie sagte: »When I go work.« Jetzt formulierte sie: »When I go fuck with men.«

Sie erzählte die ganze Nacht über. Wir schliefen erst ein, als die Sonne bereits aufging. Es war gar nicht so wichtig, dass ich die Einzelheiten wusste, es war wichtig, dass sie es mir erzählte.

Aoy

Ich musste daran denken, was Nick zu mir gesagt hatte: »Du musst die Führung übernehmen.« Ich betrachtete mich im Spiegel des Bades. Die Rolle des Anführers ist mir eher unangenehm, auch weil sie viel zu anstrengend ist. Wenn man von jemandem Disziplin verlangt, muss man selbst umso disziplinierter sein. Muss man nicht immer den Eindruck erwecken, als hätte man einen Plan und wüsste, was als Nächstes zu tun ist, auch wenn man völlig ratlos ist, und muss man nicht dauernd Entscheidungen treffen, einfach nur um eine Entscheidungen getroffen zu haben, denn eine falsche Entscheidung ist meistens besser als gar keine? Puh.

Ich bin mein Leben lang dem Rudel hinterhergetrottet nach dem Motto: »Macht ihr da vorne mal euren Kram und kommt euch wichtig vor, ich denke mir meinen Teil und mache hier hinten, was ich will.« Nach diesem Muster hatte ich mich bisher vor der Auseinandersetzung mit ihrer Familie gedrückt und gehofft, dass sich allein durch gutes Zureden die Dinge verändern würden. Wenn es zu Konflikten kam, hatte ich mich vor der Verantwortung gedrückt.

Es hat auch seine angenehme Seite, wenn man in einem Land, dessen Sprache man nicht versteht, entschuldigend lächelt und sagt: »Sorry, I don't understand.« Und schon befindet man sich in einer Blase der Unerreichbarkeit und Unantastbarkeit, man wird zum Unbeteiligten, zum Danebenstehenden. Doch jetzt konnte ich es nicht länger verdrängen, ich spürte genau: Ich konnte nichts verändern, wenn ich mich nicht selbst veränderte.

Als Erstes musste ich die Sprache lernen. Ich hatte mich bereits in Deutschland jeden Abend eine Stunde in die Küche gesetzt und Vokabeln aufgeschrieben, in der U-Bahn hatte ich dann sogar noch einer Sprachkassette gelauscht. Jetzt musste ich allerdings feststellen, dass das Khmer, welches in den Büchern gelehrt wird, ziemlich wenig mit der Sprache zu tun hat, die auf der Straße gesprochen wird. Ich hätte genauso gut Arabisch oder Suaheli lernen können und wohl kaum weniger verstanden, was ihre Familie sprach.

Siebenundzwanzig hieß in den Büchern zum Beispiel moophey-pram-bii: zwanzig-fünf-zwei. Sreykeo aber verkürzte moophey zu »phey«, »pram« zu »em« und machte aus »bii« einfach »bell«. Und phey-em-bell hatte mit moophey-pram-bii nicht mehr viel zu tun. »Nicht« hieß in den Büchern »men«, auf der Straße jedoch »att«. Ich musste mit dem Lernen noch mal von vorne anfangen.

Es überraschte mich immer wieder festzustellen, dass Sreykeos Sprache mit meiner manchmal keine gemeinsame Basis hatte. Es gab Worte, die sich nicht übersetzen ließen, was mich auf eine bestimmte Art richtiggehend beunruhigte. Zum Beispiel das Wort »aoy«: Es konnte »geben« bedeuten, aber auch »jemanden etwas tun lassen« oder »etwas zulassen«, es konnte außerdem »etwas verursachen« oder »etwas eine neue Eigenschaft geben« bedeuten, oder »etwas für jemanden machen«.

»Aoy« war ein Wort, dessen Sinn ich nicht verstehen konnte, weil es in meiner Sprache nichts Vergleichbares gab. Ich konnte zwar auf einer intellektuellen Ebene lernen, es zu verstehen und zu benutzen, aber was es bedeutete, konnte ich nicht wirklich begreifen. Und so wie »aoy« war für mich sehr vieles in Sreykeos Welt. Ich konnte ihren Glauben studieren, ich konnte wie ein Forscher ihre Welt beobachten, analysieren und versuchen, die Zusammenhänge zu verstehen. Aber was es bedeutet, in einem Kriegsgebiet aufgewachsen zu sein und als Prostituierte gearbeitet zu haben, dass würde ich nie nachempfinden können.

We need to talk

Als wir das erste Mal zu unserem Grundstück auf dem Land fuhren, trafen wir den Vater nicht an. Wir fragten die Mutter und die Nachbarn, wo er sei, niemand wusste es. Er war wohl einfach eines Tages zur Nationalstraße gehumpelt und hatte sich in ein Sammeltaxi gesetzt, ohne jemandem Bescheid zu sagen. Sreykeo war wütend. Er hatte anscheinend nie vorgehabt, auf unserem Grundstück zu leben, er wollte offenbar doch nur neue Scheren haben und dann wieder in seinen Slum zurückgehen. Lieber schien er in größter Armut zu leben, als mit Sreykeos Mutter zusammen zu sein.

Auf dem Grundstück hatte sich einiges verändert. Sreykeo hatte Gurken angebaut, die gelbe Blüten trieben. Dann hatte die Mutter einen Wahrsager geholt, einen Mönch, der entschied, dass einer der drei Bäume gefällt werden solle, da ein böser Geist in ihm stecke. Ich mochte diesen Baum sehr: Er hatte einen breiten, rauen Stamm, der schief aus der Erde wuchs, man konnte an ihm leicht hochkriechen, sich in die Krone setzen und ein Buch lesen. Aber wenn ein Mönch sagt, dass ein Geist in ihm steckt, ist Diskutieren zwecklos. Dann fand die Mutter eines Tage noch ein totes Huhn unter einer der Wurzeln und schloss daraus, der Geist im Baum habe es totgebissen. Nachdem der Baum gefällt war, behauptete Sreykeo, sie habe im Querschnitt des Stammes eine hässliche Fratze gesehen.

Als ich am nächsten Tag, aufwachte, hörte ich Stimmen und Klopfgeräusche. Durch einen Spalt in der Blätterwand des Hauses sah ich Männer mit Macheten, die in der Krone des zweiten Baumes herumkletterten und seine Äste abschlugen. Ich sprang sofort in meine Hose und rief Srekyeo zu, sie solle die Männer zurückrufen. Ihre Mutter richtete mir aus, dass sie Angst habe, dass der Geist in den zweiten Baum eingezogen sein und von dort in das noch zu bauende Haus eindringen könnte. Das war natürlich Blödsinn. Ein Holzhändler hatte ihr umgerechnet 10 Dollar für das Holz geboten, zudem hatte sich ihr Bruder beschwert, weil die Blätter in seinen Fischteich fielen.

Ich kannte solche Diskussionen bereits. Gegen Geisterargumente mit westlicher Logik anzugehen, ist eine sehr frustrierende Erfahrung. Man sollte es gar nicht erst versuchen. Erfolgversprechender ist es, die Spielregeln zu lernen und sie für sich zu nutzen. Ich sagte Sreykeos Mutter daher, dass die Bäume in diesem Dorf dem Neak Ta gehörten und es sehr gefährlich sei, gleich zwei von ihnen in seiner unmittelbaren Nähe zu fällen, ohne vorher um Erlaubnis zu bitten oder ihm wenigstens Respekt zu zollen. Außerdem wüssten wir nicht, ob nicht schon ein guter Geist in dem Baum wohne. Das saß. Sie gab sich geschlagen und winkte die Arbeiter zurück. Und ich hatte mein schattiges Plätzchen.

Um das Haus zu bauen, mussten wir als Erstes Holz kaufen, das war der größte Kostenfaktor. Die Konzessionen zum Schlagen von Tropenholz sind eine der großen Einnahmequellen der Eliten, insbesondere einiger Militärs. Holz ist ein großes Geschäft in Kambodscha, die Preise sind extrem hoch. Sie sind sogar so hoch, dass es billiger käme, ein ebenerdiges Haus aus Stein zu bauen, doch die meisten Khmer sind nicht bereit, dafür ihre traditionelle Lebensweise aufzugeben.

Ich wollte mit dem Kauf des Holzes eigentlich warten, bis die Regenzeit vorbei war. Die Mutter drängte mich jedoch, es sofort zu kaufen, weil es billiger sei. Mir leuchtete nicht ein, warum Holz in der Regenzeit weniger kosten sollte als in der Trockenzeit, schließlich wurde während des Monsuns viel weniger gefällt. Sie sagte, der Grund dafür sei, dass in der Regenzeit keine Polizei im Wald sei. Das leuchtete mir ein, das war ein Argument.

Der Holzhändler wohnte im Nachbarort. Er besaß ein großes Haus mit blauen Fensterläden, das von einer hohen Mauer umgeben war, deren Oberseite mit Glasscherben gespickt war. Hinter dem Haus stand ein hölzerner Wachturm, in dessen Ausguck ein Wachposten in einer Hängematte döste.

Ich mochte den Händler gleich. Er hatte ein chinesisches Aussehen, einen leicht runden Bauch und einen sanften Gesichtsausdruck. Zur Begrüßung nahm er meine beiden Hände in seine und lächelte. Er nahm sich viel Zeit für uns, zeigte uns jede Planke und erklärte mir durch Skizzen und Gesten, wie viel wir von welcher Holzsorte brauchen würden. Am Ende rechnete er alles Schritt für Schritt mit mir zusammen durch. Insgesamt würden wir für das Holz genau 2900 Dollar zahlen, 100 Dollar gab ich ihm als Anzahlung.

Kaum waren wir wieder auf unserem Grundstück, kam ein Lastwagen angeschaukelt und zwei Männer fingen an, Holzplanken und Fensterläden auszuladen. Ich war irritiert, es war ganz und gar nicht kambodschanisch, einem Kaufvertrag und einer kleinen Anzahlung zu vertrauen und sofort zu liefern. Warum lieferte er so schnell?

Die Antwort erfuhr ich zwei Wochen später. Bei dem Händler fand eine Razzia statt, wobei seine Holzvorräte beschlagnahmt wurden. Er hatte es wahrscheinlich geahnt und versucht, so viel wie möglich noch loszuwerden. Gut für uns.

Sreykeos Mutter hatte sich bei dem Händler im Dorf 50 Dollar geliehen, um Nachbarn zu bezahlen, die das Holz zu Türmen aufgeschichtet hatten, damit es im Regen nicht faulen würde. Natürlich spekulierte sie darauf, dass ich die Summe zurückzahlen würde. Ich fühlte mich jedoch so, als hätte sie die 50 Dollar einfach aus meiner Hosentasche genommen. Ich war wütend.

Sie strickte Pullis für mich und kochte mein Lieblingsessen, wenn ich auf dem Land war, sie sagte, sich mache sich immerzu Sorgen um mich, ob mir zu heiß oder zu kalt sein könnte oder dass mich zu viele Moskitos stechen könnten. Immer wieder betonte sie, wie dankbar sie mir sei, dass ich der Familie half, und zeitweise ließ ich mich davon auch einlullen. Ich fing an, mich selbst zu ermahnen: »Eigentlich ist sie doch nur eine harmlose alte Frau, der das Leben übel mitgespielt hat. Und Sreykeo übertreibt doch mit der negativen Darstellung der

Mutter, sie ist sie doch gar nicht so unvernünftig, wie alle sagen.« Doch dann erfuhr ich prompt von neuen Schulden, die sie aufgenommen hatte, und es war jedes Mal wie ein neuer Eimer kaltes Wasser, der mich aus meinen Illusionen riss.

Unsere Familie spiegelte die Situation der Politik und der Entwicklungshilfe für Kambodscha im Kleinen wider. Ich war einer der ausländischen Geldgeber, der »Donors«, wie sie im Slang heißen: USAID, GTZ, IWF, UN-Organisationen und so weiter. Die Mutter besetzte in meiner Inszenierung die Rolle der korrupten Regierungspartei. Auf der einen Seite war sie damit beschäftigt, ihre Kinder – die Bevölkerung – auszubeuten, auf der anderen Seite war sie als Partei damit beschäftigt, die ausländischen Geldgeber zufriedenzustellen, indem sie Arbeitsgruppen gegen Korruption einrichtete, ein Ministerium für Frauenangelegenheiten gründete oder eben Schals strickte – natürlich nur, um noch mehr Entwicklungshilfe zu bekommen und anschließend zu veruntreuen. Der Vater stellte die politische Opposition dar: Er war nicht korrupt und hatte die richtigen Ideen, aber seine völlige Hilflosigkeit führte dazu, dass er schon zufrieden war, wenn er seinen Teil vom Kuchen bekam. Djiat steckte ich in die Rolle, den älteren Teil der Bevölkerung darzustellen: desillusioniert und lethargisch, den ganzen Tag Karten spielend und Fernsehen guckend. Nak und Cheamny waren der jüngere Teil des Volkes: hungrig auf Bildung und Veränderung, aber gebremst von der Regierungsmutter, die ihre Ersparnisse aufbrauchte.

Genug phantasiert – ich musste mit der Mutter reden. Und es war unbedingt nötig, dass ich mich direkt mit ihr unterhielt und nicht über einen Übersetzer. Sonst bleibt man immer der Fremdkörper: irgendwie stimmlos, hilflos und ahnungslos.

Ich formulierte einen Brief an die Mutter. Dann habe ich Sreykeo jeden Satz auf Englisch vorgelesen und mir sagen lassen, wie er auf Khmer ausgesprochen wird. Ich hörte ihr zu und schrieb ihre Laute in deutscher Transkription auf. »After I met Sreykeo, I wanted to help the family« lautete ein Satz, anschließend klang er so: »Kraoy peel khgnomm djuabb sreykeo khgnomm djaong djuay kruasaa.« Dann schlug ich manche Wörter noch mal im Wörterbuch nach, um sicherzugehen, dass Sreykeo tatsächlich richtig übersetzt hatte. Das Ganze war irrsinnig aufwendig und dauerte mehrere Tage. Aber es war der einzige Weg.

Dann fuhren wir ins Dorf.

Als wir beim Haus der Mutter ankamen, habe ich nichts von dem Essen, das sie gekocht hatte, angerührt und bin mit einem schlechtgelaunten Gesicht auf und ab gelaufen, um zu zeigen, dass irgendetwas ganz und gar nicht stimmte. Dann habe ich mich mit Sreykeo unter einen Baum gesetzt und beraten. Ich war auf einmal wieder unsicher, wie die Mutter auf meine Vorwürfe reagieren würde. Ich durfte sie nicht vor der gesamten Familie das Gesicht verlieren lassen. So etwas kann extreme Reaktionen hervorrufen, ganz abgesehen davon, dass ich ihr das natürlich nicht antun wollte. Meinen Vorschlag, die Mönche zu fragen, lehnte Sreykeo ab: Sie würden nur im ganzen Dorf herumtratschen und dann würde die ganze Familie ihr Gesicht verlieren.

Wir entschieden uns, Omm Thom um ihre Meinung zu bitten. Sie war die älteste von Sreykeos Onkeln und Tanten und stand damit an der Spitze der Großfamilie. Ich habe ihr den Brief vorgelesen und sie um ihre Meinung gebeten. Sie sagte mir, sie habe zwar auch schon oft mit der Mutter geredet, doch sie hielt den Brief für eine gute Idee.

Am Abend haben wir die Mutter und Djiat ins Haus der Tante geholt, ich war unglaublich aufgeregt. Irgendwann bat ich darum, dass der Fernseher ausgeschaltet wurde. Dann begann ich stockend, den Brief vorzulesen. Es war so anstrengend, dass ich nach einer Weile nicht mehr wusste, was ich sagte, sondern nur noch stockend die Buchstaben des Transkripts aneinanderreihte. Natürlich war mein gebrochenes Khmer für alle schwerverständlich. Deshalb fing Omm Thom nach jedem Satz nochmal an, auf die Mutter einzureden, um ihr zu erklären, was ich sagen wollte.

»After I meet Sreykeo, I wanted to help the family. But everybody has just lied to me to get more money from me to spend. I have spent so much money until I had nothing left to buy food or medicine. But since I stay with your family, I see money running through my hands like water. I am worried that the bad luck of your family will go over to my family. Your family has a lot of bad luck. There is a reason why your family has so much bad luck. Your family is not helping each other like a family should. You are living against the first five sayings of Buddha and you are making the spirits angry. Sreykeo and Djiat are shouting at each other like angry dogs all the time. They not talk like humans with each other. Their family does not have a lot of faith. Everybody is lying to each other.

Father and mother are living separated. Everybody just does what he wants. The daughters are leaving the house and telling nobody, where they are going, who they meet and when they are coming back. They not talk about the problems of the family together und work to solve the problems of the family together. Instead they lie to each other. That is why the ghost of the ancestors are angry. They have struck the family with a lot of bad luck and a lot of sicknesses. Sreykeo and Djiat have HIV and we know why.

You lied to me a lot of times and I not forget about it. Last time you lied in my face after the wedding. I gave 100 Dollars to you, but you didn't tell me the truth about what you spent it on. Now you borrowed money without asking me, thinking that I would

pay it back. That is like you steal money from my pocket. Maybe you think it is smart to lie to me to get a lot of money, but it is not. All bad things come back.
I am sorry, but If I give money to you, I have to check what you are doing with it. I don't like to do it, but I have to, because you lied to me and I did not forget it. As long as you are living from the money I give to you I want you never to borrow money again without asking me for permission first. I will live in Cambodia until next year. In this time I will build the house and try everything to help your family. But I cannot help your family, if it does not help itself. After this time, I will see whether your family really wants to change things and work together with me. Then we can stay in contact and come back to Cambodia again.«

Noch während ich vorlas, schüttelte sie den Kopf und stritt ab, dass sie mich angelogen habe, doch niemand glaubte ihr. Dann fing sie zu weinen an und drehte sich weg. Alle schnatterten durcheinander und Djiat fing ebenfalls zu weinen an. Sie wusste nicht, was sie sagen sollte.

Omm Thom versuchte mir zu erklären, über was sie redeten. So hörte ich zum ersten Mal die Geschichte aus der Sicht der Mutter. Sreykeos Individualismus war eine Gefahr für sie, sie hatte bereits viel von der westlichen Denkweise übernommen. Zum einen war sie von Natur aus dickköpfig, zum anderen hatte sie durch den Kontakt mit ihren westlichen Kunden und durch meinen Einfluss viel von der westlichen Haltung übernommen.

Es war mir nicht bewusst gewesen, dass ich sie so stark beeinflusst hatte. Ihr Individualismus wurde von der Familie als Problem gesehen. Die Mutter hatte sie großgezogen in dem Glauben, dass die Tochter sie im Alter ernähren würde. Jetzt scherte sie aus dem Familienverband aus, das war für die Mutter nicht nur verletzend, sondern sogar lebensbedrohlich: Wovon sollte sie später leben? Von dieser Angst wurde ihre unbändige Wut auf Sreykeo gespeist.

Irgendwann sagte Omm Thom »ban haöy!«. Es reicht. Alle waren verwirrt von der Diskussion und gingen mit den Taschenlampen nach dem Weg suchend zu ihren Hütten. Das Pullistricken hat die Mutter danach erst mal für eine Weile eingestellt.

Money flows up

Über der Auseinandersetzung mit der Familie hatten wir das Heiraten ganz vergessen. Schließlich waren wir noch nicht standesamtlich verheiratet, sondern nur traditionell, eine Heiratsurkunde brauchten wir aber zwingend, um ein Deutschlandvisum für Sreykeo zu beantragen. Dass es mitnichten so einfach werden würde, wie ich es mir vorstellte, wurde mir klar, als wir in einem Büro der Stadtverwaltung saßen. Ein sehr netter Beamter teilte uns mit, dass er das Ganze in zehn Tagen für 800 Dollar für uns erledigen würde.

Das Verfahren war schrecklich kompliziert. Zunächst mussten wir in der Stadthalle drei Formulare abholen, dann brauchten wir ein Gesundheitszeugnis des Calmette-Krankenhauses, inklusive Tests auf HIV, Hepatitis, Syphilis und einem Röntgen des Thorax. Die Papiere mussten wir zu ihrer Dorfverwaltung, dann zur Distriktverwaltung, weiter zur Provinzverwaltung, dann wieder zurück nach Phnom Penh zum Außenministerium und schließlich wieder zurück zur Dorfverwaltung schicken, die dann schließlich die Heiratsurkunden ausstellte. Kein Wunder, dass in Kambodscha so gut wie niemand standesamtlich heiratete.

Korruption ist in Kambodscha so allgegenwärtig, dass man sie fast schon nicht mehr als ein Vergehen bezeichnen kann.

Vielleicht wäre es treffender, sie als die herrschende Gesellschaftsform anzusehen. Dass ohne Schmiergeld nichts läuft, lernen die Kinder schon in der Grundschule – wenn sie nämlich ihre Lehrer bezahlen müssen, um versetzt zu werden.

Wir mussten bei jedem Beamten etwa 20 Dollar zahlen, doch die schwierigste Hürde war das Außenministerium in Phnom Penh. Das stellte nämlich ein gelbes Papier aus, auf dem stand, dass Sreykeo die Erlaubnis besitzt, mich zu heiraten.

Das Außenministerium ist ein Neubau im Schatten eines großen Casinos am Fluss. Schon der Parkplatzwächter verlangte 290 Dollar, um uns auf das Gelände zu lassen, damit wir die Dokumente dem zuständigen Beamten geben könnten. Wir lehnten dankend ab, aber nahmen dennoch seine Visitenkarte mit, auf der er sich als »General Service Manager« bezeichnete, und gaben ihm unsere Handynummer. Er rief an, als wir gerade an einer Ampel standen. Sein zweites Angebot belief sich auf 220 Dollar. Das war uns natürlich immer noch zu hoch.

Wir fuhren zu einem Internetcafé, suchten die Webseite des Außenministeriums und riefen die Zentrale an. Wir wurden an eine Frau weitergereicht, die uns anbot, uns am Nachmittag bei *Mando Burgers*, einem Schnellimbiss, zu treffen. Sie sagte uns, sie würde das Papier für 125 Dollar fertig machen.

Sie hatte einen eingeschweißten Hausausweis und den Gesichtsausdruck einer hungrigen Straßenkatze. Allerdings behauptete sie auch, dass wir für die Deutsche Botschaft vier Übersetzungen brauchten, die den roten Stempel des Außenministeriums tragen müssten – und jede davon koste nochmal 15 Dollar. Alles in allem 185 Dollar also. Das war schon günstiger, aber ich hielt diese vier Übersetzungen für einen plumpen Versuch, um noch mehr Geld zu bekommen.

Es gibt bestimmte Spielregeln für die Korruption: Man darf vor dem Beamten nicht darüber reden, dass es sich um

Schmiergeld handelt – das würde ihn ja auf eine Stufe mit schnöden Verbrechern stellen; stattdessen muss man so tun, als sei es eine festgelegte Gebühr. Deshalb kann man den Preis auch nicht verhandeln, denn das würde wiederum die Autorität des Beamten untergraben. Am besten ist es, wenn man sich schon vorher bei Bekannten über den zu zahlenden Preis informiert hat und das Geld einfach in die zu bearbeitenden Dokumente legt.

185 Dollar war immer noch zu viel. Ich hatte gar nichts dagegen, Bestechungsgelder zu zahlen, aber das dreiste Nachverhandeln mochte ich überhaupt nicht. Sreykeo und ich hatten uns darauf geeinigt, dass 100 Dollar ein Preis sei, mit dem wir leben konnten. Die ungeschriebenen Regeln des Schmierens verboten es uns, der Beamtin direkt zu sagen, dass sie mit dem Preis heruntergehen solle. Daher stellten wir uns dumm und sagten, oh, das klingt ja alles sehr kompliziert, wir wollten erst die Deutsche Botschaft fragen, ob wir das Papier überhaupt brauchten. Wir hofften, dass sie den Wink verstehen würde.

Sie bot uns an, dass wir die Frau am Schalter der deutschen Botschaft über ihr Handy anrufen könnten, sie habe die Telefonnummer gespeichert. Das war ein ziemlich geschickter Konter von ihr, meine Achtung für sie stieg. Aber ich grätschte ihr in die Parade, indem ich ihr mitteilte, wir müssten leider mit unserem persönlichen Sachbearbeiter sprechen, Herrn Kanzler Fischer. Dessen Nummer hatte sie natürlich nicht gespeichert, kein Wunder, es gab ihn ja auch nicht.

Wir trafen sie zwei Tage später wieder, erneut bei Mando Burgers. Sreykeo sagte ihr, dass die Deutsche Botschaft tatsächlich gesagt habe, dass wir das gelbe Papier zum Heiraten bräuchten, aber auf die Übersetzungen könnten wir verzichten. Ihre Gesichtszüge entglitten. Sie drohte, schlechte Laune zu bekommen, das war nicht gut. Sie bestand darauf, dass sie uns das Papier nur mitsamt den Übersetzungen mit dem roten Stempel ausstellen konnte.

Das Gute an korrupten Beamten ist: Man kann sie ziemlich lange auf die Folter spannen, sie wollen nur das Geld. Sie sind wie Dienstleister, die auf keinen Fall einen Auftrag verlieren möchten, sie werden nichts tun, was ihnen das Geschäft verdirbt. Doch für einen Moment war ich in Sorge, ob wir den Bogen überspannt hätten. Sie beschwerte sich, dass sie bereits Unmengen für Benzin ausgegeben habe, um uns zu treffen. Ich sagte ihr auf Kambodschanisch, dass es mir sehr leid tue, dass sie viel Geld für Benzin ausgegeben habe, aber wir wollten eben alles richtig machen und würden ihr beim nächsten Treffen auch eine Literflasche Benzin mitbringen. Mein tollpatschiges Khmer und meine übertriebenen Respektsbekundungen waren erfolgreich: Sie musste kurz lachen, die Situation war entschärft.

Als sie ging, ließ sie eine Mappe auf dem Tisch liegen. Ich hätte ihr fast hinterhergerufen, ließ es dann aber sein. In der Mappe befanden sich Urkunden über Landbesitz. Damit war klar, dass sie auch zu einem dritten Treffen erscheinen würde.

Ebenso klar war, dass sie mit dem Preis kein bisschen heruntergehen würde. Deshalb ließen wir Cheamney noch einmal im Ministerium anrufen – wir wollten es nicht selbst tun, damit die Straßenkatze nicht herausfinden konnte, dass wir uns nach günstigeren Beamten umhörten. Man stellte Cheamney an einen Mann durch, und er verlangte 110 Dollar für das gelbe Papier. Wir trafen uns mit ihm umgehend in einem Park, Sreykeo sagte ihm, dass wir keine Übersetzungen wollten, damit war er einverstanden. Noch am selben Abend hatten wir das gelbe Papier, er brachte es uns sogar nach Hause. Es ist nicht alles schlecht an der Korruption …

Die Straßenkatze hatte ich ganz vergessen. Bis zum nächsten Tag. Ich kniete gerade vor unserem Schrein und brachte den

Ahnen und den Schutzgeistern einen Teller mit Früchten und zündete ihnen sieben Räucherstäbchen an. Auf einmal hörte ich die Haustür und drehte mich um. Ich dachte, ich sehe ein Gespenst. Ich war so verwirrt, dass ich erst mal kein Wort herausbrachte: Vor mir stand die Frau aus dem Außenministerium.

Sie hatte weder unsere Namen noch unsere Adresse gehabt. Unsere Wohnung lag am anderen Ende der Stadt – wie hatte sie uns gefunden? Sie sagte, sie brauche die Papiere, ich stürzte zum Tisch, gab ihr die Mappe und stammelte verwirrt »danke«. Sreykeo war genauso überrascht, aber ihr standen nicht wie mir die Haare zu Berge. Im nächsten Augenblick war sie so gespenstergleich verschwunden, wie sie gekommen war.

Alle Schmiergelder zusammengenommen, zahlten wir 300 Dollar für unsere Heiratsurkunde. Endlich konnten wir sie zur Botschaft bringen, um sie auf den langen Weg zur Hamburger Ausländerbehörde zu schicken.

Home, sweet home

Ich hatte Djiat ein Handy gekauft, ein altes, gebrauchtes Gerät, um jeden Abend kontrollieren zu können, wo sie war. Doch sie ging ohnehin nicht mehr anschaffen. Stattdessen spielte sie jetzt Karten, wie ihre Mutter, den ganzen Tag. Natürlich spielte sie um Geld. Manchmal, wenn sie gerade eine Glückssträhne hatte, kam sie abends nicht zurück, dann rief ich sie an und sagte ihr, sie solle sofort nach Hause kommen. Sie antwortete, ja, ja, sie komme gleich, aber nichts geschah. Nach einer weiteren halben Stunde stieg ich wütend auf ein Moto, um sie zu holen.

Sie spielte bei einer Bekannten, einer älteren Frau, die ihr Geld mit Kreditgeschäften und den Spielsüchtigen machte, die den ganzen Tag in einem Zimmer ihrer Wohnung saßen. Ich hämmerte an die Tür, stapfte auf Djiat zu und holte nur tief Luft. Die Spieler hielten im Spiel inne. Djiat sprang sofort auf, weil sie dachte, ich würde gleich herumschreien. Sie machte immer, was ich ihr sagte. Ich musste ihr am nächsten Tag zwar alles noch einmal erklären, aber immerhin machte sie, was ich sagte. Ich hatte den Eindruck, sie freute sich, wenn ich sie holen kam. Bei uns würde man das als Eingriff in die Privatsphäre interpretieren, aber für sie hieß es, dass jemand an sie dachte und sich kümmerte. Sie war immer gutgelaunt, wenn ich sie wütend aus der Spielhölle zerrte. Ich glaube, sie mochte es.

Das Haus war nach drei Monaten Bauzeit fertig. Da stand es nun: auf zweieinhalb Meter hohen Stelzen, mit blauen Fensterläden und einem Dach aus roten Ziegeln. An seinen Enden hatten die Arbeiter gelbe Spitzen angebracht, die in den Himmel schossen wie kleine Flammen. Ich mag es. Es ist beruhigend zu wissen, dass es irgendwo im Nirgendwo ein Haus gibt, in dem man jederzeit wohnen kann, weit weg von allem. Ich betrachtete es nie als das Haus der Familie, es gehörte nur Sreykeo und mir. Wir würden darin wohnen, wenn wir in Kambodscha waren und vielleicht dem einen oder anderen deutschen Winter aus dem Weg gehen wollten.

Natürlich konnten wir nicht einfach so einziehen. Drei Mönche kamen, segneten das Haus, dann gab es ein Essen für die Handwerker; leider musste dafür mein Lieblingshund aus dem Dorf sein Leben lassen.

Die Regenzeit hatte das Land verändert, wie ich es noch nie gesehen hatte, obwohl ich mittlerweile doch schon so häufig hier gewesen war. Wo in der Trockenzeit Reisfelder waren, befand sich jetzt eine einzige Wasserfläche, bis an den Horizont. Die umliegenden Häuser standen tief im mit Entengrütze bedeckten Wasser, ihre Bewohner wateten gelassen durch das Wasser oder balancierten über Holzstämme, die sie zwischen den Häusern befestigten – was für mich wie eine katastrophale Überschwemmung aussah, war für sie eine alljährlich wiederkehrende Routine. Unser Grundstück war zu einer Insel geworden, die man stochernd auf einem spindelförmigen, wackeligen Boot mit so gut wie keinem Tiefgang erreichte.

Eines Morgens kroch ich aus unserem Moskitonetz und sah den Vater im Eingang des Hauses sitzen und mich anlächeln. Er hatte sein kleines Haus und Sreykeos CD-Recorder verkauft, das Geld seiner zweiten Frau gegeben und sich vom Rest ein Busticket gekauft. Wie sich herausstellte, wollte er schon immer mit seinen Kindern zusammen in unserem Haus wohnen, er hatte es freilich nie für nötig befunden, das den anderen mitzuteilen.

Wir kauften ihm einen alten Friseurstuhl, den er neben der Straße aufstellte, und ließen ihm darüber ein Dach aus Blättern anfertigen. Von da an setzte er sich morgens seinen Hut auf, fingerte nach seinem Stock und machte sich auf den beschwerlichen Weg zu seinem kleinen Friseurgeschäft.

Eines Tages stand ein Mann in einem weißen Hemd vor unserer Tür. Er war auf einem glänzenden schwarzen Motorroller gekommen, jetzt klemmte eine Aktentasche unter seinem Arm. Er sagte, er käme von einer Organisation und hätte gehört, dass hier ein Behinderter wohne. Ein paar Tage später besaß Sreykeos Vater einen Rollstuhl. Man sah auf einmal im ganzen Dorf Rollstühle, aber meistens saßen nur spielende Kinder darin, die sich gegenseitig johlend durch die Schlaglöcher schoben. Die Leute mochten sie nicht – sie sahen eben wie Rollstühle aus. Der Vater ließ sich von einem Handwerker die Gabel eines alten Fahrrads vor sein Gefährt schweißen und daran eine Handkurbel anbringen, die das Vorderrad antrieb.

Die nächsten Wochen verbrachte er damit, seinen Rollstuhl

aufzupeppen. Er kaufte Sprühfarbe und lackierte ihn grün und rot und besorgte sich ein Schaumstoffkissen für den Sitz. Eigenartig, wie sehr so ein Gerät einen Menschen verändern kann. Sein ganzes Leben lang hatte er im Haus verbracht, und nun konnte er auf einmal überall hin: zur Süßigkeitenverkäuferin, die in ihren zehn großen Töpfen heiße Bananen, Kürbisstücke und Bohnen in süßer Soße verkaufte, zu seinen Verwandten oder einfach nur die Straße rauf- und runterfahren. Er setzte seinen weißen Hut auf, steckte sich seine Zigaretten mit der Aufschrift »The taste of Europe« in die Hemdtasche und sagte stolz und doch wie selbstverständlich, er gehe »nur spazieren«.

Zwischen Mutter und Vater lief es allerdings nicht wirklich gut, sie raunzten sich den ganzen Tag an. Wenn sie schlafen gingen, rollten sie ihre Bastmatten in den entgegengesetzten Ecken der Hütte aus. Bei mir beklagten sich beide regelmäßig übereinander, der Vater beschwerte sich, dass die Mutter nur Karten spielte und trank, ihm aber kein Essen machte, und die Mutter klagte, dass er kein Geld verdienen würde. Ich habe nie verstanden, warum der Hass zwischen den beiden so groß ist, auch ihre Kinder wissen es nicht wirklich.

Djiat kam einige Woche später zu uns aufs Land. Sie hatte, noch bevor ich nach Kambodscha gekommen war, in einer Bar einen Amerikaner kennengelernt, einen, der ihr ohne Eigeninteressen einfach nur helfen wollte. Er hatte als Techniker für die US Airforce gearbeitet und war nun in Rente gegangen. Offenbar suchte er nach etwas, das seinem Leben Sinn verlieh.

Riesengroß wie er war, bot er einen skurrilen Anblick. Der Ring, den er an seinem kleinen Finger trug, schlackerte an meinem Daumen. Den Tag über lag er ausgestreckt wie ein römischer Kaiser auf einer Bastmatte, eine Pilotensonnenbrille auf der Nase. Die Mutter hatte aus allen Häusern einen Berg aus Kissen zusammengetragen, auf den er seinen gigantischen

Oberkörper bettete. Djiat fächelte ihm mit einem Fächer Luft zu und fütterte ihn mit Früchten. Neben ihm stand ein Kühlbehälter, der mit Eis und Bierdosen gefüllt war. Um die beiden herum sammelte sich immer ein Halbkreis aus Kindern, denen er ab und zu Geldscheine zusteckte.

Djiat hoffte natürlich, dass er sie heiraten würde, aber ich wusste, dass das für ihn nicht in Frage kam; er hatte es mir ganz direkt gesagt. Er sah sie als ein Opfer, das »unterstützt« werden musste, das sein Geld und seine Führung brauchte. So etwas kann nicht gut gehen. Niemand ist dankbar dafür, wenn er wie ein Opfer behandelt wird. Und wer nur Geld verteilt, erntet nie Respekt und Dankbarkeit. Er erntet Gier.

Ich merkte es an mir selber. Er lud uns regelmäßig zum Essen in teure europäische Restaurants ein, bezahlte immer das Taxi, ging mit uns tanzen, spendierte alle Getränke. Je mehr er bezahlte, desto mehr verlor ich den Respekt vor ihm. Aber das ließ ich ihn nicht spüren, denn auch ich hatte bereits damit begonnen, mich nicht mehr für ihn als Menschen zu interessieren, sondern nur noch für die Annehmlichkeiten, die er mir verschaffte.

Es war nur eine Frage der Zeit, bis auch die Mutter gierig wurde. Sie fragte mich, ob ich ihn um 100 Dollar bitten könnte, es stünde wieder das Pchum-Benh-Fest vor der Tür, und sie wolle einen großen Topf Suppe für die Alten des Dorfes kochen und etwas Geld für die Pagode spenden.

100 Dollar waren zu viel. Ich sagte es ihr: »Mutter, wenn wir dieses Jahr hundert Dollar für Pchum Benh ausgeben, müssen wir das auch im nächsten Jahr tun, sonst werden wir das Gesicht verlieren. Aber wir wissen nicht, ob wir jedes Jahr so viel Geld haben.«

Sie antwortete: »Ich will ehrlich zu dir sein. Ich brauche nur 20 Dollar für Pchum Benh, aber ich möchte etwas zurücklegen, falls jemand krank wird.«

Der Amerikaner bekam von unserem Gespräch nichts mit, er bemerkte nicht einmal, dass wir über ihn und sein Geld sprachen. Er tätschelte Djiat die Hand, nannte sie »Baby« und kam nicht auf den Gedanken, dass irgendjemand in diesem Haus nicht von Ehrfurcht und Dankbarkeit für ihn erfüllt sein könnte. Die Mutter sah mich an, und ich merkte, dass sie mich als ihren Komplizen sah: Ich hatte die Seiten gewechselt, und nun war ich es, der die goldene Kuh melken sollte. Ich sagte nein zu ihr.

Jetzt wusste ich endlich, wofür die Mutter so viel Geld ausgab. Es war nicht nur für das Kartenspielen – vor allem versuchte sie sich die Achtung, die sie von ihrem Mann und ihren Kindern nicht bekam, bei ihrer Großfamilie und ihren Bekannten zu erkaufen. Sie gab jedem Geld, der sie danach fragte. Sie lud die Leute zum Essen und auf ein Bier zu uns ein, kaufte ihrem Neffen neue Kleider, bezahlte einem andern Neffen das Schulgeld. Aber natürlich gab sie auch viel Geld aus, um mit den anderen zu trinken und sich die Zeit zu vertreiben.

Das Kartenspielen würde sie wohl nie aufgeben können. Wenn wir das Dorf einmal für ein paar Tage Richtung Phnom Penh verließen, saß sie wieder in der Runde und kippte dabei selbstgebrannten Fusel in sich hinein. Auf dem Land gibt es für die Alten nicht viel anderes zu tun. Wer abends zu Hause sitzt und keine Kinder hat, die von der Schule erzählen, keinen Gatten, mit denen er fernsehen kann, keine Verwandten, die zum Essen vorbeikommen, für den gibt es nur ein Zuhause: das Haus von Omm Chan, wo sie alle im Schneidersitz sitzen und Palmschnaps trinken. Der Alkohol und die Spielsucht lassen die Einsamkeit verschwinden.

Eines Tages kam sie mit einem Bernhardiner-Welpen an. Sie sagte, sie habe ihn geschenkt bekommen, aber ich vermutete, dass sie ihn irgendwo im Suff von einer anderen Spielerin bekommen und aus einer Laune heraus mitgenommen hatte. Ich hasste das Tier. Hier auf dem Land konnte er zu nichts gut sein, aber natürlich würde er groß wie ein Kalb werden und Unmengen von Reis und Fleisch fressen. Die Mutter würde von ihren Kindern wieder mehr Geld fordern müssen, schließlich gab es jetzt ein Maul mehr zu ernähren.

Hingebungsvoll wusch sie ihn jeden Tag mit Baby-Shampoo, damit es nicht in seiner Schnauze brannte, und er durfte sich sogar im Haus aufhalten, was in Kambodscha als ausgesprochen unfein gilt. Warum ist es für Menschen so viel einfacher, ein Tier zu lieben als seine eigenen Kinder?

Ich hatte mich von der Hoffnung verabschiedet, die Probleme der Familie in dem halben Jahr, das ich voraussichtlich bei ihr verbringen würde, lösen zu können. Die Mutter würde den Umgang und das Verwalten von Geld nie lernen. Daher beschloss ich, die beiden zu unterstützen, die in der Lage und willens waren, etwas zu verändern: Cheamny und Nak. Dem kleinen Bruder ermöglichten wir einen Highschool-Abschluss, er studierte Englisch und »Computer« in Phnom Penh. Ich glaubte zwar nicht, dass er tatsächlich mit PCs in Phnom Penh Geld verdienen würde, aber darum ging es gar nicht. Bildung gibt Selbstbewusstsein, und das ist es, was man braucht, um Geld zu verdienen.

Die Hoffnung der Familie war Cheamny. Sie hatte die Zusage bekommen, dass sie mit ihrer Tanzgruppe für einige Monate in die USA gehen durfte. Sie würde dort einige tausend Dollar verdienen, mit diesem Startkapital wollte sie im Dorf einen Karaoke-Laden eröffnen. Ich richtete ein Konto für sie ein: Dort konnte sie Geld zurücklegen, das vor dem Zugriff der Mutter sicher war. Je mehr sie einzahlen würde, desto mehr wollte ich dazuzahlen.

Detectable

HIV – fast hatten wir aufgehört, daran zu denken. Doch dann mussten wir nach Bangkok fahren, einmal, weil Sreykeo Zahnschmerzen hatte, und dann war es wieder an der Zeit, ihre Virenlast messen zu lassen. Über eineinhalb Jahre war der Wert nicht nachweisbar gewesen, also waren wir dazu übergegangen, die Untersuchung nur noch jedes halbe Jahr durchführen zu lassen. Ein deutscher Arzt hatte mir gesagt, das reiche. Eine Untersuchung war teuer: Der Test an sich kostete nicht viel, doch mit Bustickets, Visagebühren, Übernachtungen, Taxifahrten und Essen für zehn Tage kamen jedes Mal Ausgaben von mehreren hundert Dollar zusammen.

Ich saß gerade in unserem Gästehaus in Bangkok, als Sreykeo mit dem Testergebnis vom thailändischen Roten Kreuz zurückkam. Sie warf mir den Umschlag auf den Tisch und schmiss sich dann auf ein Sofa, das Gesicht unter ihrem Arm versteckt. Ich hatte fast vergessen, weshalb wir hier waren. Ich öffnete den Umschlag. Die Situation glich derjenigen, als ich zum ersten Mal von ihrer HIV-Infektion erfahren hatte: Ich dachte – nein, das kann nicht sein, blickte nochmal hin und dann noch einmal.

Die Zahl der Viren auf einem Kubikmillimeter Blut war von »nicht nachweisbar« auf 814 gestiegen. Das war nicht hoch genug, um irgendetwas unternehmen zu müssen, aber auch nicht niedrig genug, um ignoriert zu werden. Es war genau der Wert, der die größtmögliche Ungewissheit bot. Ein Anstieg bis 200 wäre wahrscheinlich einfach auf eine Messungenauigkeit zurückzuführen gewesen und hätte getrost ignoriert werden können, einer über 1000 hätte auf ein Versagen der Therapie hingedeutet, dann hätten wir die Medikamente wechseln müssen; aber 814 konnte alles Mögliche bedeuten. Sicher, es war nur eine Zahl, aber nun war sie in der Welt.

Die Angst kommt erst, wenn der Aktionismus vorbei ist. Wir fuhren in ein Krankenhaus und trafen uns mit einer Ärztin, die uns riet, den Test in einem Monat zu wiederholen. Dann, wenn man alles getan hat, was zu tun war, kommt der Tiefpunkt.

Ich dachte natürlich darüber nach, warum die Virenmenge angestiegen war. Wir waren uns keines Fehlers bewusst. Sreykeo hatte ihre Medikamente sehr diszipliniert genommen und keine einzige Tablette vergessen. Wenn sie sich nicht sicher war, ob sie die Medikamente bereits genommen hatte, nahm sie zur Sicherheit eine zweite Dosis. Die Therapie war bis dahin vorbildlich verlaufen, es hatte kaum Nebenwirkungen gegeben, die Virenmenge war innerhalb von drei Monaten unter die Nachweisgrenze gesunken, alles hatte auf einen langen Erfolg hingedeutet. Jetzt der Schock: Ein Versagen nach eineinhalb Jahren war viel zu schnell.

Ich stellte mir tausend Fragen und war zutiefst verunsichert. Ob es an den Tabletten lag? Aus Kostengründen hatte ich vor drei Monaten den Hersteller gewechselt. Bis dahin hatten wir Tabletten des staatlichen thailändischen Pharmakonzerns gekauft, sie hatten 85 Dollar pro Monat gekostet. Dann waren wir auf Tabletten aus Indien umgestiegen, die nur 40 Dollar kosteten. Es gab keinen Grund, misstrauisch zu sein, wir bekamen sie von einem Arzt, der lange für NROs in Phnom Penh gearbeitet hatte. Sie stammten von einem sehr bekannten Hersteller, die Container waren etikettiert und versiegelt und trugen einen Importvermerk.

Sreykeo hatte sich gesträubt, die Pillen zu nehmen, sie waren nicht ummantelt und staubten daher ein bisschen. Und sie zerbrachen bei der kleinsten Erschütterung. Sreykeo behauptete, ihr sei regelmäßig übel, seit sie die indischen Medikamente nehme. Ich hielt das für eine Folge ihrer Einbildungskraft und sagte ihr, dass alle Ärzte in Phnom Penh diese Tabletten benutzen, selbst die vielen westlichen NROs. Später erfuhr ich allerdings, dass die Weltgesundheitsorganisation diese Tablette von ihrer Empfehlungsliste für Generika zur Behandlung von HIV-Infektionen genommen hatte, weil der Hersteller nicht nachweisen konnte, dass sie im Blut die gleiche Wirkstoffkonzentration erreichten wie das Originalmedikament. Hatte ich Sreykeos Gesundheit in Gefahr gebracht, weil ich 45 Dollar pro Monat sparen wollte?

Es war eine Frage, die mein Selbstbewusstsein erschütterte. War diese Therapie nicht das erste wirklich Wichtige gewesen, was ich in meinem Leben getan hatte? Hatte ich dabei versagt? Ich war an einer Stelle unvorsichtig gewesen, und zack, HIV hatte meinen Fehler sofort ausgenutzt und unseren ersten Verteidigungsring durchbrochen. War es so?

Mit einem Mal war alles wieder da, die Ängste, die Depressionen, die Machtlosigkeit, die wir schon fast vergessen hatten, der ganze psychologische Rattenschwanz eben, den das Virus hinter sich herschleppt. Auf einmal stand das Tor zu dieser dunklen Nebenwelt wieder offen. Der Tiger war wieder los.

Prompt fingen auch die Streitereien wieder an, aber jetzt fehlte ihnen der leicht ironische, sportliche Ansatz, den wir sonst kannten. Jetzt überlagerten wieder Angst und Ratlosigkeit alles. Auf dem Rückflug musste Sreykeo ein Zollformular ausfüllen, und sie fragte mich, was da stehe. Ich sagte, es stünde auch auf Khmer da, sie könne es lesen. Aber sie fragte mich nochmal. Und ich wiederholte, sie solle es selbst lesen. Ich wollte ihr Mut machen, ihren eigenen Fähigkeiten zu vertrauen, und merkte gar nicht, dass das der falsche Moment dafür war.

Sie brach wütend in Tränen aus: Ihr war es peinlich, jemand in der vollbesetzten Maschine könne mitbekommen, dass sie nicht gut lesen kann. Ich muss dazu sagen, dass sie zum ersten

Mal überhaupt in einem Flugzeug saß. Es war nur ein Billigflieger, aber für sie bedeutete Fliegen, mit reichen, gebildeten Menschen zusammen zu sein. Die meisten Passagiere waren Touristen, daneben gab es einige Khmer aus der Oberschicht. Sreykeo hatte sich am Morgen geschminkt und ihre besten Kleider und ihren Schmuck angezogen. Jetzt saß sie hier, und jeder wusste, dass sie nicht lesen konnte und vielleicht auch, dass sie HIV hatte. Für jeden musste vollkommen klar sein, dass sie nicht hierhergehörte.

Ich hätte in dem Moment alles darum gegeben, meinen Fehler rückgängig machen zu können. Ich ertrug es nicht, sie so beschämt zu haben.

Wir stiegen sofort wieder auf die alten Medikamente um. Der Arzt erklärte uns für verrückt, als wir wieder die teureren thailändischen Medikamente bei ihm kauften, doch wir bestanden darauf. Leicht genervt reichte er sie uns über den Tisch und kommentierte: »Wenn es Ihnen psychologisch hilft …«

Als Sreykeo ihre gewohnten zwei weißen Plastikfläschchen in der Hand hielt, strahlte sie, drückte sie an ihre Brust und sprach mit ihnen, als seien es kleine Kinder, die lange von zu Hause weg gewesen waren. Wir wiederholten den Test nach zwei Wochen. An dem Morgen, als wir das Testergebnis abholten, konnte ich nichts essen. Als ich den Umschlag öffnete, war es, als würde jemand den Zauberspruch »non detectable« sagen: Schwarz auf weiß stand es da, und der Spuk war erst einmal wieder vorbei. Der Tiger war zurück im Käfig. Vielleicht war es nur ein Testfehler, das b-DNA-Verfahren ist bekannt dafür, dass es manchmal falsch-positive Resultate liefert. Wir testeten jetzt wieder alle drei Monate.

Phnom Shintuk

Zurück auf dem Land gab es nicht viel zu tun. Wenn ich nicht an dem Buch schrieb, wenn das Wasserbecken gefüllt war, der Müll verbrannt, die Teller abgewaschen, konnte ich nicht viel tun. Alle meine Bücher hatte ich bereits mehrmals durchgelesen. Einen Fernseher besaßen wir nicht, und Strom gab es nur stundenweise. Wenn sich bei mir ein Lagerkoller ankündigte, bat ich Sreykeo, dass wir uns auf das Moto setzten und einfach irgendwohin fuhren. So kamen wir eines Tages zu dem Zauberberg. Er ist eine Attraktion für die Khmer, westliche Touristen kommen jedoch nur vereinzelt hierher.

Der Zauberberg steht einsam in den Reisfeldern und ist über und über mit Dschungel bedeckt. Eine lange Treppe aus Zementstufen schlängelt sich den Berg hinauf, die Handläufe bestehen aus dem steinernen Leib zweier Naga-Schlangen. Ihr Ende entzieht sich dem Blick. Es sind die eigenartigen Felsformationen, die den Berg zu einem magischen Ort machen. In den Brocken meint man Körper und Gesichter zu erkennen, die Urwaldriesen, die darauf gewachsen sind, geben einem das Gefühl, ständig beobachtet zu werden.

Auf der Treppe kauerte ein Blinder, seine Augen hatten die Farbe von Zigarettenrauch. Er trug ärmliche, vom Sitzen durchgescheuerte Kleider und eine Plastikarmbanduhr, die ihm auf Knopfdruck die Zeit sagte. Um seinen Hals hing ein Beutel. Zuerst hielt er ihn an das Ohr, als sei es ein Walkie-Talkie, tuschelte mit ihm, dann hörte er ihm zu und nickte dabei leicht mit dem Kopf. Dann bat er um ein paar Geldscheine, zog einen davon heraus und bat jemanden, ihm dessen Seriennummer vorzulesen. Er gab sie an den Beutel weiter und nickte wieder mit dem Kopf. Es musste sich um einen seltenen, extrem starken magischen Gegenstand handeln. Der Beutel hing ihm quer über der Brust, in einer Position, in der man ein Kind auf dem Arm halten würde.

Mir wurde plötzlich klar, dass es sich hierbei um ein Orakel handeln musste. Ich trat unwillkürlich einen Schritt zurück: Es musste die Mumie eines Fötus sein. Ich wusste, dass man ihnen große Zauberkräfte nachsagte. Ich fragte, was er ihr gesagt habe. Sie erwiderte nur »everything o.k.«.

Ein weiteres Orakel ist ein längliches Loch im Felsen, mehrere Meter tief. Auf seinem Grund liegen mehrere längliche, grob behauene Felsblöcke, zwischen denen sich ein noch tieferer dunkler Spalt auftut. Es heißt, man solle drei Geldscheine hineinwerfen und sich dabei etwas wünschen. Wenn die Luftströmung einen der Scheine in den Spalt treibt, geht der Wunsch in Erfüllung. Sreykeo hielt sie nacheinander über den Spalt, zielte, versuchte die Luftströmung abzuschätzen und dann im richtigen Moment loszulassen. Voller Hoffnung sah sie den Scheinen hinterher, wie sie sich drehten und wendeten und wilde Zirkel zogen. Ich glaubte zu wissen, was sie sich wünschte, und es tat mir weh zu sehen, wie sie sich bemühte, die Fassung zu wahren, wenn der Wind einen Schein vom Spalt wegtrieb und auf den Felsblöcken ablegte. Kein Einziger fiel in den Spalt. Sie drehte sich um und ging. Ich fragte sie, was sie sich gewünscht hatte, und sie sagte: »My sickness go away.«

Dann warf sie noch einen Geldschein hinterher, und diesmal trieb ihn der Wind tief in das Loch. Sie hüpfte auf und ab, strahlte und rief: »You see? I wish that we will have children!«

Na ja, ich hatte meine Zweifel an der Glaubwürdigkeit des Orakels. Ich deutete an, es sei doch einfach nur ein Loch in der Erde, und wahrscheinlich hole jemand jede Nacht die Geldscheine mit einer Leiter heraus. Sie entgegnete schroff: »No.« Dann schmiss sie mit einer lässigen Handbewegung die zwei restlichen Geldscheine in das Loch. Beide flogen schnurstracks in den Schlund, als würden unsichtbare Fäden sie ziehen. Und sie drehte sich weg, als sei eben das Selbstverständlichste auf der Welt passiert.

Easy tickets

Das Handy klingelte, als ich gerade eine Kakerlake jagte, die sich in meinem Drucker eingenistet hatte. Sreykeo nahm ab, sprach auf Khmer, ihr Gesicht hellte sich auf, dann reichte sie mir den Telefonhörer und fiel mir um den Hals. Es war die kambodschanische Frau, die am Schalter der Deutschen Botschaft saß. Sie teilte uns mit, die Ausländerbehörde habe ihre Zustimmung zur Erteilung eines Visums gegeben. Sie war fast so verwirrt wie ich: Es ging alles zu schnell, es war noch nicht mal die Frist für die Abgabe der Originaldokumente abgelaufen. Sie sagte, einzige Bedingung für die Einreise sei, dass wir gemeinsam die Grenze überschritten. Wir mussten zwei Flugtickets kaufen, sie der Botschaft vorlegen, und dann würde Sreykeo den Pass mit ihrem Visum bekommen. Ich legte auf und lief eine Weile verwirrt hin und her. Wir würden innerhalb von ein paar Tagen in Deutschland sein, wahrscheinlich sogar noch vor Weihnachten.

Mein erster Gedanke war: Ich kann jetzt nicht weg. Vor ein paar Tagen hatte ich angefangen, den Affen zu erziehen, den die Nachbarn für uns gefangen hatten. Ich hatte ihn schon so weit, dass er zu mir gelaufen kam, wenn ich seinen Namen rief. Dann hatten wir damit begonnen, das Gestrüpp hinter dem Haus wegzuräumen und anzuzünden, um dort Gemüse anzubauen. Außerdem konnte ich immer noch nicht fließend Khmer. Und die Hündin hatte gerade vier Welpen bekommen, die in den nächsten Tagen die Augen öffnen würden. Und jetzt erlaubte uns die Ausländerbehörde aus heiterem

Himmel die Einreise. Wir konnten doch jetzt nicht einfach gehen.

Ich war kein bisschen euphorisch. Es war wie in diesen Filmszenen, wenn sich der Held denkt: »Verdammt, es war zu einfach.« Ich hatte mich auf einen langen und nervtötenden Papierkrieg eingestellt – es war geradezu enttäuschend. Natürlich fuhren wir sofort nach Phnom Penh, um Flugtickets zu kaufen.

Als Djiat die Nachricht hörte, fiel auch sie mir sofort um den Hals, hielt mich fest umklammert und weinte wie ein Kind. Sie drückte mich an sich, an ihren riesigen Schwangerschaftsbauch, und nahm mein Gesicht in ihre Hände. Dann lächelte sie mit roten Augen und nassen Wangen und strich Sreykeo über die Haare. Es war ein Gefühlsausbruch, der mich verwirrte, er passte überhaupt nicht zu dem Bild der trägen, gleichgültigen Schwester, das ich von ihr hatte.

Vielleicht fühlte sie sich so, als dürfe ein Stück von ihr mit ihrer kleinen Schwester nach Deutschland gehen, vielleicht gab es ihr selbst etwas Hoffnung. Vielleicht hieß es: Auch wer ein vermurkstes Leben hat, auch wer das Virus hat, kann Glück haben, wir sind nicht verdammt, die Dinge können sich ändern.

Drei Tage später hielten wir die Flugtickets in der Hand, am Tag darauf holten wir ihren Pass in der Botschaft ab, und noch einen Tag später standen wir am Flughafen. Alle waren in einem vollbesetzten Tuk-Tuk mit uns gekommen, um uns zu verabschieden.

Ich spürte, dass ich alle vermissen würde, jeden Einzelnen von ihnen. Cheamney kam gerade von einem Tanzauftritt im Fernsehen, sie drückte mir einen Kuss auf die Wange, der viel Lippenstift hinterließ. Djiat weinte wieder von allen am meisten. Ich wunderte mich sehr, denn schließlich hatten wir uns die meiste Zeit nur um Geld und das Kartenspielen gestritten.

Aber von allen würde ich sie am meisten vermissen. Ich würde den Mönch vermissen. Ich würde den Affen vermissen, der mir jeden Morgen mit seinen kalten Pfoten ins Gesicht sprang. Und ein wenig würde ich sogar die Mutter vermissen. Ein bisschen war sie auch meine Mutter geworden, ein klitzekleines bisschen. Und eine Mutter vermisst man immer, da kann man einfach nichts machen.

Planet Germany

Die Außentemperatur beträgt minus 69 Grad Celsius, Flughöhe 13 000 Meter, auf dem Bildschirm sieht man unsere Maschine über dem Kaspischen Meer. Sreykeo blickt aus dem Fenster. Durch die Wolkendecke ist das Licht von großen Feuern auf der Erde zu sehen, wahrscheinlich sind es die Ölfelder von Baku. Die Sterne sind immer noch genauso weit weg, wie sie es auf der Erde waren. Wir fliegen zum Planeten Deutschland. Heute ist Heiligabend.

Beim Start sah Sreykeo aus dem Fenster, Phnom Penh entfernte sich langsam. Sie sagte zu mir: »Look, the lakeside.« Wir sahen nochmal den See mit den Gästehäusern, doch dann kam schon die Wolkendecke und jemand fragte uns, ob wir das Rind mit Kartoffeln oder das Huhn mit Reis wollten. Und Phnom Penh war weit weg.

An, das Mädchen aus dem Walkabout, hatten wir zufällig vor ein paar Wochen in einem Gästehaus am See noch einmal getroffen, und Sreykeo hatte ein paar Worte mit ihr gewechselt. Normalerweise hielt sie sich von den Prostituierten fern, sie wollte nichts mehr mit ihnen zu tun haben und an nichts erinnert werden. Es war nicht zu übersehen, dass An das Virus in sich trug. Ihr Gesicht wirkte seltsam verkümmert und trocken. Eine Zeit lang hatte ich geglaubt, An sei bereits gestorben, weil wir sie nie in der Stadt gesehen hatten. Doch sie sagte Sreykeo, sie sei nur krank gewesen.

Es fängt immer so an. Sie verschwinden für ein paar Wochen, kehren auffallend schlank zurück und sagen, sie seien krank gewesen. Dann verschwinden sie wieder, kommen zurück, verschwinden wieder, und irgendwann verschwinden sie ganz.

Die Kunden aus dem Walkabout erfahren nie etwas von toten Mädchen. Es kommen und gehen andauernd Mädchen. Manche heiraten, manche wechseln in eine andere Bar, manche sterben. Niemand im Walkabout redet über HIV. Die Show muss weitergehen, HIV schadet dem Geschäft.

Heute ist Heiligabend. Natürlich haben meine Eltern wieder drei Bäume aufgestellt. Nachdem ich ihnen am Telefon gesagt hatte, dass wir an Weihnachten in Deutschland sein werden, sind sie sofort losgezogen, um Geschenke für Sreykeo zu kaufen. An diesem Abend wird sie mit meinen Eltern in die Kirche gehen. Dann werden wir Tee trinken und Kekse essen, auch die zuckerfreien von meiner Großmutter. Die Katzen werden wieder vorwurfsvoll jaulen, wenn wir »Stille Nacht« singen. Sie wird in Sicherheit sein.

Natürlich muss ich an das Weihnachten vor drei Jahren denken, als ich weinend vor dem Christbaum saß und mir dachte: »Ich schaffe es nicht. Ich kann ihr nicht helfen.« Jetzt sitzt sie hier neben mir und kriegt die Verpackung für das Plastikbesteck nicht auf, und auf dem Bildschirm im Sitz vor ihr läuft der Film »Das große Krabbeln«. Vielleicht ist das das größte Geschenk für mich: Ich habe sie nach Hause geholt, zu mir, zu uns nach Hause. Es ist kein Ort, der eine GPS-Koordinate hat. Er ist auf keiner Landkarte verzeichnet, er befindet sich nicht in Hessen, nicht in Hamburg und auch nicht in der Provinz Kompong Thom. Aber sie ist hier, gemeinsam mit mir. Alles andere ist nicht mehr wichtig.

Die Sache mit den Schildkröten habe ich später von meinem Bruder erfahren. Sie erzählte ihm, dass sie am Tag, bevor wir uns trafen, zwei Wasserschildkröten im Teich vor dem Königspalast freigelassen hatte. Ein Männchen und ein Weibchen – ein buddhistisches Ritual. Auf den Panzer des weiblichen Tiers hatte sie ihren Namen geschrieben, auf den Panzer des Männchens nichts. Sie betete, dass sie an diesem Tag ihren Mann treffen möchte. Sollte sie ihn nicht treffen, würde sie nur noch arbeiten, um Geld zu verdienen. Dann hatte sie sich ihre aufgehellten Haare wieder schwarz gefärbt, ließ sich die Nägel lackieren und fuhr ins Heart of Darkness.

Ich mag dieses Detail der Geschichte, denn es lässt alles so aussehen, als würden die Ereignisse einem höheren Sinn folgen. Ich weiß natürlich, dass es kein Schicksal gibt, sondern nur selbsterfüllende Prophezeiung: Weil sie an diesem Abend hoffte, ihren Mann zu treffen, behandelte sie mich nicht wie einen Kunden, und deshalb behandelte ich sie nicht wie eine Prostituierte. So konnten wir uns verlieben. Aber ich mag den Gedanken, dass es ein höheres Wesen gibt, das darauf achtet, dass alle Geschichten zu einem Ende finden und nichts sinnlos ist. Das macht alles einfacher.

Und der Tod? Er ist weit weg. Wie ein alter Schulfreund, den man nach dem Abitur aus den Augen verloren hat. Man weiß, es gibt ihn noch, und man weiß auch, dass man ihm irgendwann wieder begegnen wird. Im Moment ist er jedoch nur eine blasse Erinnerung. Man fragt sich vielleicht, wo er gerade ist und wie er wohl heute aussieht?

In den USA ist Ende 2006 eine Studie veröffentlicht worden, die voraussagt, dass HIV-Infizierte in Nordamerika nach der Diagnose ihrer Infektion im Durchschnitt 24,2 Jahre leben werden. Sie basierte auf Zahlen aus dem Jahr 2004. Inzwischen sind zwei neue HIV-Medikamente auf den Markt gekommen, daher können wir vielleicht noch einige Jahre dazu addieren. Das ist ein recht langer Zeitraum, und wir hoffen natürlich, dass in dieser Zeit die medizinische Entwicklung weiter voranschreitet.

Es ist nicht vermessen zu hoffen, dass Sreykeo ein annähernd normales Alter erreichen wird und ein annähernd normales Leben führen kann. Eine französische Studie kommt zu dem Ergebnis, dass HIV-Infizierte, die erfolgreich behandelt werden und einen CD4-Wert über 500 haben, nicht in statistisch relevantem Maß häufiger sterben als gesunde Menschen. Aber was sagen schon Studien. Sreykeo hat ihre Träume, ihr Kartenspiel und ihr Orakel. Und ich meine Studien, die ich aus dem Internet ziehe.

Menschen denken in Geschichten. Jede Biographie vergleichen wir mit einem Film oder einem Buch, und dann kleben wir ein vorgefertigtes Etikett drauf und glauben, wir hätten sie begriffen. Für viele tragen Sreykeo und ich das Etikett »tragische, verzweifelte Liebe«; Geschichten, in denen die Abkürzung HIV vorkommt, können nur tragisch enden. Junge lernt ein Mädchen kennen. Sie hat Aids. Sie leben glücklich bis ans Ende ihrer Tage. Der Film ist aus. So was will doch keiner sehen. Das ist doch ein Scheißfilm.

Es scheint manchen Menschen, dass wir gegen ein ehernes Gesetz der Neuzeit verstoßen, weil wir uns weigern, uns auf Sreykeos baldigen Tod vorzubereiten. Es macht sie geradezu wütend, dass wir nicht vorhaben, ein Leben unter tragischen Vorzeichen zu führen und unser Unglück zu beklagen.

Sreykeo entdeckt gerade etwas Weißes an unserem Fenster. Sie hält es zuerst für Insekten. »No, that's ice!«, sage ich zu ihr. Sie schaut mich an, als hätte ich den Verstand verloren. Sie kennt Eis bisher nur in Würfelform. Na, die wird sich wundern.

Ich glaube, da unten warten eine ganze Menge Menschen darauf, dass unsere Geschichte das zu erwartende traurige Ende nimmt. Aber den Gefallen tun wir ihnen nicht.

Sollen sie warten.

Epilog

Wir leben jetzt seit etwa anderthalb Jahren in Deutschland. Zum ersten Mal berührte Sreykeo Schnee, als wir in Hamburg-Altona aus dem ICE stiegen. Schon während der Fahrt klebte sie mit ihrem Gesicht an der Fensterscheibe des Abteils und starrte in das Gestöber. In Hamburg schneit es ja nicht oft, aber als wir in dieser Nacht auf den Bahnsteig traten, schwebten dicke Flocken auf uns herab und blieben auf dem Pflaster wie ein Flokatiteppich liegen. Sie waren von jener flauschigen Sorte, die man oft in asiatischen Musikvideos sieht. Sreykeo lief mit ausgebreiteten Armen über den Bahnsteig, rief auf Deutsch »schön, schön!« und versuchte ein paar mit dem Mund zu fangen. Die Fahrgäste, die ihre Trolleys mürrisch durch den Schnee zogen, müssen gedacht haben: ›Was hat die denn geraucht?‹ Ich weiß, das klingt kitschig. Aber manchmal ist das Leben gnadenlos kitschig und man kann als Autor gar nichts dagegen tun.

Während wir Weihnachten mit meinen Eltern feierten, musste ich natürlich an jenen Heiligabend 2003 denken, als ich gar nicht mehr aufhören konnte, zu weinen, weil ich überzeugt war, dass ich Sreykeo nicht würde helfen können. Was für einen weiten Weg wir gegangen waren. Aber bloß nicht zu lange darüber nachdenken. Vergangenheit ist Vergangenheit.

Ehrlich gesagt, ich war ein wenig enttäuscht von ihrer Reaktion auf Deutschland. Ich hatte erwartet, dass alles für sie hier neu und aufregend sein würde, dass sie alles mit großen Augen betrachten würde und zu allem eine Meinung hätte. Und ich hatte mich darauf gefreut, meine Kultur einmal mit ihren Augen betrachten zu können. Aber dem war nicht so: Sie feierte mit mir und meinen Eltern Weihnachten, als hätte sie nie etwas anderes getan, sang in der Kirche die Lieder mit, deren Text sie weder aussprechen konnte noch verstand, räumte die Geschirrspülmaschine ein und fütterte mit großer Selbstverständlichkeit die Katzen meiner Eltern mit Premiumtierfutter. Nichts schien sie hier zu verblüffen. Das Einzige, was sie nach wie vor überrascht, ist – Schnee. Ich dachte zuerst, das sei eben ihr sachlicher, pragmatischer Charakter. Aber später wurde mir klar, dass man sich eben so verhält, wenn man in eine fremde Kultur kommt. Ich hatte mich ja auch nicht in der Pagode hingestellt und gesagt: »Ihr glaubt tatsächlich, dass ihr unendlich viele Leben habt? Sagt mal – geht's noch?« Stattdessen hatte ich mich hingekniet und mitgebetet.

Über die Ansammlung von Geräten im Haus meiner Eltern konnte sie sich hingegen lustig machen. Im Kambodschanischen bildet man komplexe Wörter, indem man erst den allgemeinen Oberbegriff sagt, und dann das Wort durch zusätzliche, angefügte Begriffe konkretisiert. Das Wort »Waschmaschine« wird in Khmer also so gebildet: »Maschine-waschen-Hosen-Hemden.« Sie lief durch das Haus, deutete auf verschiedene Geräte und sagte: »Maschine-kochen-Eier, Maschine-säubern-Boden, Maschine-wetzen-Messer, Maschine-waschen-Geschirr, Maschine-grillen-Brot, Maschine-weiß-nicht-weiß-nicht, Maschine, Maschine, Maschine!« und lachte. Natürlich gibt es auch in Kambodscha Waschmaschinen und DVD-Player. Aber dass es in Deutschland auch elektrische Eierkocher und Messerschärfer gibt, das konnte sie nicht glauben. Es war der absurd hohe Grad der Spezialisierung, über den sie sich lustig machte.

Wenn Sreykeo etwas an uns Deutschen wunderlich findet,

dann spricht sie es aus Höflichkeit nicht aus. Nur manchmal lässt sie einfach eine Wahrheit ganz trocken fallen. Zum Beispiel wenn sie im Supermarkt an der Auslage des Obstes steht. Dann sagt sie: »Wenn ›Bio‹ draufsteht, kostet alles doppelt so viel, schmeckt aber wie das normale Essen.«

Was soll man da sagen? Sie hat ja recht. Eines Abends habe ich sie gefragt, ob es noch irgendetwas gebe, was sie an Deutschland sonderbar oder überraschend fände. Sie antwortete, es sei alles sogar sehr überraschend für sie.

»Und was genau?«, fragte ich.

Sie sagte: »I didn't see any neighbours.«

Das hervorstechendste Merkmal an unserem Land scheint für sie zu sein, dass deutsche Nachbarn in ihren Wohnungen sitzen, sich nicht besuchen und nicht miteinander reden. Vor einigen Wochen lag ein Schreiben in unserem Briefkasten. Ich hatte an einem Sonntagnachmittag davor einen Handtuchhalter in der Küche angebracht. Ein Nachbar hatte sich scheinbar daran gestört, und anstatt an unserer Tür zu klopfen, einen Brief an die Hausverwaltung geschrieben, damit diese wiederum einen an uns schreiben konnte, in dem stand, dass wir unsere Handtuchhalter in Zukunft unterhalb der Woche anbringen sollen. Sreykeo sah sich das Papier an und fragte: »Why German neighbours always have to be like this?«

Das war das erste Mal, dass ich mich schämte, ein Deutscher zu sein.

Unser Sohn ist nun zwei Monate alt. Wenn Fremde mir und Sreykeo zum ersten Mal begegnen und erfahren, dass wir ein Kind zusammenhaben, sind sie meistens erst mal entsetzt. Sie gucken überrascht und trauen sich offensichtlich nicht, zu fragen, ob er denn auch HIV habe. Ich sage dann immer: »Bevor Sie fragen: Nein, er ist völlig gesund.« Dann schauen sie immer noch ratlos drein, und ich weiß, sie fragen sich daraufhin, wie wir ihn gezeugt haben. Aber dazu sage ich dann nichts. Ich habe mich an solche Situationen gewöhnt. Die meisten Menschen überrascht die Vorstellung, dass HIV-Infizierte ihre ungeborenen Kinder nicht zwangsläufig mit dem Virus infizieren, denn Mutter und Kind haben getrennte Blutkreisläufe, die Krankheitserreger durchdringen die Plazenta nicht. Tatsächlich ist das Risiko, dass das Baby vom Virus befallen wird, sogar sehr gering – und durch eine gute medizinische Betreuung kann man es mit an Sicherheit grenzender Wahrscheinlichkeit ausschließen. Ich will damit nicht sagen, dass auch in Deutschland noch Kinder mit HIV infiziert auf die Welt kommen, aber fast alle diese Infektionen sind vermeidbar.

Vor der Geburt unseres Sohnes hatten wir von Sreykeos Frauenärztin jede Menge Broschüren und Zeitschriften bekommen, in denen Frauen glücklich lächelnd ihre runden Bäuche streichelten, in freudiger Erwartung auf das »Wunder der Geburt«. Offen gesagt: Die Geburt unseres Sohnes hatte zu Anfang nur wenig von einem Wunder. Die Vorschriften verlangen, dass die Kinder von HIV-infizierten Müttern in Deutschland durch einen Kaiserschnitt auf die Welt geholt werden, damit sie möglichst kaum in Kontakt mit dem Blut der Mutter kommen. »Primäre Sectio nach deutsch-österreichischen Empfehlungen«, stand auf dem Einweisungsschein.

Ich wurde von den Krankenschwestern auf einem kleinen Schemel vor dem Operationssaal geparkt, in dem Sreykeo gerade eine Nadel in ihr Rückenmark eingeführt bekam, um ihre untere Körperhälfte zu betäuben. Meine Füße steckten in grünen Gummischuhen und um meine Oberarme schlackerte ein grünes OP-Hemd, das mir viel zu groß war. Ab und zu kam jemand vorbei, der sich mit routinierter Geste neben mir die Hände desinfizierte und dann fragte: »Und wer sind Sie?«

»Ich bin der Vater.«

»Ach so.«

Und kaum war der Erste gegangen, kam der Nächste und fragte: »Sind Sie der Vater?«

Wer sonst sitzt nervös Däumchen drehend vor einem Operationssaal, in dem ein Kaiserschnitt vorbereitet wird, und starrt jeden mit weit aufgerissenen Augen an, der durch die Schleuse kommt?

»Wer sollte ich denn sonst sein?«

»Na ja, bei den Verhältnissen heutzutage weiß man ja nie …«

Irgendwie hatte ich mir das Wunder der Geburt anders vorgestellt.

Endlich ließ man mich in den Operationssaal und wies mir einen Schemel neben Sreykeos Kopf zu. Sie hatte furchtbare Angst. Ihre Arme und Beine waren am OP-Stuhl mit Klettverschluss-Bändern fixiert. In einem Nasenloch steckte ein Sauerstoffschlauch. An den Armen hingen Geräte zur Messung von Blutdruck und Sauerstoffsättigung, in den Venen steckten Kanülen für Ringerlösung und das HIV-Medikament. Ihre untere Körperhälfte war durch einen Vorhang aus grünem Zellstoff verdeckt, der über ihrer Brust hing. Das OP-Team trug jeweils einen Mundschutz, der das gesamte Gesicht hinter einer Scheibe aus durchsichtigem Plastik verschwinden ließ – alles fluchte, weil der eigene Atem diese regelmäßig beschlagen ließ.

Ich hielt Sreykeos Hand und sprach mit ihr darüber, was wir einkaufen müssten, wenn wir erst wieder zu Hause wären, um sie auf andere Gedanken zu bringen. Das klingt schrecklich profan, aber ich dachte, etwas möglichst Alltägliches wäre der beste Weg, um sie von dem abzulenken, was hinter dem Vorhang geschah. Und dann hörten wir seinen ersten Schrei, und von da an war alles gut. Sie brachten ihn uns etwas später und legten ihn dann Sreykeo auf die Brust.

Vor der Geburt hatte ich mit Sascha darüber spekuliert, wie er aussehen würde. Ich hatte versuchte, ihn mir als eine Mischung von uns beiden vorzustellen. So, wie man mit einer

Bildbearbeitungssoftware zwei Gesichter übereinander legen kann, um sie zu einem zu verschmelzen. »Sreykeo remixed« oder »Benjamin 2.0« eben. Aber es funktionierte nicht. Und dann sah ich ihn in ein Handtuch gewickelt da liegen. Er hatte die Augen geöffnet und guckte etwas grimmig, als wüsste er nicht, was er von dieser Situation halten solle. Und er war nur er selbst, etwas völlig Neues, nie da Gewesenes. Und ich dachte mir: »Wow! Ein Wunder!« Ich hoffe, das klingt nicht zu kitschig. Aber wenn man über die Geburt seines ersten Kindes schreibt, ist es eigentlich legitim, etwas kitschig zu werden.

Wenn ich jetzt mit Sreykeo durch die Straße laufe, bleiben manchmal die Leute stehen und sagen »Ahh« und »Ohh!«. Frauen fassen ihre Männer an den Unterarmen und sagen: »Ooooch, guck mal da!« Dann wundere ich mich für eine Millisekunde, bis mir einfällt: Es liegt daran, dass ich ein Baby auf dem Arm habe. In solchen Situationen ist Sreykeo dann überrascht – in Kambodscha flippt niemand aus, wenn er ein Kind sieht. Schließlich warten zu Hause mindestens fünf. Sie fragt mich dann: »Wenn die Deutschen Kinder so toll finden, warum bekommen sie dann nicht einfach selbst welche?« Gute Frage. Dann sage ich: »Ähm, naja, wir legen sehr viel Wert auf unsere persönliche Unabhängigkeit. Und außerdem braucht man ja einen Partner, um Kinder zu bekommen, und die Deutschen sind sich eben nie sicher, ob sie den Richtigen haben und deshalb nehmen sie eben gar keinen. Und außerdem sind Kinder ja auch sehr teuer.«

Dann runzelt sie die Stirn und fragt: »Kinder sind teuer?« »Ach, ich weiß auch nicht. Das ist alles sehr kompliziert.« Das ist meistens das Einzige, was ich darauf zu entgegnen weiß.

Sreykeo geht es hier sehr gut. Während des Integrationskurses hat sie Deutsch gelernt. Sie hat eine Weile als Khmer-Lehrerin gearbeitet, aber seit der Geburt unseres Sohnes kann sie das nicht mehr machen. Wir leben jetzt in einer etwas spießigen Neubauwohnung, und auf dem Fußboden hat Sreykeo einen Schrein für den Geist des Hauses aufgestellt. Für diesen habe ich ihr bei Ebay eine Buddhastatue gekauft. Buddha bekommt jetzt jede Woche eine Schale mit Früchten – meistens Bananen, Äpfel und Orangen. Nur einmal kam ich nach Hause und fand in der Schale ein 1,5-Liter-Tetrapack Multivitaminsaft vor. Als ich Sreykeo darauf ansprach, antwortete sie: »Da sind doch alle Früchte drin!« Wie gesagt, ihr Verhältnis zur Religion ist eher pragmatisch.

Ihre kambodschanischen Freundinnen kommen oft zu uns zu Besuch. Sie sitzen dann zusammen auf dem Boden, lästern über ihre Männer und essen schreckliche Dinge, die sie im Asia-Markt gekauft haben. Mich überrascht es immer, dass es die meisten Deutschen überrascht, zu erfahren, wie zufrieden Sreykeo hier ist.

»Aber das Wetter!«, sagen sie dann. »Und das Essen! Und die Mentalität der Menschen! Und die Anonymität!«

Wir sind ein seltsames Volk. Wahrscheinlich sind wir die einzige Nation der Welt, die glaubt, dass es für alle anderen Menschen eine Strafe sein müsse, in Deutschland zu leben.

Vor der Geburt unseres Sohnes waren wir nochmal für einen Monat in Kambodscha. Phnom Penh verändert sich mittlerweile sehr schnell: Die breiten Parkanlagen aus der französischen Kolonialzeit werden nach und nach zugebaut, die ersten Hochhäuser entstehen. Es gibt jetzt Geldautomaten an jeder Ecke. Kentucky Fried Chicken wird bald eine Filiale eröffnen. Und wenn KFC da ist, wird auch bald McDonald's folgen, jene Speerspitze der westlichen Zivilisation. Und spätestens dann wird klar sein: Kambodscha ist zurück in der Welt. Ein bisschen macht mich das traurig. Es ist dann nicht mehr die melancholische, verträumte Stadt am Ende der Welt, die ich kennengelernt hatte. Aber es wäre westliche Arroganz, sich über den Fortschritt zu beklagen, den die Kambodschaner so sehr herbeisehnen.

Wir wollten noch einmal die kleine Hütte in der Gasse hinter dem Königspalast sehen, aber man hat sie inzwischen abgerissen. Von ihr war nur noch der gekachelte Fußboden des Erdgeschosses übrig geblieben. Man hat das ganze Viertel dem Erdboden gleichgemacht, um dort ein Einkaufszentrum zu errichten. La Building, das Setzkastenhaus, wird auch bald eingerissen werden. Der Wellblechhüttenslum wurde bereits mit Gewalt von der Polizei geräumt und die Bewohner auf ein Grundstück am Stadtrand verfrachtet. Wo der Slum war, sollen Bürogebäude entstehen. Die Abenteurer, die Freaks, kurz, alle, die hierher kamen, um sich selbst neu zu erfinden, sitzen in den Bars und beklagen sich, dass Phnom Penh immer mehr wie Bangkok werde: eine mehr oder weniger normale Stadt eben. Das liegt nicht nur daran, dass sich das Stadtbild verändert. Die Stadt ist kein Rückzugsort mehr für diejenigen, die mit den Konventionen der westlichen Welt nicht zurechtkommen.

Sreykeos ältere Schwester Djiat hat einen gesunden Sohn geboren. Ich hatte gehofft, dass das Kind ihr letztendlich die Kraft geben würde, ihr Leben zu ändern. Aber das war etwas naiv von mir. Sie geht immer noch anschaffen. Die jüngere, Cheamney, wird bald heiraten. Sreykeos Bruder beendet demnächst sein Studium und will dann in unser kambodschanisches Haus ziehen, um daraus eine Englisch-Schule zu machen. Das Heart of Darkness gibt es natürlich immer noch. Das Heart wird es immer geben.

Wenn ich nachts im Bett liege, höre ich Sreykeos tiefen Atem und den schnelleren, höheren unseres Sohnes. Und manchmal sein Seufzen, wenn er sich streckt. Ich weiß, die Political Correctness verlangt, dass ich sage, dass ein Leben mit HIV sehr schwierig ist, dass wir uns vor ihrem Tod fürchten, dass ich Angst habe, ich könnte mich selbst infizieren und dass die Nebenwirkungen der Medikamente schrecklich sind. Aber ich habe keine Lust, dieses Lied zu singen. Wir brauchen kein Mitleid, uns geht es gut, vielen Dank. Man kann HIV nicht heilen. Aber man kann es besiegen.

Benjamin Prüfer

Benjamin und Tillmann Prüfer

Mein Bruder

Idol - Rivale - Verbündeter

224 Seiten. Gebunden

Brüder: Zuerst kämpften sie gegeneinander, dann um die Aufmerksamkeit der Eltern und schließlich gemeinsam gegen den Rest der Welt. Keiner kennt sie so gut, wie sie sich selbst und doch bleiben sie sich ein ewiges Rätsel. Um dieses zu lüften, begeben sich die Brüder Benjamin und Tillmann Prüfer auf eine spannende Reise, die sie in ihre gemeinsame Vergangenheit, Gegenwart und – Zukunft führt: Das Ergebnis ist ein aufschlussreiches, bewegendes und humorvolles Buch über eine einzigartige Verbindung, die das ganze Leben prägt.

Miriam Yung Min Stein
Berlin - Seoul - Berlin
Auf der Reise zu mir selbst
Klappenbroschur. 256 Seiten

»Do you speak English?« Eine junge Deutsche versucht in Seoul mit dem Bus zu ihrem Hotel zu fahren. Doch sie scheitert bereits am Ticketkauf. Denn auch wenn sie aussieht wie die Einheimischen, so spricht sie kein Wort Koreanisch. Ihre Sprachlosigkeit isoliert sie in Asien genauso wie ihr asiatisches Gesicht in Deutschland.

Das Buch der jungen Journalistin, die als Baby aus Südkorea nach Deutschland adoptiert wurde, erzählt von der Begegnung mit einer fremden Kultur und schildert gleichzeitig eine bewegende Reise voller schmerzhafter, komischer und überraschender Momente.

Krüger Verlag

fi 2-1938 / 1

Theresa Bäuerlein

Das war der gute Teil des Tages

Roman

Band 17292

»Heute Morgen bin ich zum 62. Mal, seit ich aus Deutschland weggefahren bin, in einer halbwegs aufgeräumten Wohnung im Zentrum von Tel Aviv aufgestanden, habe eine Tasse Pulverkaffee getrunken, einen Hausschuh nach einer Kakerlake geworfen, sie knapp verfehlt und dann den Bus zur Arbeit genommen. Der Bus ist nicht explodiert. Das war der gute Teil des Tages.«

Lena ist geflohen aus Deutschland: aus einer Beziehung, die irgendwann nur noch Beziehung war, aus einem Leben in den Schubladen der Gleichgültigkeit. Sie arbeitet für einige Monate als Betreuerin in einem Heim für Autisten – in Tel Aviv. Dort lernt sie den Pfleger Tom kennen, einen Ex-Soldaten, der die Angst nicht mehr los wird. Genau wie Lena ist er auf der Suche nach einem anderen Leben. Und durch ihn erfährt sie plötzlich aus nächster Nähe, dass die Flucht nach vorne eine Überlebensfrage sein kann. Als er vorschlägt, eine Scheinehe einzugehen, damit er einen deutschen Pass bekommt, steht Lena zum ersten Mal in ihrem Leben vor einer Entscheidung, der sie nicht entkommen will.

»Die einen machen sich das Leben schwer, die anderen haben ein schweres Leben. Und ich?«

Fischer Taschenbuch Verlag

fi 17292 / 1

Kluun

Mitten ins Gesicht

Roman

Band 16911

Stijn und Carmen sind jung, schön, gesund und leben aus dem Vollen. Bis Carmen schwer krank wird. Stijn tut alles, um ihr beizustehen, doch er fühlt sich völlig überfordert. Obsessiv stürzt er sich in Affären, um die Scheißangst zu betäuben. Aber er weiß, dass ihm nur eins bleibt: der Realität mitten ins Gesicht zu sehen – für Carmen.

»Ein emotionaler Dampfhammer.«
Kölner Stadtanzeiger

»Eine Geschichte, die atemlos macht.«
dpa

»Eine radikale Version der ›Love Story‹ fürs 21. Jahrhundert.«
Spiegel

»Ein bewegender Pop-Roman über Liebe und Tod.«
Freundin

»Kluun zieht einen tief hinein in seine Geschichte – und trifft mitten ins Herz.«
Marie Claire

Fischer Taschenbuch Verlag

fi 16911 / 1

Kluun

Ohne sie

Roman

Band 17592

Als seine Frau Carmen stirbt, bleibt Stijn allein mit seiner kleinen Tochter Luna zurück. Stijn betäubt sich mit Sex und Drogen, doch bald wird ihm klar, dass er sich seinen Gefühlen und der Zukunft stellen muss – schon allein für Luna ... Ein gnadenloser Sound von Tod und Leben, eine bewegende Reise in die Mitte der Liebe, ein authentischer Roman über Vater und Tochter: Nach der überwältigenden Resonanz auf »Mitten ins Gesicht« der neue Roman des Bestsellerautors.

»Rasant, ergreifend und gefühlvoll.«
Hamburger Morgenpost

Fischer Taschenbuch Verlag

fi 17592 / 1